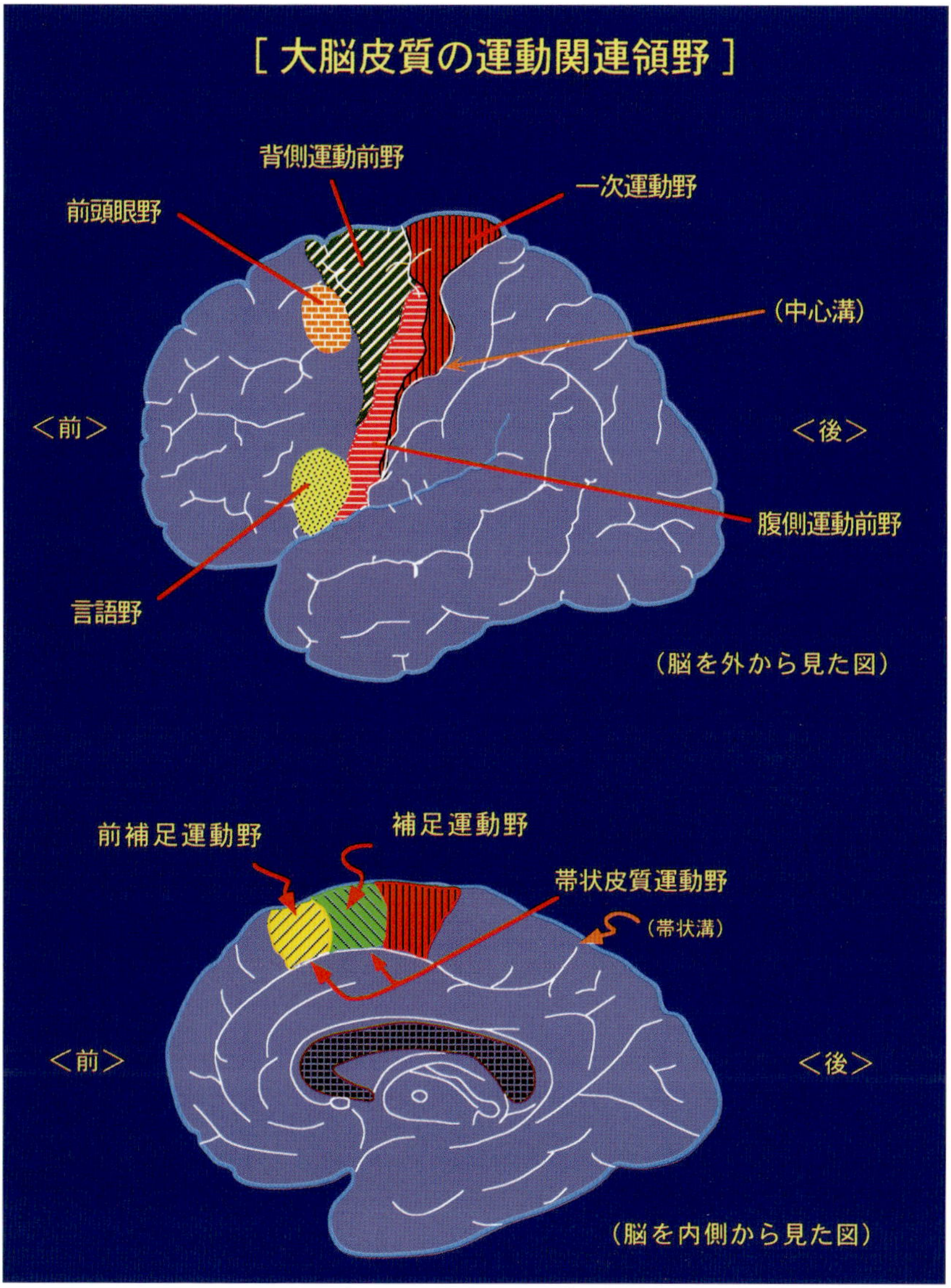


**口絵**　ヒトの大脳皮質の運動関連領野

ブレインサイエンス・シリーズ 17

# 脳と運動

## —アクションを実行させる脳

第2版

丹治 順 著

共立出版

# 『ブレインサイエンス・シリーズ』の刊行にあたって

最近の高度の情報化社会への急激な傾斜による精神的緊張、不安の醸成と、長寿化による老人性痴呆症の増加が、二十一世紀における人類の繁栄にかげりを生じさせるであろうと予想されるばかりでなく、人間の脳のもつ能力を凌駕するであろう未来のコンピューターが、人類に奉仕するよりも敵対しかねないことから、一般の人々の脳への関心はいやが上にも高まってきました。

他方、生理学・生化学を始め、脳関連諸科学の進歩は目を見張らせるものがあり、ブラックボックスとされてきた脳の機能を種々の面から明るみの下へと引き出しつつあります。

この機会に、脳に関する幾つかの話題を選んで、それぞれの専門領域の先生方に平易に解説していただき、このシリーズを読めば、われわれの思考・行動・情動・代謝などを支配する脳の仕組みが理解できるような冊子群の上梓を企画しました。

読者としては大学の教養部在学中の学生と同等の学力を有する人々を対象としました。また、熟年以上の方々の要望に応ずるように、A五判の縦書き二段組みとしましたが、理科系大学教養部または短期大学の生物系学生の教科書の副読本としても十分通用するようにも配慮しました。

また、本シリーズでは、動物に実験的根拠を求めても、できるだけヒトを中心とした内容にするとともに、複雑な機能の理解を容易にするため、可能な限り物質との関わりと、疾病との因果関係についての解説に重点をおき、模式的な図も多く取り入れることにしました。

さらに、本シリーズの編集の意図をより明確にするため、著者と編集者との座談会を設け、各話題の見通しなどを話し合い、その要旨を巻末に掲載しております。

本シリーズは次の二十五巻から構成されています。

（第Ⅰ期）　(1)脳の栄養、(2)脳の老化、(3)脳と性欲、(4)脳と記憶、(5)脳と生物時計、(6)脳と情動、(7)脳と睡眠、(8)脳と肥満、(9)脳と食欲、(10)脳と免疫、

（第Ⅱ期）　(11)脳と痛み、(12)脳のイメージング、(13)脳とストレス、(14)脳と視覚、(15)脳とくすり、(16)脳の性差、(17)脳と運動、(18)脳と味覚、(19)脳とニオイ、(20)脳と循環、(21)脳とことば、(22)脳とホルモン、(23)脳と体温、(24)脳とこころ、(25)脳と疲労

本シリーズから読者諸氏が自分の脳の特徴を知り、脳のもつ潜在能力を少しでも引き出し、また、二十一世紀をより豊かに生き抜くために最も必要とされる「心」とは何かを汲み取っていただくことができれば、本シリーズの編集者の望外の喜びとするところであります。

**編集委員**
大村　裕
中川八郎

# 第2版のまえがき

「光陰矢の如し」のたとえ通り、初版の出版から早くも十年の月日が流れ、この拙著も多くの方々にお読みいただいたことを感謝いたしたい。その間にお寄せいただいたご意見の中で、特に心痛く感ぜられたのは、次の二点についてであった。第一は、頭頂葉に関する章が無かったことで、感覚情報の認知過程と動作の情報の生成とをつなぐところが説明されていなかった。第二は、「失行」という概念が説明されていなかった。失行は神経心理学あるいは脳の高次機能障害学の領域で詳しく扱われている概念である。しかし本著においても、高次運動野が損傷されたときに生ずる徴候について多くの説明がなされているので、「失行」についても言及していないのは、不親切な感があった。そこで第2版では、それぞれについて新たに章を設け、枢要な点を中心に説明を加えたが、その結果、高次運動野の機能を理解する上で、有益な効果があると期待される。

他方、この十年の間に多くの新しい知見が加わり、脳のはたらきについても、概念の変更を迫る新たな研究成果も上がっている。それらについて詳細に解説することは本著の範囲を超えてしまうため、簡単な説明を追記し、文献を加えることを行ったので、それらを参照していただきたい。

二〇〇九年八月

丹治　順

# まえがき

ある日突然、手足が動かせなくなってしまったら、その衝撃の大きさには推り知れないものがあるにちがいない。動かしたいのに手足がいうことをきいてくれないという状態に陥ったとき、人はその人格の根幹が失われ、生きがいを無くしたように感ずる。知的能力がどんなに優れていても、何もできなくなってしまっては生きている意味があるだろうか。生活の中で、運動をするということの意味はそれほど重大である。

今朝目覚めてから、今までに何をしたかを思い起こしていただきたい。アラームを止める、あくびをしながら起き上がり、洗面所へ向かう。昨日のことを思い出したり、今日は何をする日であったかを思い起こしながら顔を洗う。衣服を着替え、食事をし、家を出て駅へ向かい、電車に乗る。ここまでの行動を考えてみても、その過程で行われた動作はおびただしい数になっている。それらの動作を実行するときに行った運動は実に複雑多岐にわたるけれども、しかし特別な努力をすることもなしに、強く意識することも無く、次々と、スムーズに実行されている。このようなことを可能にしているのは脳である。運動器官がいかに健全でも、脳が働かなくては、手足はぴくとも動かない。脳はどのようにしてこのような運動を発現させ、行動を可能にしているのであろうか。

かつて「鉄腕アトム」という手塚治虫氏の漫画が少年少女の心を沸かせた。そのなかに登場するアトムのようなロボットが実際に作れるのであろうか。産業ロボットが発達した今、一つの作業をヒトよりも速く、正確に行えるロボットを作ることは困難ではない。東京からニューヨークまでをひとっ飛びできるロボットも製作可能である。しかし、交通の激しい街中を歩いて駅へ行き、電車をいくつも乗り継いで目的地へ行かせることは、今のところできそうもない。お決まりの作業ができる介護ロボットはできても、人の心を読み取って、行き届いた看護ができるロボットを作ることも至難の業であろう。

脳をもっているヒトには簡単にできて、ロボットにはなぜできないのだろうか。運動を行ってその目的を果たすには、周囲の状況を正しく認知し、その意味するところを認識し、それに基づいて行うべき運動を選択し、企画するという過程が欠かせない。しかも外の世界は常に変化する。その変化に速やかに適応することも大切である。また必要に応じて、記憶情報を動員することもできなければならず、それができないと行動の一貫性が保てず、社会性も失われることになる。さらに、新たな状況で必要とされた動作を学習し、次にはそれをもっと効率よく行うことも要求されよう。以上のことを脳は常に行っているのである。脳の代わりをする人工知能を作ろうとするとき、人は途方もない困難に直面し、脳がどんなにすばらしい機能をやってのけているかを思い知らされることになる。

本書では、そのような驚異ともいえる働きをしている脳の仕組みがどこまで解明されているかを解説しようとするものである。まず、運動の発現と制御のために、脳のどこで、何が起こっているかを、なるべく多くの図を用いて説明し、次にそれらの部位で行われている働きのメカニズムを説明しようとする。むろんそのような脳のしくみが完全に理解されているのではなく、むしろほとんどわかっていない部分も残されている。そのようなテーマに関しては、現段階でいわれている仮説を紹介し、理解のいとぐちを提供するように心がけたつもりである。

一九九九年九月

杜の都　仙台にて

丹治　順

# 目　次

## 第四章　大脳の高次運動野



## 第五章　運動前野

## 第六章　補足運動野

# 第一章　運動を行うための脳

The great end of life is not knowledge but action.
(Thomas Henry Huxley)

——人生で最も大切な目標は何を知るかではなく何をなすかにある。
トーマス　ヘンリー　ハクスレイ

## 一　運動は目的を果たすために行われる

運動という言葉を聞いたとき私たちがイメージするのは、さまざまな動作であろう。ヒトや動物は実に多くの動作を多様に行うが、その一つ一つをつぶさに観察すると、その動きの複雑精妙なことに驚嘆せざるを得ない。スポーツ選手の華麗な動きやプロの音楽演奏家の手さばきなどはもとより、日常ごくありふれた動作でさえ、その巧緻性にははかり知れないものがある（図1・1）。このような動きを実現しているのが脳と神経である。脳と神経が全身のおびただしい数の筋肉をスピーディに動かし、精巧に調節している。その調節の働きがいかに高度で複雑なものであるかは、運動機能が何らかの原因で失われたときに良くわかる。ロボットがいかに優れたものとなっても、まだヒトの手足の機能には遠く及ばないし、人工的な自動装具で手足

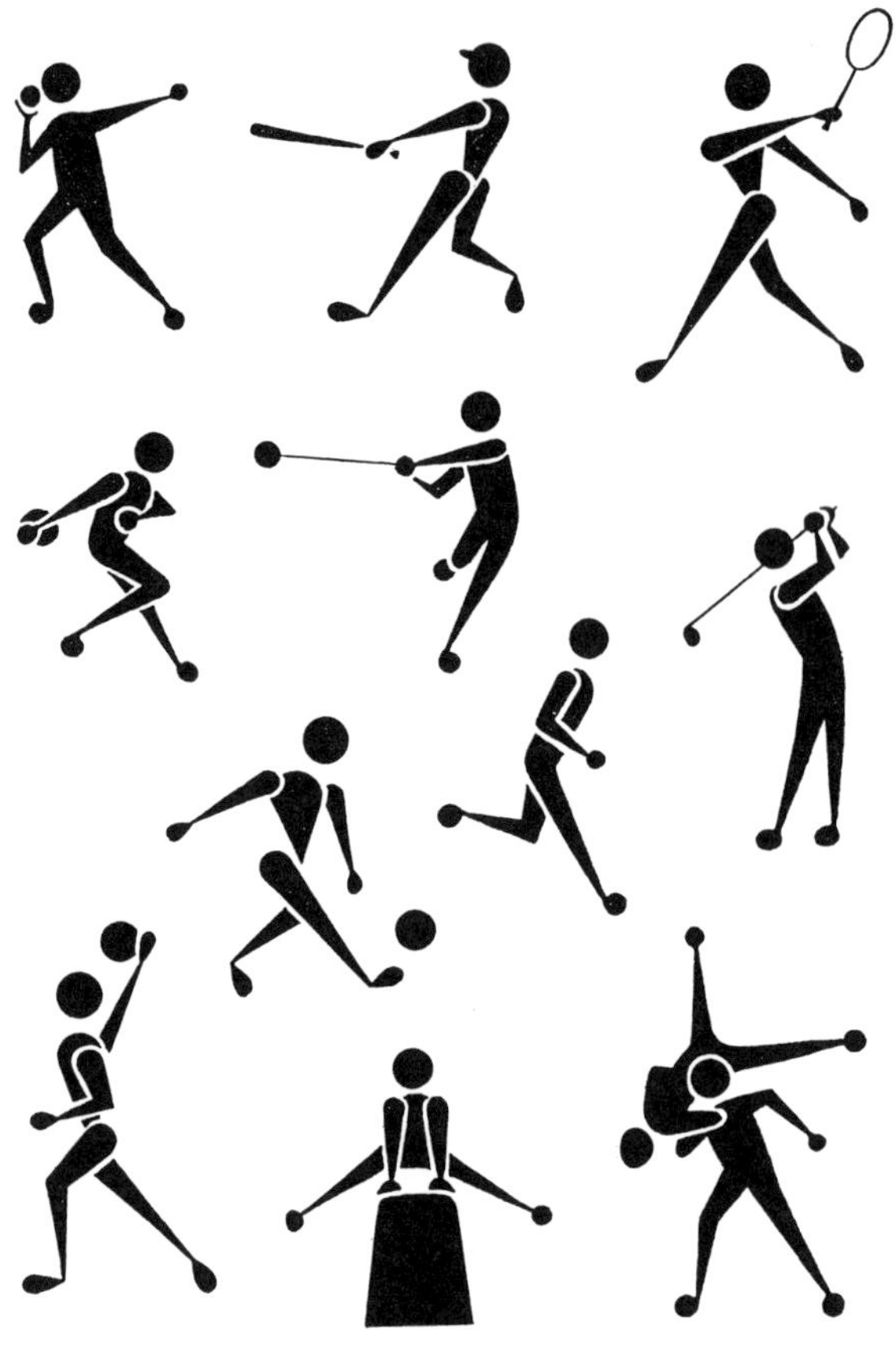

**図 1・1**　スポーツ選手の多様な動作

の機能を補おうとしてみると、その困難さを思い知らされることになる。

しかもそれらの運動は、必要に応じて、何の苦もなく、意のままに行われて目的を果たすことができる。実は〝目的を果たす〟ということが最も大事なところである。運動には目的があり、意図したその目的を達成してこそ運動を行う意味がある。それでは運動の目的とはどのようなものであろうか。個体をとりまく環境は多種多様である。そのなかで生ずる個体の欲求や要求をみたすために、環境に働きかける手段としての運動の目的が生ずる。運動を行う主体が脳で統御されている以上、目的もやはり脳で形成される。それはどのようになされるのであろうか。

目的が形成される第一条件として、まず脳はみずからが置かれている状況や局面を正確に理解し把握していなければならない。したがって、運動の目的形成は脳の認知過程と切っても切れない関係にある。しかも周囲の状況は時々刻々にたえず変化するので、感覚系を総動員して取り入れた感覚情報は常にアップデートし、対応する必要もある。次に身体内部の情報をもとに、個体のニーズを取りまとめ、行動の枠組みを決め、そのなかで必要とされる行動を選択し、その実現の手段としての運動を選ぶ一連の手順のなかで、運動の目的が決まってくることになろう。

次にその目的を達成するためにどのように運動を行えばよいかを企画・構成し、準備することになる。この過程もまたきわめて重要である。いうまでもなく無計画に、やみくもに手足を動かしても運動としての意味を成さないので、運動の時間的・空間的パターンや次々と行う運動の手順、あるいはこれから起こることが予想される事象と運動の組み合わせなどをあらかじめ決めておくことが大切である。それらの過程をまとめて運動のプログラミング過程と呼ぶが、プログラミングを行うことは脳の働きのかなめの一つである。

## 二　運動に必要な脳の概略

このように考えると、運動を行うために使われる脳の仕組みは途方もなく複雑であろうことは想像に難くない。それに関与する脳の部位がきわめて多数存在することもうなずけよう。その詳細について、本書では順を追って解説することになるが、まず運動に必要な脳の構造の全体像を図1・2で概略的に示そう。[1,2]

運動を生ずる筋肉の活動を直接に制御するのは運動細胞である（図右下）。運動細胞は脊髄と脳幹にあり、運動神経で筋肉に接続している。運動細胞の働きを調節しているのは脊髄の神経回路網で作られる信号と、脳から下りてくる下行性の制御系を伝わる信号である。脳から下りてくる出力の主要な信号源は大脳の運動野であり、それに脳幹の一部が参加する。運動野と脳幹からの運動出力は大脳高次運動野の支配下にある。

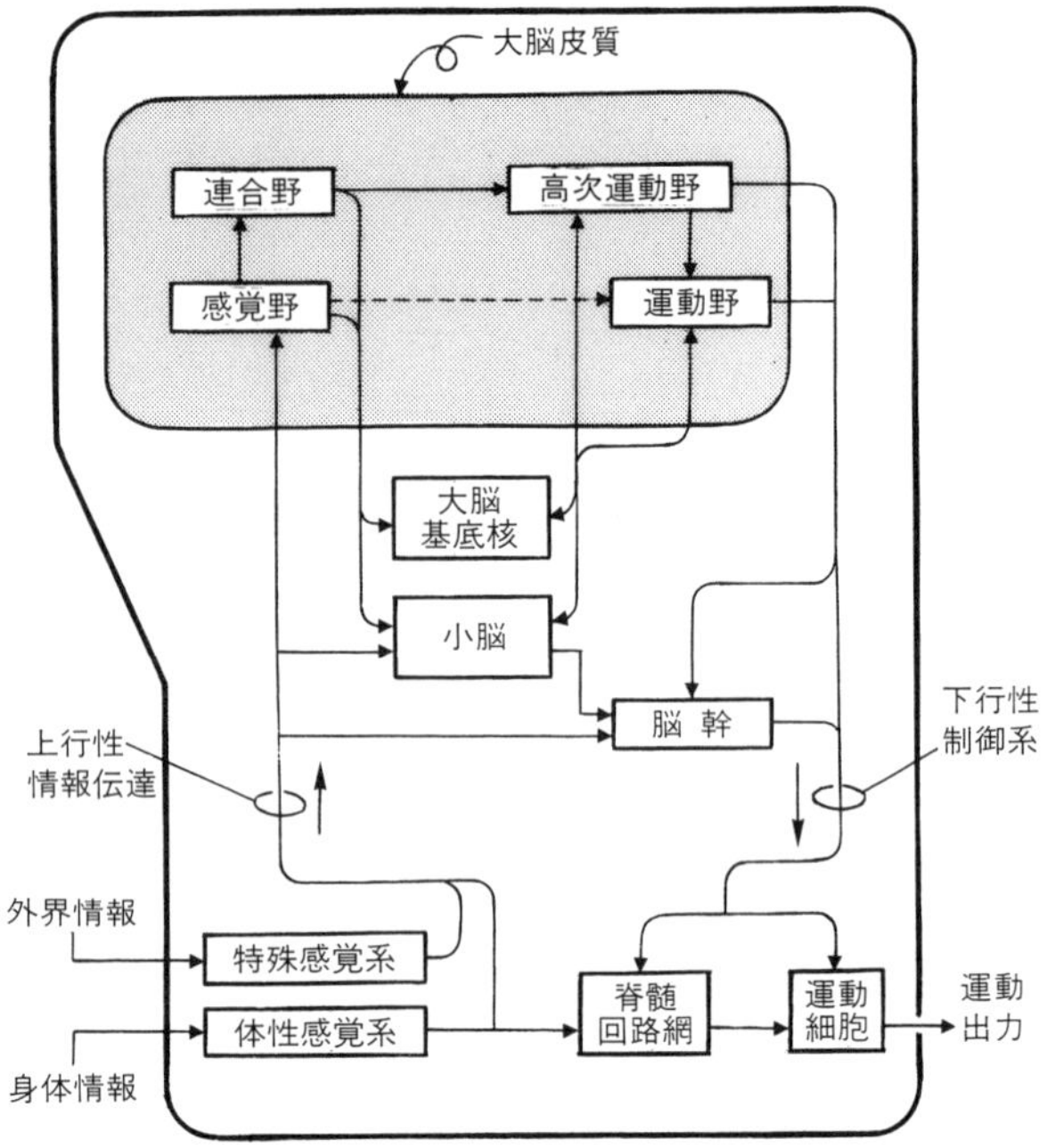


図1·2　運動の発現と制御に使われる脳構造の概略

他方、全身の筋肉や関節の状態と皮膚に接触する物体の情報は運動の調節に欠かせないが、それは体性感覚情報として脊髄と脳幹に送られ、反射などの自動的性格をおびた運動調節に使われるが、大脳感覚野にも情報として送られる。他方、視覚・聴覚・平衡感覚などの（特殊感覚系の）情報はそれぞれ別の経路を伝わって脳に送られ、大脳感覚野に至る。これらの感覚情報は大脳の連合野でまとめられ、統合されて大脳の高次運動野に送られる。

大脳の高次運動野は認知過程で形成された情報や記

憶情報などをもとにして、運動野に必要な情報を提供する。大脳基底核と小脳はそれぞれ特有の仕組みで大脳の連合野から高次運動野へ、あるいは大脳感覚野から運動野への情報転送のなかだちをしたり、運動野の出力調整をするなどして運動制御や運動学習に関与すると考えられている[3,4]。

## 三　大脳皮質を概観する

ヒトを含む霊長類の脳で、系統発生的にみてもっとも著しい発達をとげたのは大脳皮質である。本書の理解のために、ここでその概観とおおよその機能分類の説明が必要であろう。

　大脳は二つの半球に分かれており、それぞれ左大脳半球、右大脳半球と呼ばれている。大脳の表面にはたくさんの溝（脳溝）があり、溝と溝の間は盛りあがっていて、脳回と呼ばれている。大脳の表面は個人差があって、一定はしていないが、大きな脳溝と脳回は大体の形が共通しているので、固有の名前が付けられている。図1・3は、ヒトの大脳を外側から（上図）と内側（下図）からみたものである。

　表面からみてほぼ中央に、右上から左下の方に向かっている大きな溝がある。これは中心溝と呼ばれており、この溝より前を大脳の前頭葉と呼ぶ。また大脳前方のやや下からほぼ水平に、後ろに向かって走っている大きな溝がある。これは外側溝と呼ばれており、この溝より下を側頭葉と呼ぶ。大脳半球の内側にも、大脳皮質が広がっている。その後ろよりに頭頂後頭溝があり、それよりも後部は後頭葉である。後頭葉は大脳の内側にも広がっている。後頭葉と前頭葉の間にある領域は頭頂葉と呼ばれている。左右二つの大脳半球は脳梁と呼ばれる線維の束でしっかりと結合されている。図1・3の下図は脳梁を真っ二つに切断した図である。脳梁の上には帯状溝という溝があり、その溝の下を帯状回と呼ぶ。

　脳溝は脳の領域を区別するときに、おおよその境界線として用いることができる。中心溝のすぐ前方で、中心溝に沿って上下に伸びる領域は中心前回と呼ばれるが、後述するようにこの領域が一次運動野に相当する。一次運動野の前方の領域は運動前野とよばれてお

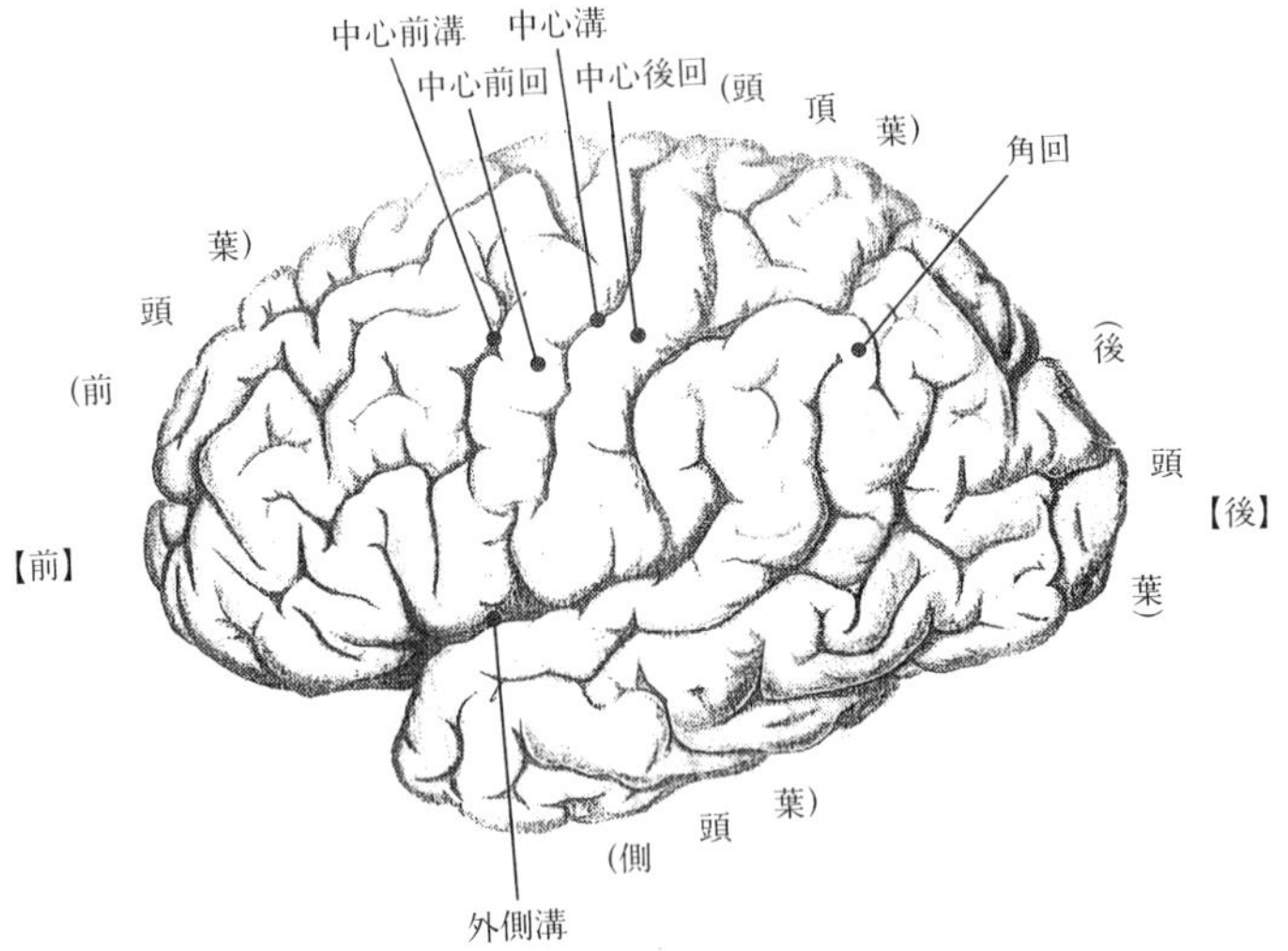


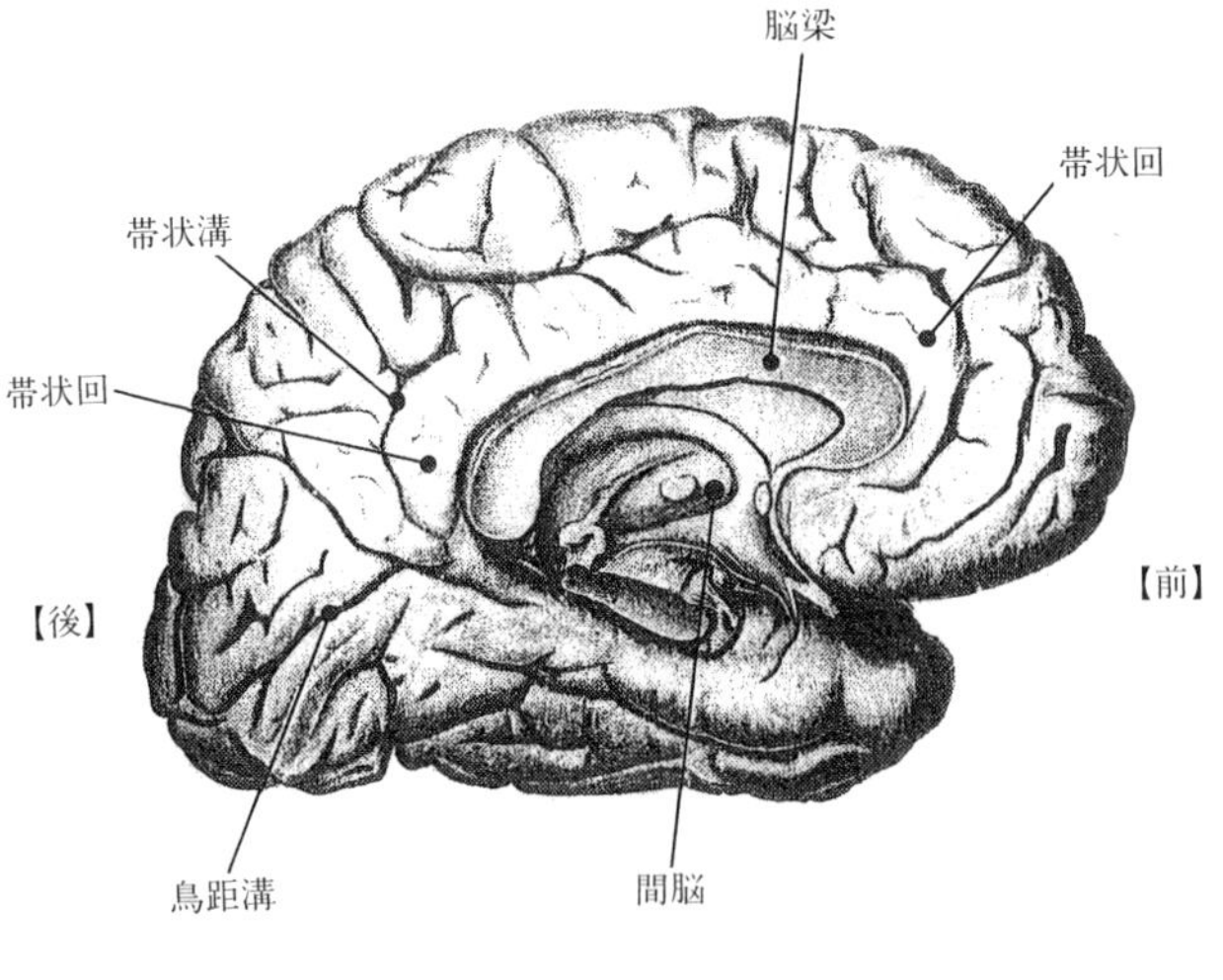


**図 1·3** ヒトの大脳
上は外側から，下は内側から大脳を見た図

(外側から見た図)

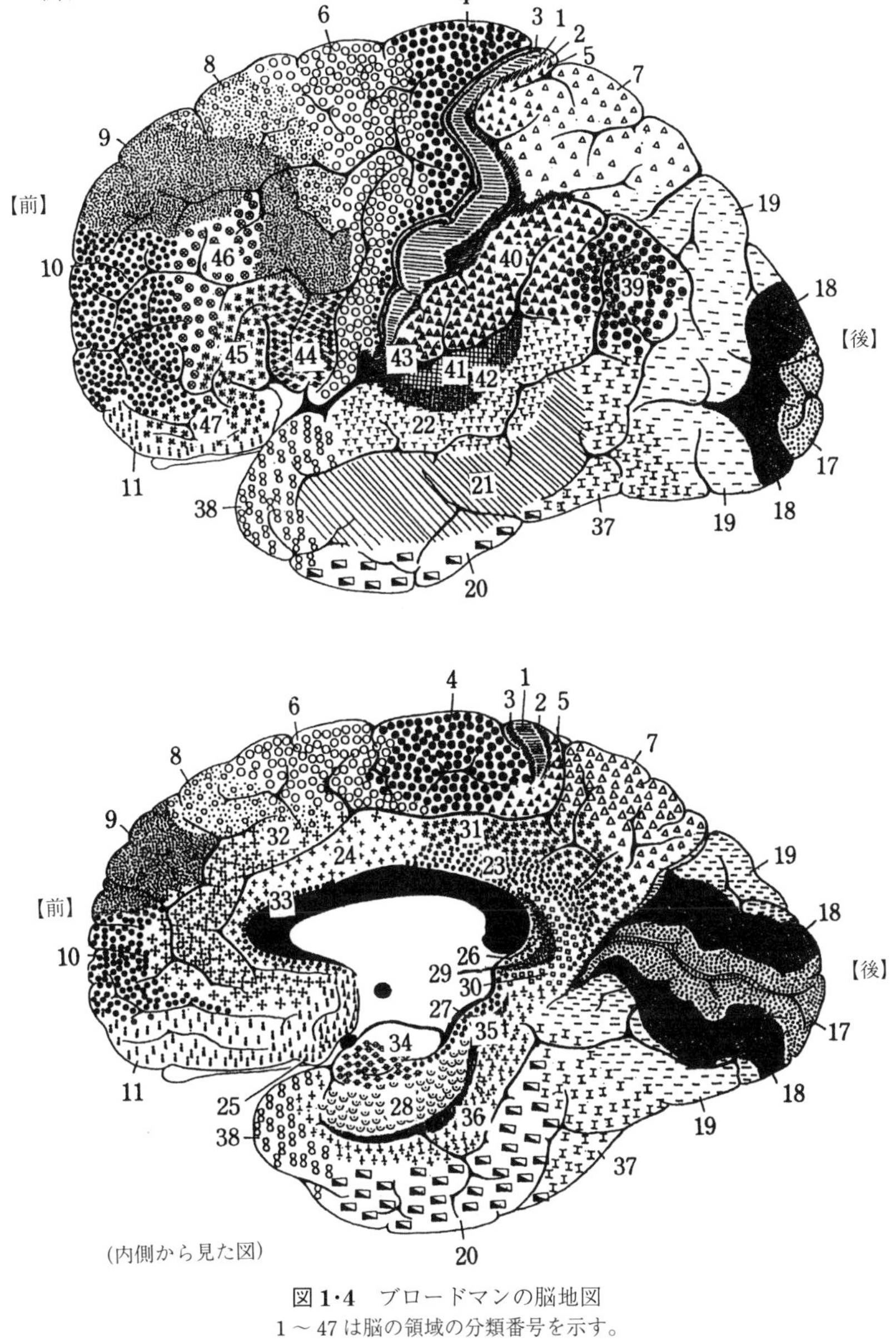


(内側から見た図)

**図 1·4**　ブロードマンの脳地図
1 ～ 47 は脳の領域の分類番号を示す。
（K. Brodmann, 1908）より

り、これは高次運動野の一つである。それよりさらに前方には前頭前野と呼ばれる連合野があり、ここは脳のなかの広範な情報を集めて統合し、それを基準にして行動を制御するときに使われる領域である。

一方、中心溝の後ろには中心後回と呼ばれる領域がある。ここは触覚や痛覚、温度感覚、振動の感覚、筋肉や関節の動きや位置の感覚など、身体の各部分から直接入ってくるさまざまな情報（体性感覚）が受け取られて処理される領域で、体性感覚野と呼ばれる。体性感覚野のすぐ後ろには、体性感覚をもっと総合的にまとめて、身体位置の情報や物体と身体の相互関係を認知する領域があり、体性感覚連合野と呼ばれている。それよりさらに後方の頭頂連合野は、視覚情報をもとにした物体の空間的位置の情報が加わって、個体自身と周囲の空間的な位置関係が統合的に認知される領域である。

大脳皮質の構造を顕微鏡で観察すると、細胞が整然とした集団を形成し、層構造を作っている様子が見える。そのような層構造における細胞の形や大きさの配列のしかたは、大脳の領域によって違っている。その細胞構築の様子の違いを調べあげ、それを基準にして大脳の領域を区別することができる。それを区別して領域ごとに番号を振り、地図にしたものがいくつか発表されており、脳の領域を指し示すときに便利である。その中でもっとも有名でよく使われるのは、ブロードマン（Brodmann）の脳地図である（図1・4）。この地図は脳の機能ともかなり対応しているところがあり、たとえば一次運動野の存在部位はブロードマンの4野に大体一致する。

脳全体の機能を概括的に、あるいは包括的に知ることは、脳がどのように働いて、運動をもたらすかを考える基礎となる。その意味で、神経科学全般を解説した代表的なテキストを紹介したい[5〜9]。

## 文献


(1) 川人光男、佐々木正人、三嶋博之、丹治 順、酒田英夫：認知科学4、運動、岩波書店、東京（一九九四）

(2) C.G.Phillips : Movements of the hand, Liverpool University Press (1986)

(3) R. Passingham : The Frontal Lobes and Voluntary Action, Oxford University Press (1993)

(4) 久保田 競：手と脳、紀伊国屋書店、東京（一九八二）

(5) 泰羅雅登・中村克樹訳：カールソン神経科学テキスト、丸善、東京（二〇〇八）

(6) 伊藤正男ほか：脳神経科学、三輪書店、東京（二〇〇三）

(7) M.Gazzaniga, R.B. Ivry, G.R. Mangun: Cognitive Neuroscience, Norton, New York (2002)

(8) M.F Bear, B.W. Connors, M.A. Paradiso: Neuroscience, Lippincott, Philadelphia (2007)

(9) E.R. Kandel et al. : Principles of Neural Science, McGraw Hill, New York (2012)

# 第二章　運動細胞の働きとその調節

# 一　運動細胞とその働き

運動はいうまでもなく筋肉の収縮によって実現する。その収縮を直接に調節しているのは、運動神経と呼ばれる神経線維を伝わる信号である（図2・1A）。運動神経は運動細胞の細長い突起であり、終板という構造を介して筋肉と接続している。運動細胞が活動するとその信号は運動神経を伝わり筋肉へ達し、その信号量に対応した筋収縮を生ずる。したがって運動細胞の活動量が筋肉の活動量を決める。運動細胞の活動量を決めているのは、運動細胞に接続する入力の信号である。脳が筋肉の収縮のしかたを制御しようとするときには、運動細胞にプラス（興奮性）またはマイナス

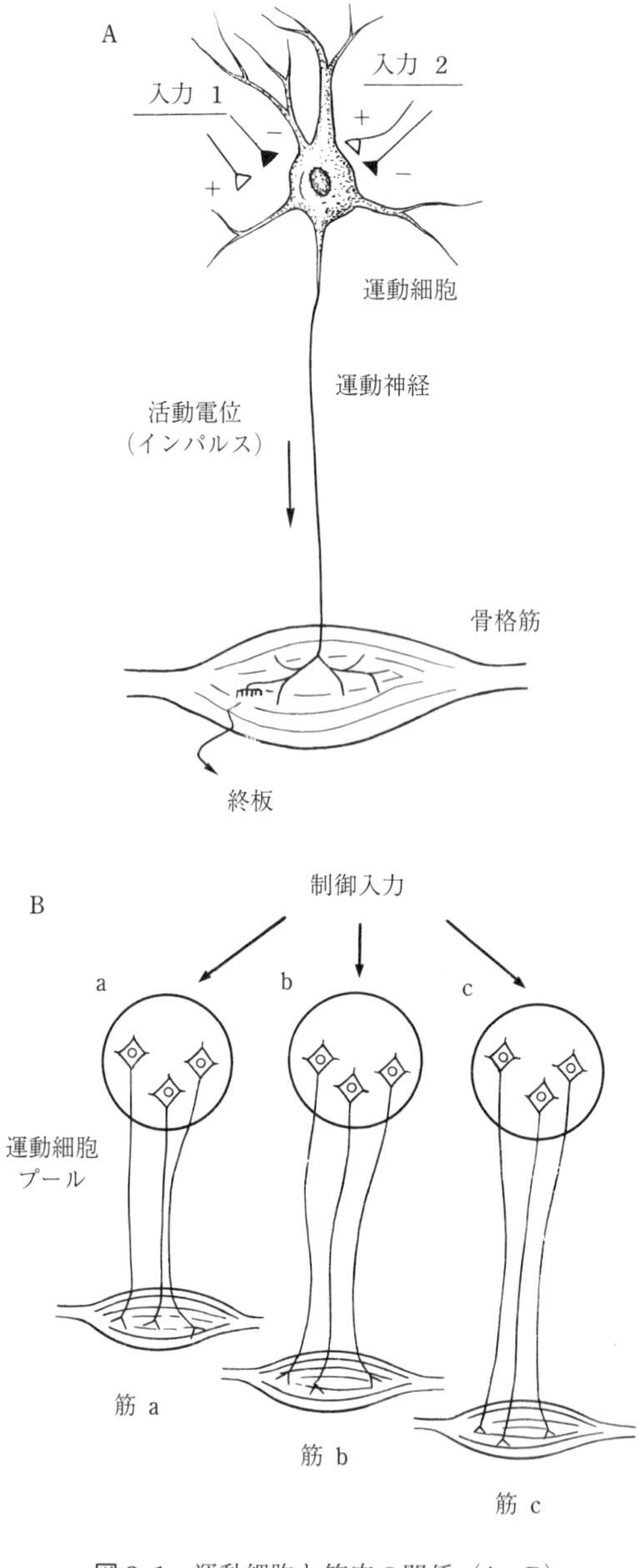


**図2・1**　運動細胞と筋肉の関係（A，B）

（抑制性）の信号を送ってその活動を調節する。

手足や胴体の骨格筋につながる運動細胞は脊髄にあり、顔の筋肉を支配する運動細胞は脳幹の神経核にある。そこでは一つの筋肉につながる複数の（一〇〇とか二〇〇といった数の）運動細胞が集団を形成していて、運動細胞プールと呼ばれている（図2・1B）。筋収縮の強さは、①運動細胞プールに含まれる運動細胞の何個が活動するか、②一個の運動細胞がどの程度強く活動するか、の二つの変数によって決まる。

ヒトが随意運動を行うときに、弱い筋収縮では小型の運動細胞がまず活動し、強い収縮を要するに従って次第に大型の運動細胞が活動に参加してくる。個々の運動細胞の活動量は毎秒何回発射するかという発射頻度で表現され、運動神経を介して筋肉に伝えられるが、姿勢調節に使われる大型の筋肉では毎秒七ないし一五回、手などの小さな筋肉では八ないし四〇回程度の発射をする。指の筋収縮を徐々に強く行って筋張力を上げていったときに、小型と大型の二個の運動細胞がどのように活動するかという時間経過を図2・2に示す。小型の運動細胞の発射頻度は徐々に増加して、筋張力

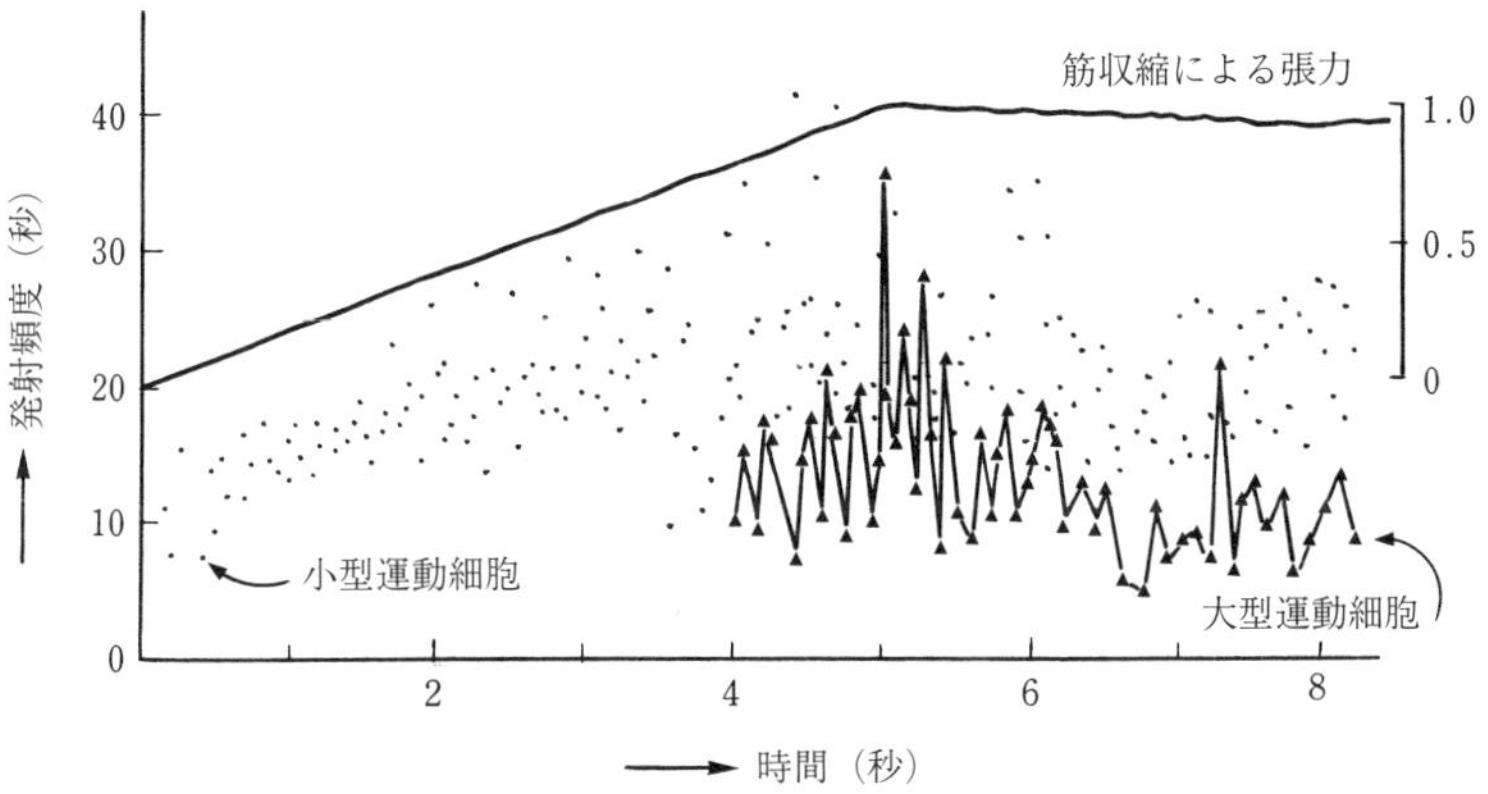


**図2·2**　随意的筋収縮の際のヒトの運動細胞活動

筋収縮によって，筋張力を徐々に上げていったときに，小型と大型の2個の運動細胞の活動量（毎秒の発射頻度）を連発的にプロットしたもの

の上昇に寄与していることがわかる。他方、大型の運動細胞は収縮が強くなったときにはじめて活動を開始することも見て取れる。

筋収縮の速度を変えるために、運動細胞の発射頻度はダイナミックに変化する。指の筋肉を支配する運動細胞活動の例を図2・3に示すが、筋収縮が速くなるに従って運動細胞はより早くから活動に参加し、発射頻度も高くなる。言い換えると、指の運動の速度を変えるためには、運動細胞の活動が図2・3のように変化するように脳が司令を与えていることになる。(1)

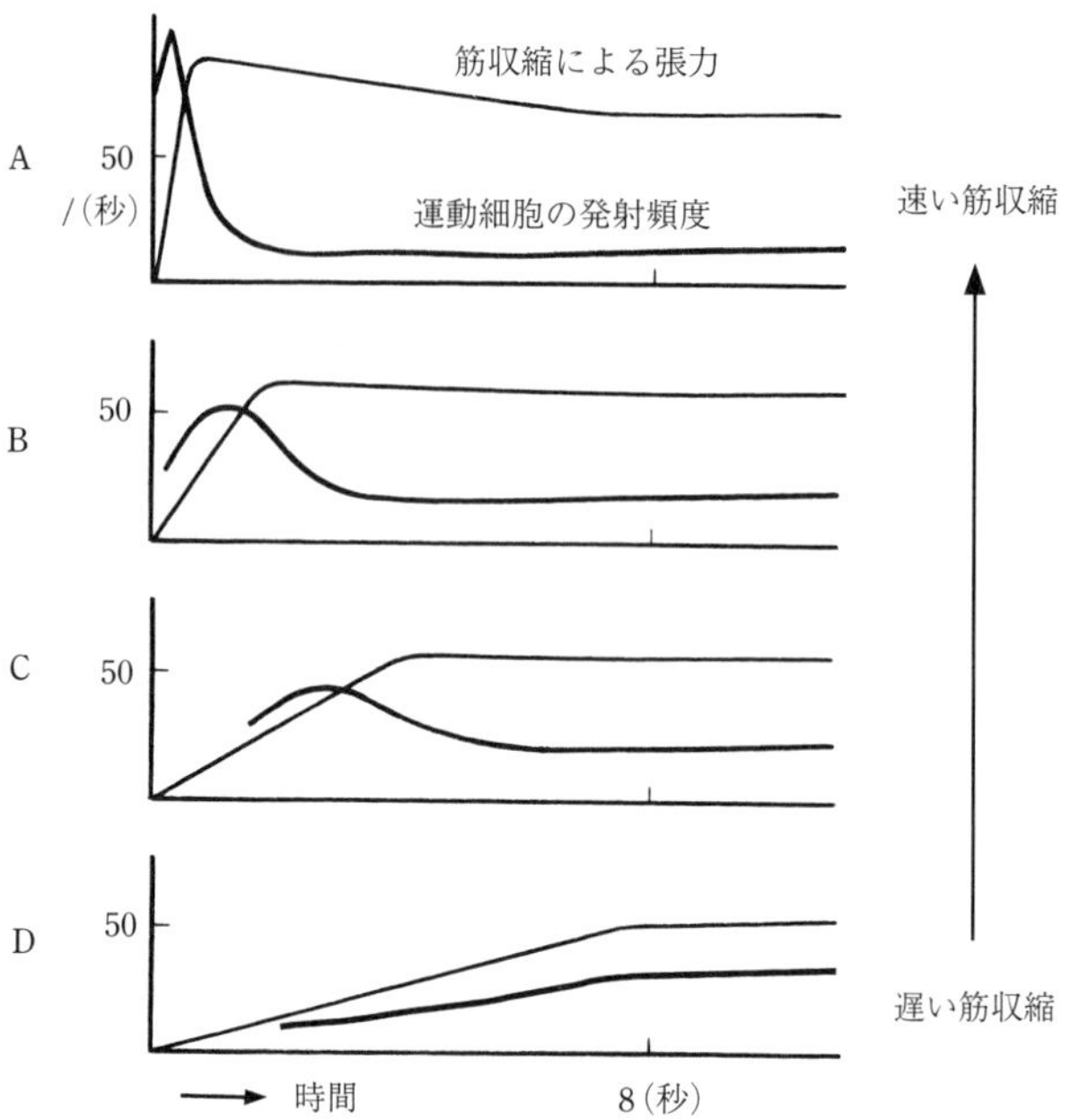


**図2・3**　筋収縮のスピードと運動細胞活動の関係
4通りのスピードで筋収縮を行い，張力を細線のような時間経過で上げた際にみられた運動細胞の活動の経時的変化を太線で示す。

## 二　運動細胞の活動を調節する系

運動細胞の大半は脊髄にあるので、ここでは脊髄について解説を進める。運動細胞は脊髄の前角に存在し、その活動は二種類に大別される入力によって調節される（図2・4）。一つは脳から出力され、脊髄に降りてくる系であり、大脳運動野や脳幹の出力情報を伝える。もう一つは筋肉や関節・腱・皮膚などに存在するセンサーの信号を伝える系である。この入力は、運動経過中に、筋の長さや張力がどのように変化をす

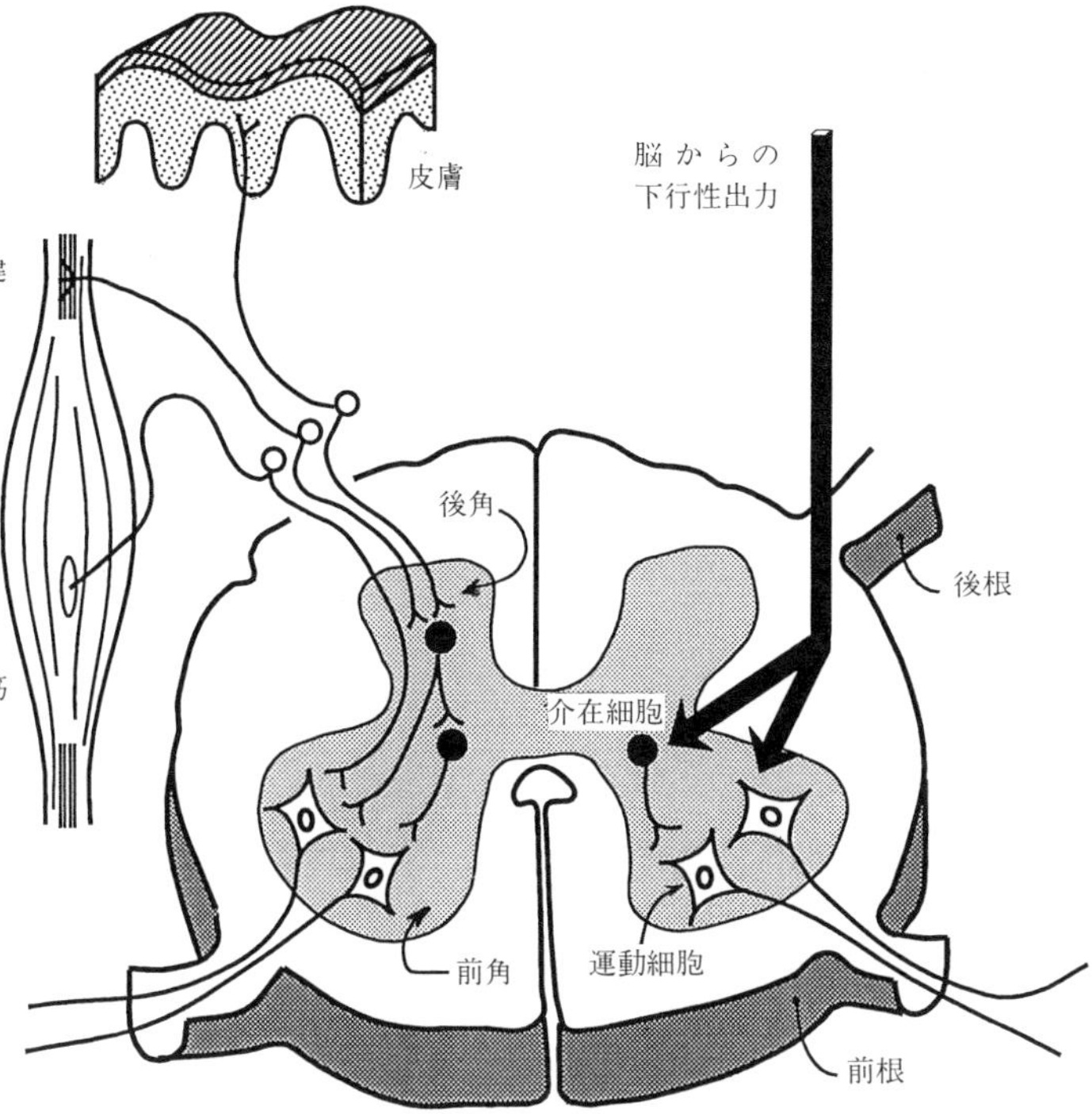


図2·4　脊髄運動細胞の入力系

るか、ないしは関節がどのように動き、皮膚に何がどのように接触しているかを時々刻々運動細胞に伝えている。そのほかに、脊髄の介在細胞は、それらの入力を媒介したり調節したりしながら運動細胞に伝える働きをする。

## 三　脳から脊髄に向かう直接調節系

脊髄運動細胞はきわめて豊富な入力情報源をもっており、一個の運動細胞が入力信号を受け取るシナプスの数は数千から一万にも及ぶ。それらのシナプスのうち筋・腱・皮膚などの末梢情報を伝えるもののほかは、脳から降りてくる情報を伝えている。脳からの入力には直接運動細胞にシナプス入力するものと、脊髄の介在細胞を経由するものとがある。

脊髄に直接出力を送る脳の出力部位の

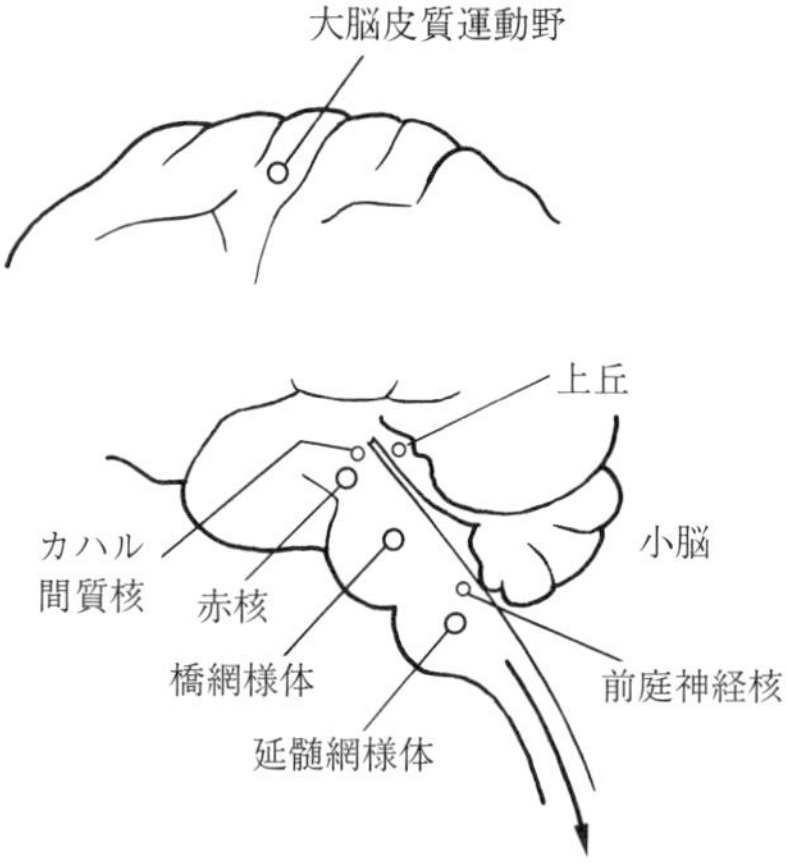


**図2・5** 運動に関連した出力を脊髄へ直接送る脳の部位（主要なものだけ）

概略を図2・5に示す。それぞれの出力は下行線維の束となって脊髄の定まった部位を通って下行し、ターゲットである脊髄運動細胞ないしは脊髄の介在細胞に分岐しながら接続する。大脳皮質運動野は一次運動野が主要な出力部位であるが、それ以外の運動野（運動前野や補足運動野など）からも出力が下行する。赤核は大脳と小脳の情報を中継して脊髄の働きを調節する。上丘とカハル間質核は眼球と首の運動の調節に関与する。前庭神経核は内耳から送られてくる頭の位置や動きの情報をもとにして、姿勢の制御を行うときに使われる。橋と延髄の網様体は大脳とそれ以外の広範な脳の部位から情報を集め、運動と姿勢調節の両方に関与するので、それらのバランス良い遂行にとって大

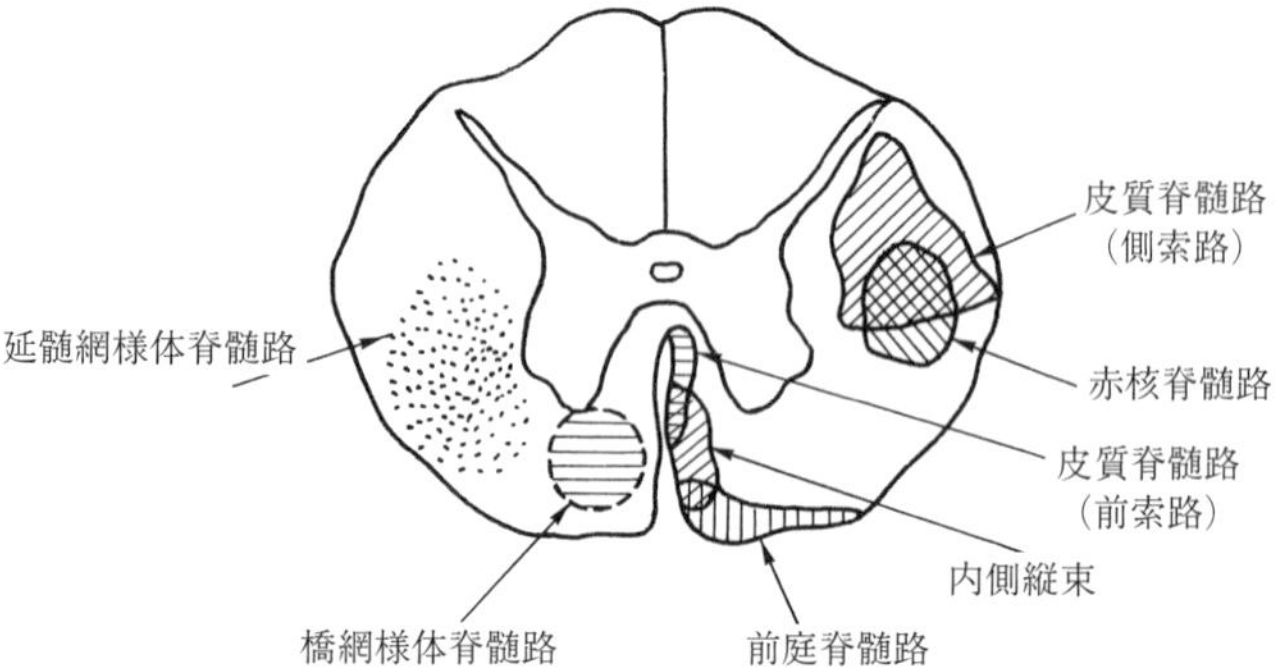


**図2・6** 脳からの出力線維が脊髄を下行する部位

霊長類の脳髄部の例であるが，脊髄の側索および前索に線維束がまとまって走行していることがわかる。

切である。脳の個々の中枢からの出力が脊髄の灰白質を下降する位置はそれぞれ決まっていて、それらの経路はそれぞれ図2・6のように名づけられている。

以上は脳から直接に脊髄へ下行する直接調節系の説明である。ここで重要なことは、脊髄へは直接に出力していなくとも運動の発現や調節に重要な働きをする脳の中枢が多数存在することである。たとえば小脳や大脳基底核は特に運動と密接な関係がある。それらは大脳の運動野や脳幹の運動中枢の働きを制御することによって運動に深く関与する。他方、大脳の頭頂葉や前頭前野も運動発現や制御に深く関わっている。さらに直接調節系の働きは、それ以外の多くの脳部位と多種多様な連絡によって影響しあっている[2,3]。

脳の上位中枢から下降する調節系は、皮質脊髄路のように直接脊髄の運動細胞に接続して興奮または抑制作用を及ぼすものもあるが、多くは介在細胞に接続し、それを経由して運動細胞を制御する。その脊髄介在細胞は単なる信号の中継をするだけではなく、多種の入力の統合をすることが多い。介在細胞において脳からの信号をまとめたり、末梢（筋・皮膚など）からの入力と脳からの情報を統合したりできる（図2・7A）。さらに、脊髄反射を構成する介在細胞（次章参照）が脳からの調節入力を受けることも多い。たとえば図2・7Bのように、拮抗筋に相反抑制を生ずる反射系

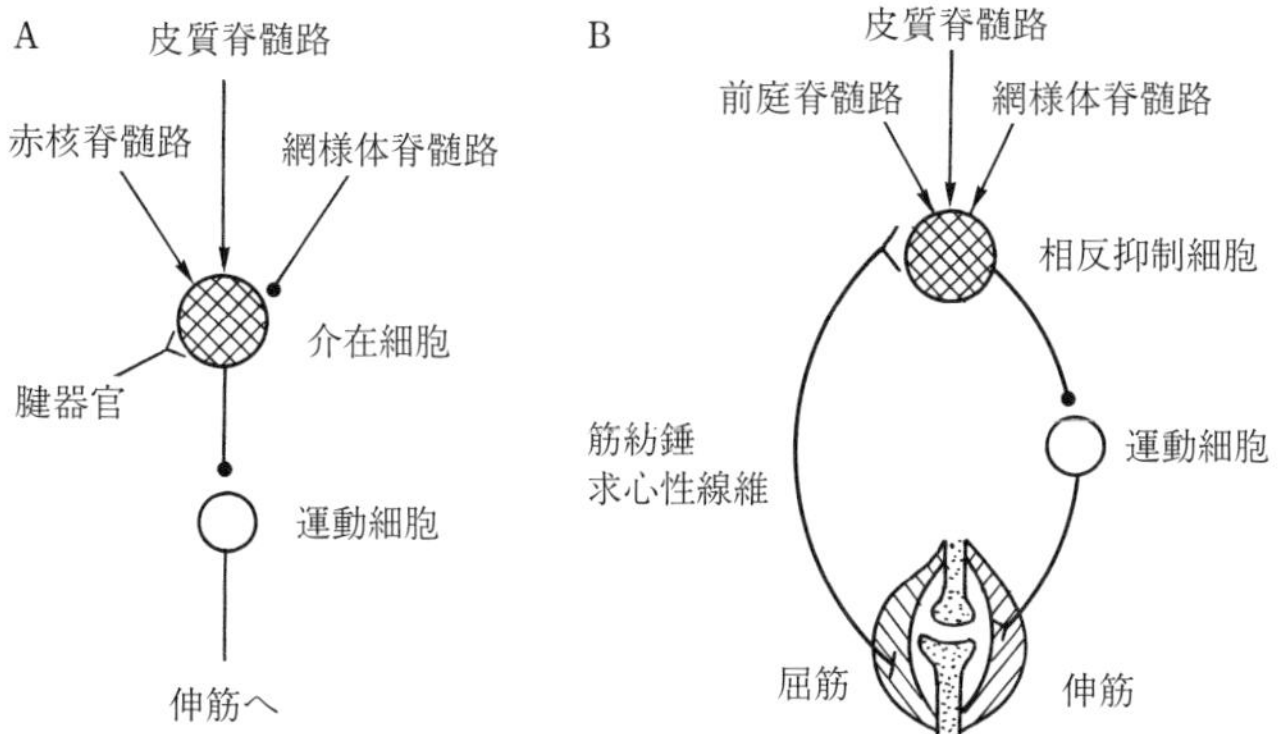


**図2·7**　脳から下行する系が脊髄反射路に入力してその調和を行っている例

A は腱に存在するセンサー（腱器官）から入力を受ける脊髄の介在細胞に，脳の三つの中枢からの入力が集束することを示す。B は筋肉のセンサーである筋紡錘から入力を受けて，拮抗筋を相反的に抑制する脊髄反射系に，脳からの入力が介在細胞のところで集まり，調節を行うことを示す。黒丸は抑制性シナプス結合を，それ以外は興奮性結合を示す。

を形成する相反抑制細胞に、脳の多くの部位からの下行性入力がある。このような構造によって、随意運動の調節を脳が行うときに、脳からの出力は運動細胞を制御すると同時に脊髄反射も自在にあやつり、反射の強弱とタイミングを目的とした運動の遂行に適合するように制御できる。このような介在細胞を中心とした神経回路を多様に形成することで、脊髄はそれ自体が幅広い機能を有する、いわばインテリジェントターミナルとしての性格をもっており、運動遂行の際にはその機能に依存するところが多いといえよう[4,5]。

### [付記] 運動単位

脊髄前角にある運動細胞はその出力線維を脊髄の前根から出し、筋肉へ向かってその一本の線維で筋収縮のための信号を送る。この線維を運動神経線維あるいは運動神経という。運動神経線維は筋肉へ達すると枝分かれをして、多数の筋線維に接続する。一個の運動細胞と、その出力の運動線維、およびそれに支配される筋線維をまとめて運動単位という（図2・8）。筋が収縮するときに、その活動は電位変化として記録できる。それを筋電図という。針状の電極を使うと、運動単位の活動を記録することができるので、それによって運動細胞の活動を間接的にモニターできる。

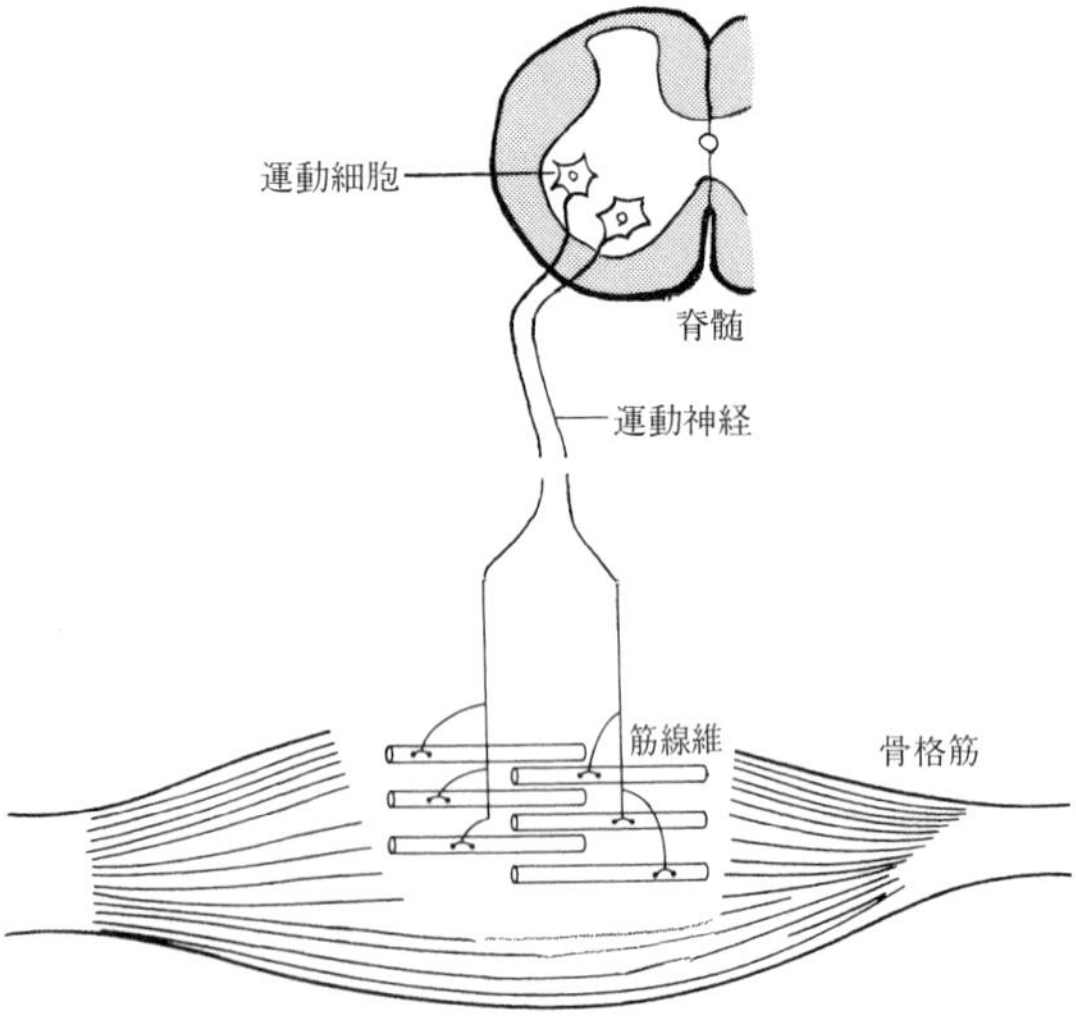


図2·8 運動単位

# 文献

(1) J.E. Desmedt: Motor Unit Types, Recruitment and Plasticity in Health and Disease, Karger, Basel (1981)

(2) 酒田英夫・中村嘉男編：脳の科学Ⅰ・Ⅱ、朝倉書店、東京（一九八三）

(3) V.B. Brooks：The Neural Basis of Motor Control, Oxford University Press, New York (1986)

(4) 松波謙一：脳と運動、サイエンス社、東京（二〇〇〇）

(5) 神田健郎：筋と運動ニューロン、脳神経科学、三輪書店、東京、四二五-四三一（二〇〇三）

# 第三章　大脳の一次運動野

## 一　大脳運動野の発見

ヒトや高等動物が運動を行うときに、脳のなかでどの部分がどのように働くのであろうか。この疑問は長年のあいだ人類にとっての謎であった。驚くべきことに、エジプトの古代文明人たちがすでにその問いを発していることが記録に残っている。十七世紀になってはじめて、大脳の一部に運動機能と特に関連の深い領域が存在することがいわれだした。頭蓋骨の一部に受傷し陥没骨折を負った一騎士が、骨折した頭蓋と反対側の腕と下肢にマヒをきたした。ところがそのマヒは原始的な骨折修復術によって回復してしまった。この事実を記述したボイル（Boyle）は、大脳の一部に運動領野があると推理した。同時代に解剖学的な知識も進み、大脳の前頭葉と脊髄が神経線維の束で結ばれていること、しかもその線維束が脳幹のところで左右に交叉していることも形態学的に知られるに至った。しかしながら次の時代である十八世紀から十九世紀にかけて、脳の理解はむしろ後退の道をたどってしまった。脳は神秘的なものであり、大脳には部位特異性がなく全体が総体的に働いて精神現象を生み出すという考え方が支配的となり、運動の具体的な制御に大脳は関与しないという説が有力となったのである。

脳が漠然として理解しにくい精神現象の場に過ぎないという考え方に決定的な反論の根拠を与えたのは、ドイツのフリチ（Fritch）とヒツイヒ（Hitzig）の研究であった（一八七〇）。彼らはイヌの前頭葉に小さな電極をつけ、電気刺激を加えて、手や足の筋肉が収縮することを発見した。この発見が正しいことはその後、霊長類を用いた実験でも証明された。ヒトの脳でさえ、ごく弱い電流を運動野に流すと運動が誘発される。電気刺激という人工的な方法で、個体自身の意志とは関係なく運動が生ずるのである。この事実は、電流を加えるという純粋に物理学的な、定量化のできる手段で、大脳の一部を限局的に活動させることが可能なことを示したという意味でも革新的な発見であった。

その後、この手法を改良して、シェリントン（Sherrington）たちはチンパンジーの脳を使って研究を進め、①電気刺激効果が特に強く現れる部位は大脳の中心溝の前方（中心前回）に限られること、②中心前回のなかでも刺激をする部位によって、出現する運動は身体の特定の部分に限定されることを証明した。前者は一次運動野という領野を確定した研究であるし、後者は一次運動野のなかに部位的な特異性があり、身体の異なる部分を支配する領域の存在を示したものである。チンパンジーの脳の運動野について彼らが発見した、身体各部を支配する領域すなわち体部位局在のようすが図3・1に示されている。

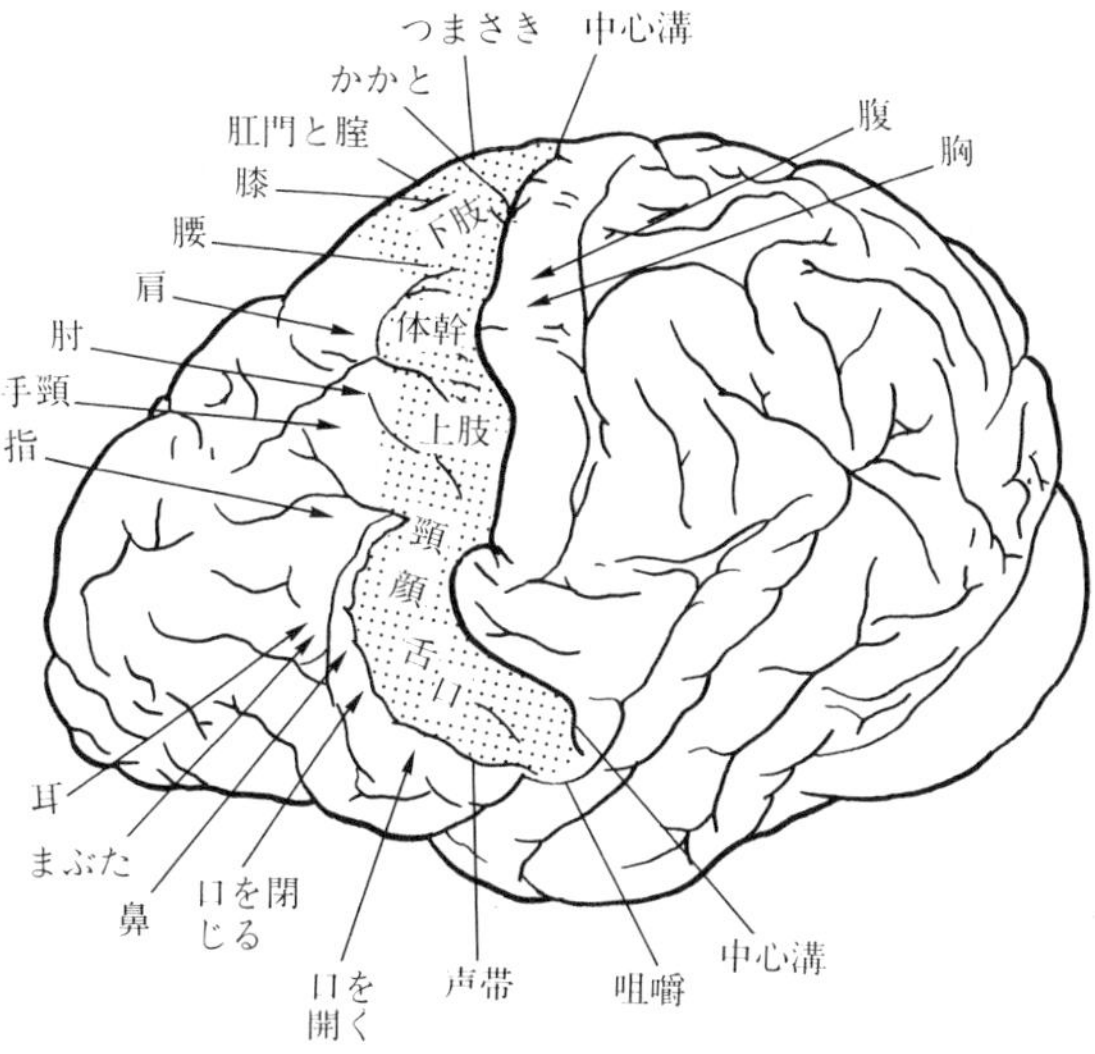


**図3·1**　チンパンジーの運動と体部位支配の局在性

## 二　一次運動野のなりたち

前述のように、弱い電流刺激を加えたときに運動ないし筋収縮が誘発される場所が大脳皮質の中心前回に存在し、この部分は損傷されるとマヒ（筋肉が収縮できず、運動ができない状態をいう）が生ずることから、一次運動野（primary motor cortex）と呼ばれている。かつては大脳の運動野は一つ存在すると理解されていたので、従来一般的に運動野と呼ばれてきた領野は一次運動野に相当する。一次運動野は脳からの運動出力の中心的役割をなす。しかし、大脳皮質には一次運動野以外にも多くの運動野が存在することは注意を要する（後述）。

　解剖学者のブロードマンは大脳皮質の神経細胞の形と分布、すなわち細胞構築を基準にして、領域を区別

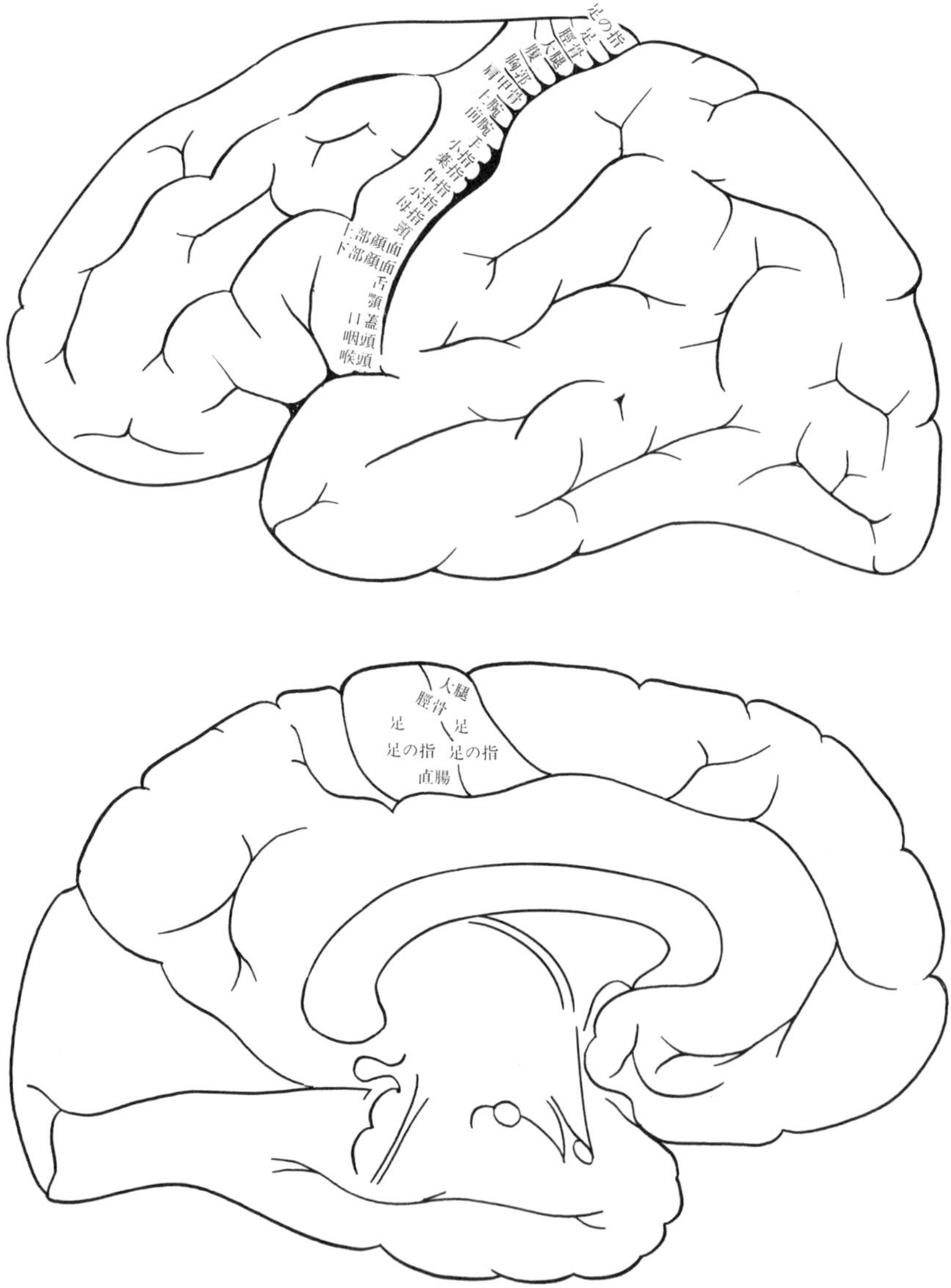


図 **3·2**　ヒトの大脳一次運動野における身体支配部位の配列

した脳地図を作ったが、一次運動野に相当する領野は4野と分類した。大脳皮質は通常、表面から深部にかけて、六層に分かれた層構造を形成しているが、一次運動野ではそのうち四番目の第四層の顆粒細胞層が無いので、無顆粒皮質と分類されている。

一次運動野の異なった部分には、それぞれ身体の違った部位が対応しており（図3・2）、体部位局在性または体部位再現（somatotopy）と呼ばれている。体部位の再現のされかたには一定の順序があって、ヒトの一次運動野では図3・3のように、中心前回の上（内側）から下（外側）にかけて、下肢、体幹、上腕、手、顔の順に支配部位が配列されている。足などの体部位の再現部は大脳半球の内側に入り込んでいる。図には表れていないが、指を支配する部位は大部分が中心溝に深く埋もれている。指や顔とか、口の支配領域は運動野の広い部位を占めているが、背中、腹、腰な

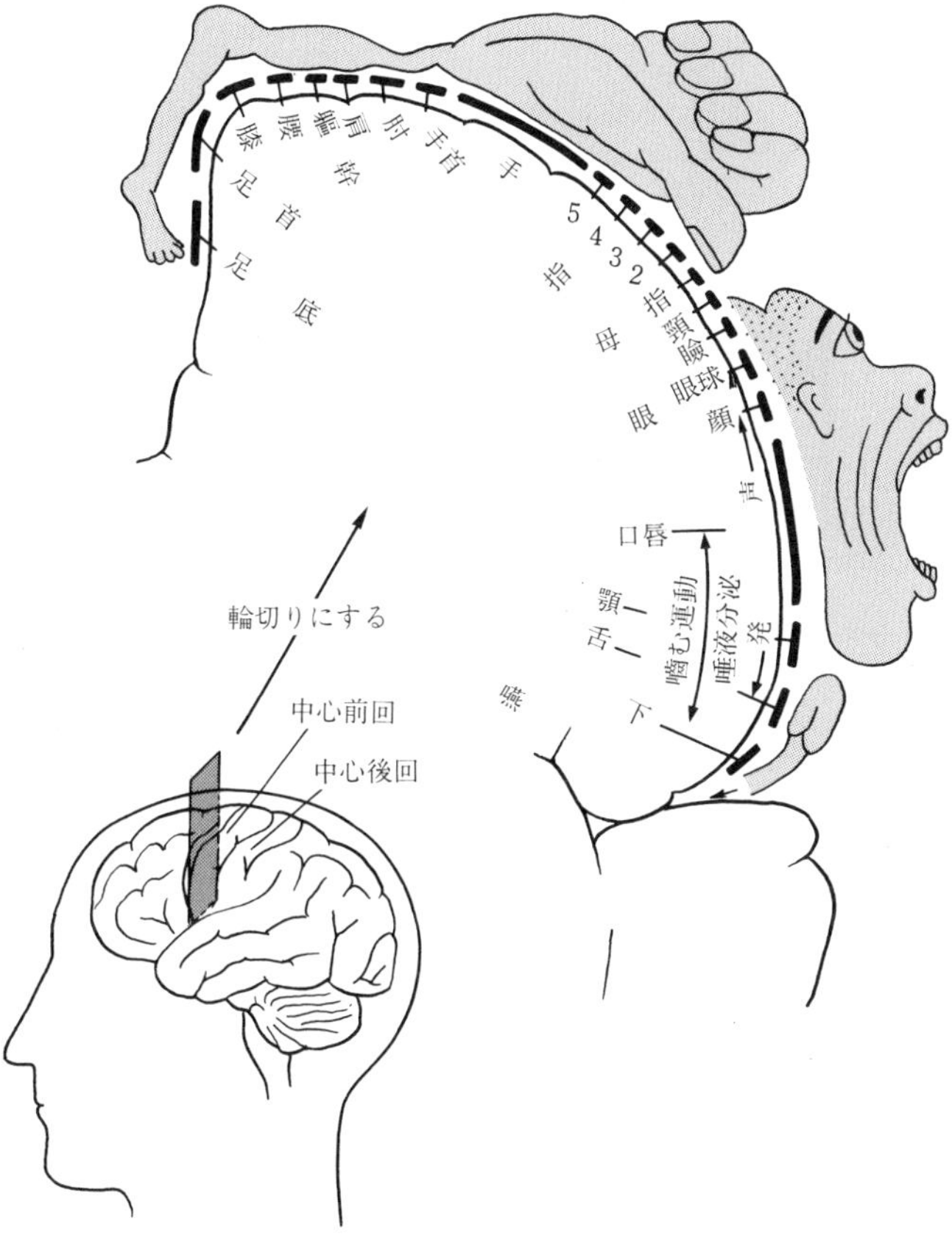


**図 3·3**　一次運動野の身体部位支配領域のひろがりを示す模式図
ヒトの脳を左下図のように輪切りにして，前から見たもの。

どの体幹部分の支配領域は狭い。これは特にヒトの大脳で著しい特徴であるが、その様子を図３・３の断面図で示す。このように指や口の領域が広いのは、それだけ一次運動野の機能を多く要求するためである。

## 三　一次運動野からの出力

一次運動野には多数の出力細胞があって、脳の多くの部位や脊髄に出力を送っている。一次運動野の存在する部分で大脳を縦切りにすると、図３・４のように、大量の神経線維が皮質から出力している様子が見える。脳の内部の出力先としては、まず①大脳皮質の他の部分（感覚野や高次運動野へ向かうもの）があり、②大脳基底核や③間脳の視床にも大量の出力が送られる。これらの出力によって、一次運動野は脳の広範な部分とコミュニケーションを行い、どのように運動を行うかという情報を脳内に配送する。他方、脳幹の④中脳、⑤橋、⑥延髄に存在する多数の中枢に出力し、そこを介して小脳へ出力したり、運動の出力情報を送ったりする。

　このように、一次運動野からの出力は豊富である。そのような豊富な情報は大脳皮質のなかできちんと行き先別に整理されてから送り出される。出力細胞の行き先と一次運動野の層構造との関係は、

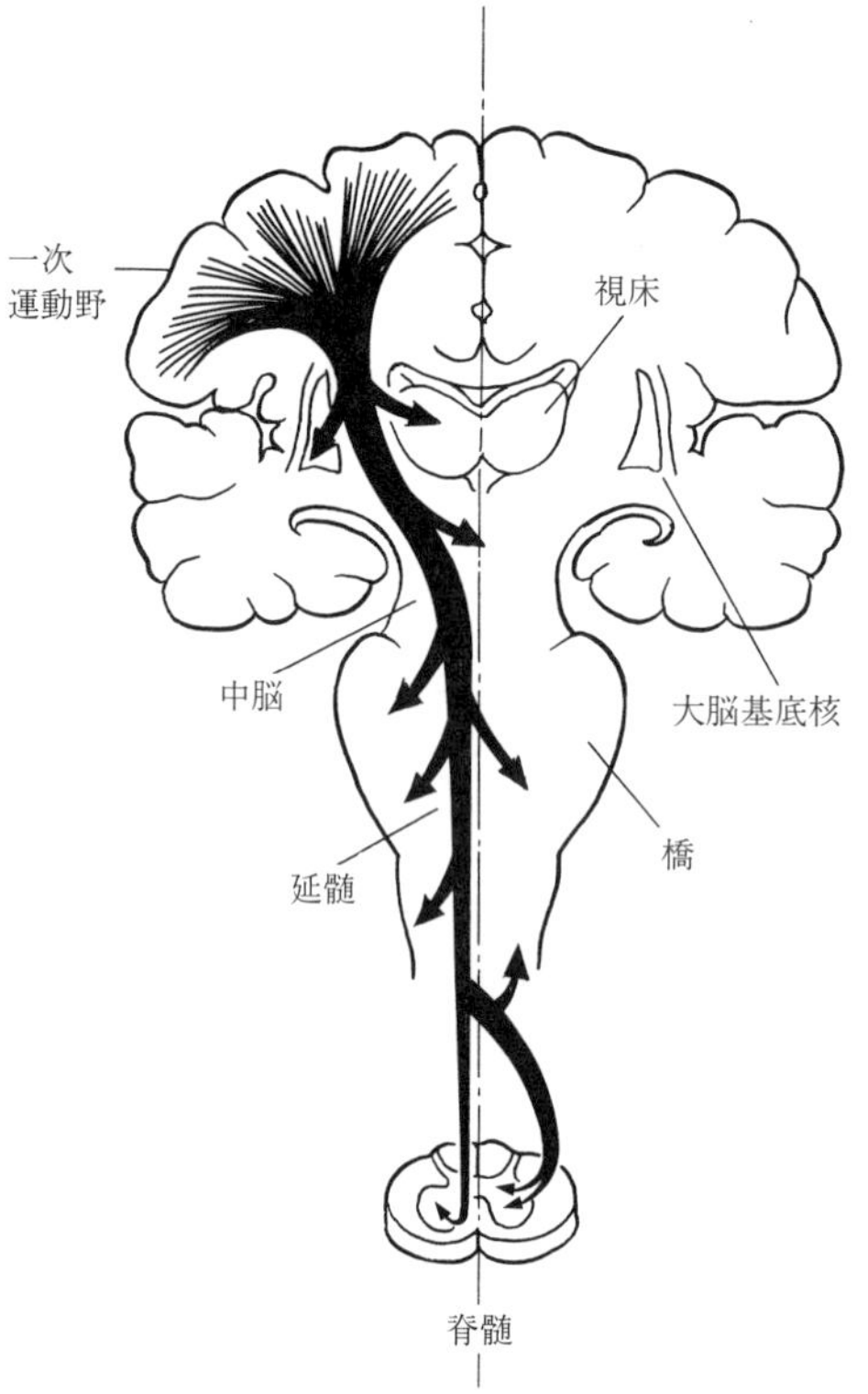


**図 3·4**　一次運動野から出力する線維とその行き先
脳を輪切りにして，前方から見た図。

図3・5のようになっている。大脳皮質の他領域と交信する出力細胞は表層のII層とIII層にあるが、視床に出力する細胞は最も深いVI層にある。V層には、大脳基底核、赤核、橋、延髄、脊髄へと下行する出力細胞が、その順に次々と深さ順に配列されている。

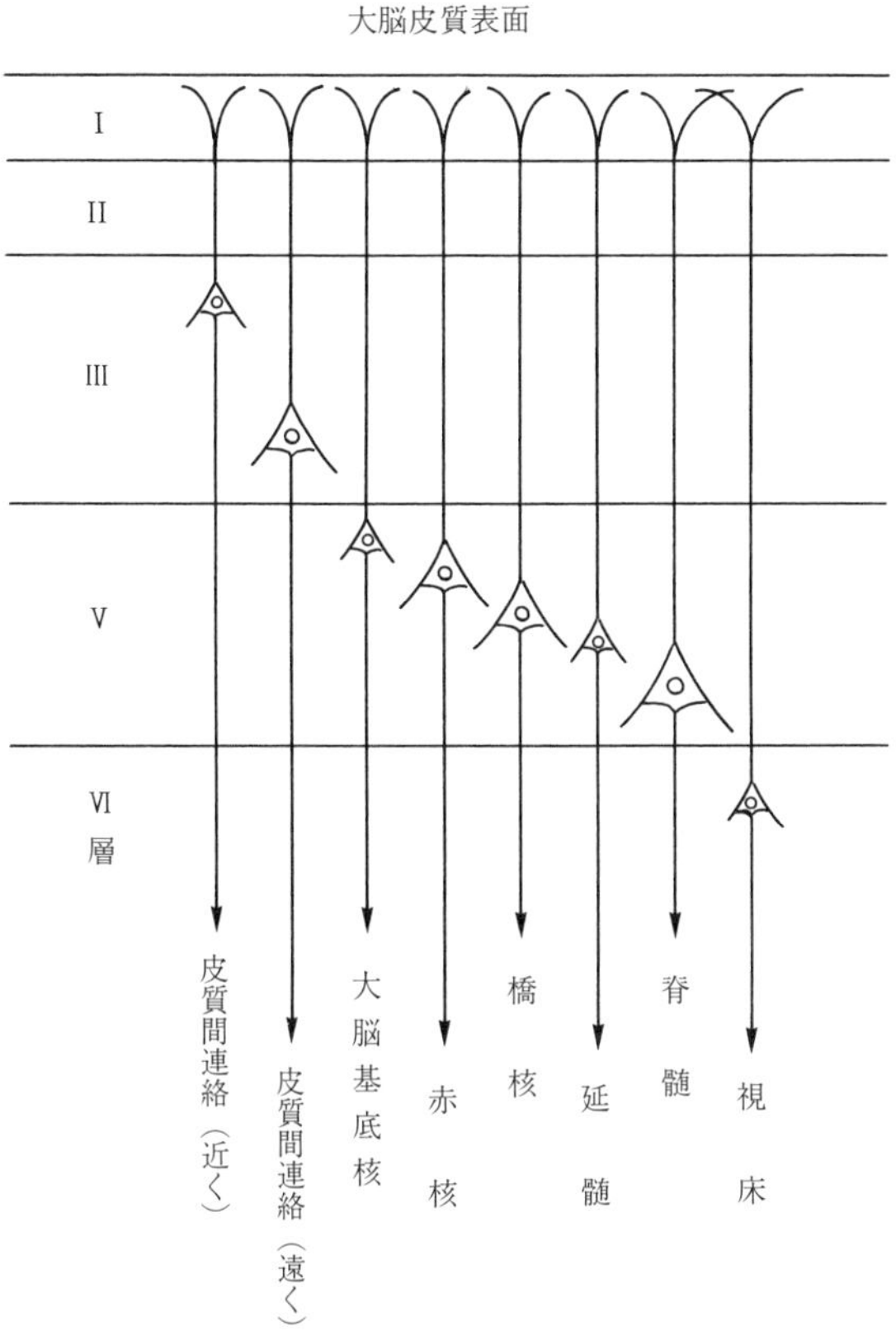


**図3·5**　一次運動野の出力細胞の深さ分布と，出力の行き先

## 四　運動の直接司令系—皮質脊髄路

一次運動野の特徴の一つは、脊髄まで直行する出力細胞を多数持っていることである。これらの細胞の一つ一つが、直径数ミクロン程度の細い一本の線維を、大脳皮質から数十cmも離れた脊髄へ、はるばると送り届けている。その出力の経路を皮質脊髄路という。その通り道をたどると、大脳の内包と呼ばれている線維束を通り抜け、間脳から中脳に向かうに従って脳の前方をたどりながら脳幹を下降する。延髄まで達すると、出力線維の大部分は延髄の下端で交叉して、右の脳からの出力は左へ向かうようになり、さらに下降してついに脊髄に達する。このよ

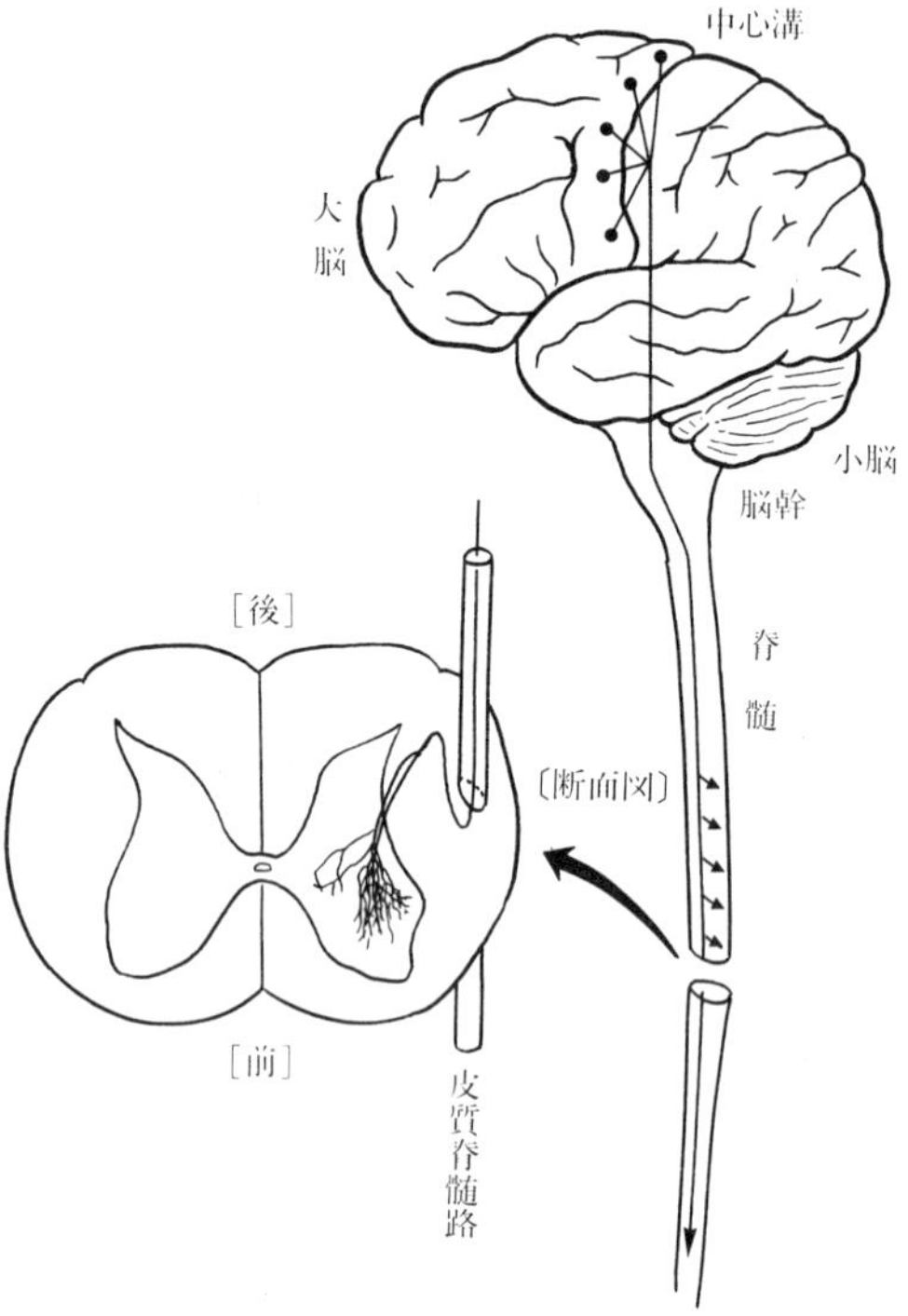


**図3·6**　大脳一次運動野から脊髄へ向かう皮膚脊髄路とその脊髄内分枝
左下図は脊髄の横断面を示す。

うに左右の出力が交叉するので、大脳の一次運動野や内包が脳出血などで壊れると、出血部の反対側の手足に運動麻痺が起こる。

延髄下部で、皮質脊髄路の通る部分を延髄錐体というので、皮質脊髄路のことを別名で錐体路と呼ぶこともある。しかし延髄の錐体を通る線維は皮質脊髄路以外にもあるので、この呼び方は正確ではない。また、皮質脊髄路は脳を下降する途中で分岐し、視床や脳幹に側枝を出してそれらにも出力を送る。

皮質脊髄路を通って脊髄まで下降した出力線維は、枝分かれして数本の分枝となり、そこから脊髄の内部に入って、さらに細かく枝分かれして終末となる。その様子を詳しく調べたのは篠田たちのグループである[2]。それをみると、図3・6のように木の根のような構造になっている。それらの細い分枝の終末部は脊髄の細胞と接しており、シナプスを形成して接続する。その接続のターゲットは、脊髄の介在細胞と運動細胞である。このシナプス接続によって運動野の細胞は、脊髄の細胞集団に直接興奮性の信号を送ることができる。

このように皮質脊髄路を通る出力は枝分かれするので、一次運動野の一個の細胞は脊髄の多数の細胞を支配し、それらの活動を同時に、一括して調節する。したがって一次運動野の出力細胞は図３・７に示すように、いくつかの脊髄運動細胞集団に興奮性の信号を送ってその活動を高め、同時に他の細胞集団の活動を抑制する。それらの出力は、運動細胞プールに直接送られるものと、介在細胞を中継するものとがある。

　ここで皮質脊髄路が脊髄に達して行う働きをまとめると、①いくつかのグループに属する脊髄運動細胞の活動を高める、②介在細胞の働きを制御する、③いくつかの脊髄運動細胞を抑制する、④脊髄反射を調節する、⑤脊髄から脳へ送られる体性感覚情報、すなわち皮膚・筋・関節の情報の強さを脊髄レベルで制御する、というように多様な働きを同時に行っている。その結

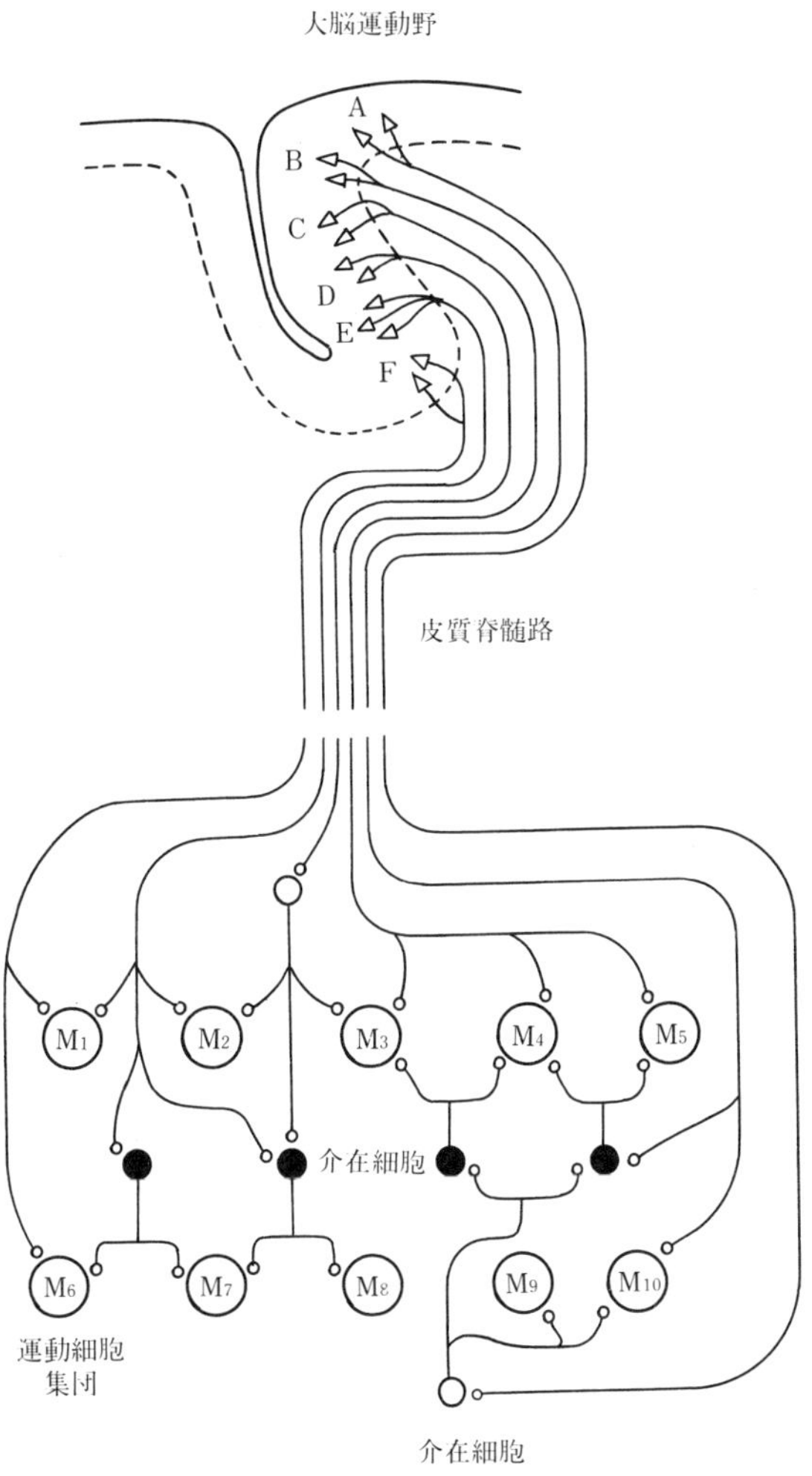


**図3·7**　皮膚脊髄路による脊髄運動細胞グループの支配様式
A～F は脳一次運動野の出力細胞集団を示す。M1 ～ M10 は，脊髄の運動細胞プールに含まれる運動細胞集団を示す。白丸は興奮性，黒丸は抑制性の介在細胞を表す。

果、出力作用にまとまった意味が生じてくるのである。

## 五　一次運動野における機能的単位

大脳皮質の研究が進められるに従って、視覚野や体性感覚野、あるいは連合野の一部では、機能的にまとまった単位構造の存在することが明らかとなってきた。一般的に直径数百ないし五〇〇ミクロン程度の円柱状の集団が、大脳皮質の表面から深部にわたって一つのまとまった機能に対応する例が知られ始めた。このような機能的単位構造は一次運動野に存在するだろうか。あるとすれば、図3・8のような構造が想定される。

一つの考え方は、一次運動野における体部位再現の局在をさらに詳しく調べれば、機能単位に行き着くという考え方である。例えば上肢領域のなかで手の局在領域をさらに細かく解析すれば、指一本ずつを特定の方向に動かすための領域、さらには一つ一つの筋肉を活動させる領域が見つかるだろうか。それを調べるために、ごく細い、ミクロン程度の微小な電極を大脳皮質内に刺入して、皮質の微小な部分に電流を流し、刺激する実験が行われた。当初は単一の筋収縮を誘発する微小単位があるかのようにみえたが、詳しい実験結果ではそれは否定された。機能単位は、脊髄の運動細胞プールとは違い、単一筋に対応してはいないと考えざるを得ない。

図3・6、図3・7でみたように、ただ一個の一次運動野細胞でさえ、複数の脊髄運動細胞に出力を送る。

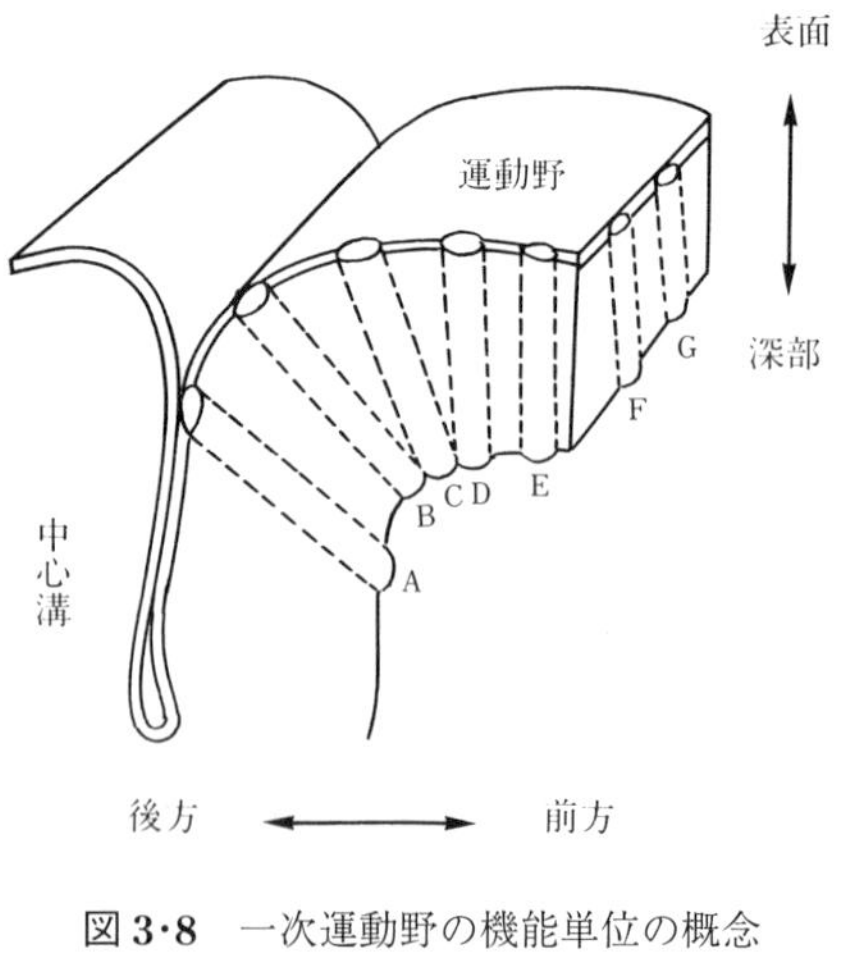


図3・8　一次運動野の機能単位の概念

次に見方を変えて、一個の脊髄運動細胞に出力を送って接続する一次運動野の細胞は、空間的にどのくらい広がっているだろうか。それを調べたのはフィリップス（Phillips）である。[3] その研究によると、脊髄の一個の運動細胞にシナプス接続をする一次運動野の出力細胞は、直径数ミリないしそれ以上にわたる広い領域に分布している（図3・9）。しかも異なった筋を支配する運動細胞に接続する一次運動野細胞の集団（図のAとB）は、皮質の中で空間的に入り混じって存在している。これらの事実は、一次運動野の機能単位が複数の筋を含むことを示している。

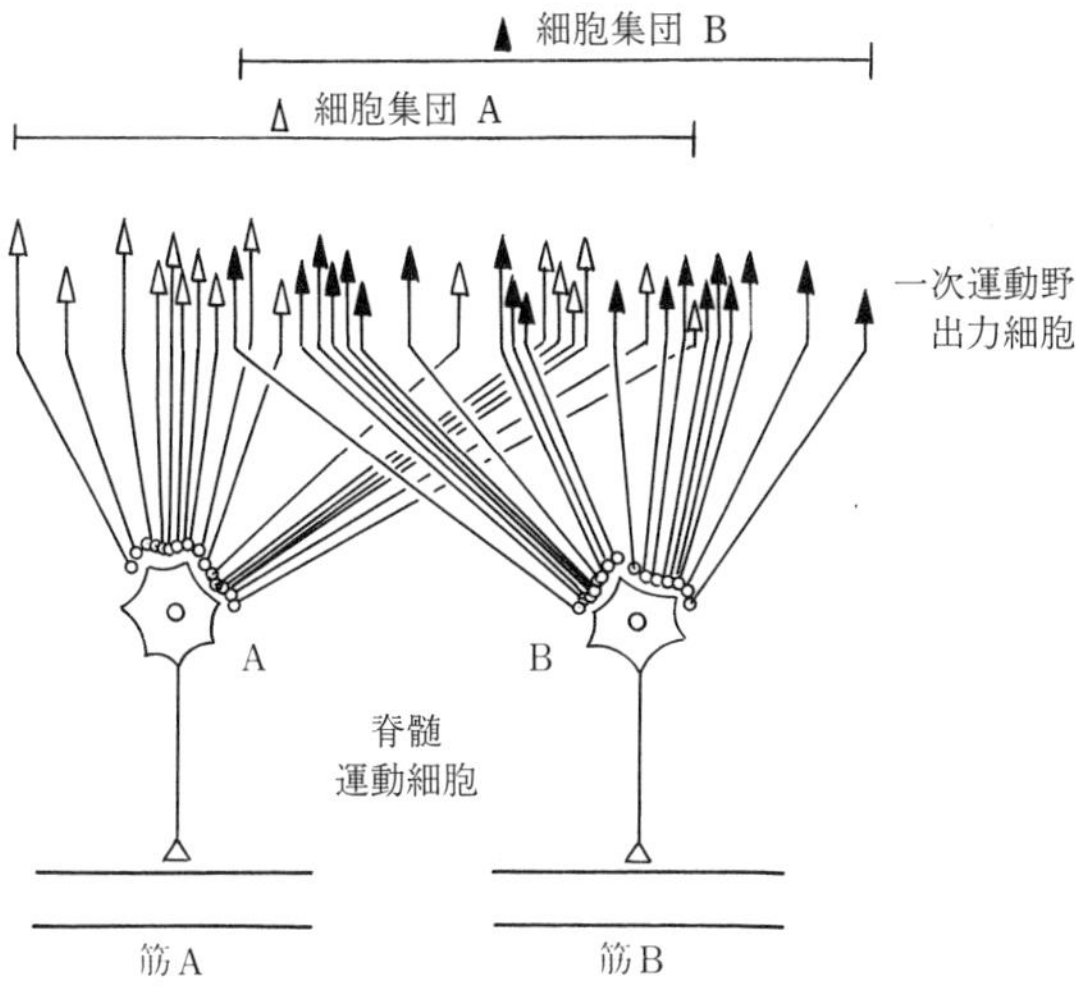


**図 3・9**　単一の脊髄運動細胞に直接接続をする一次運動細胞の空間分布

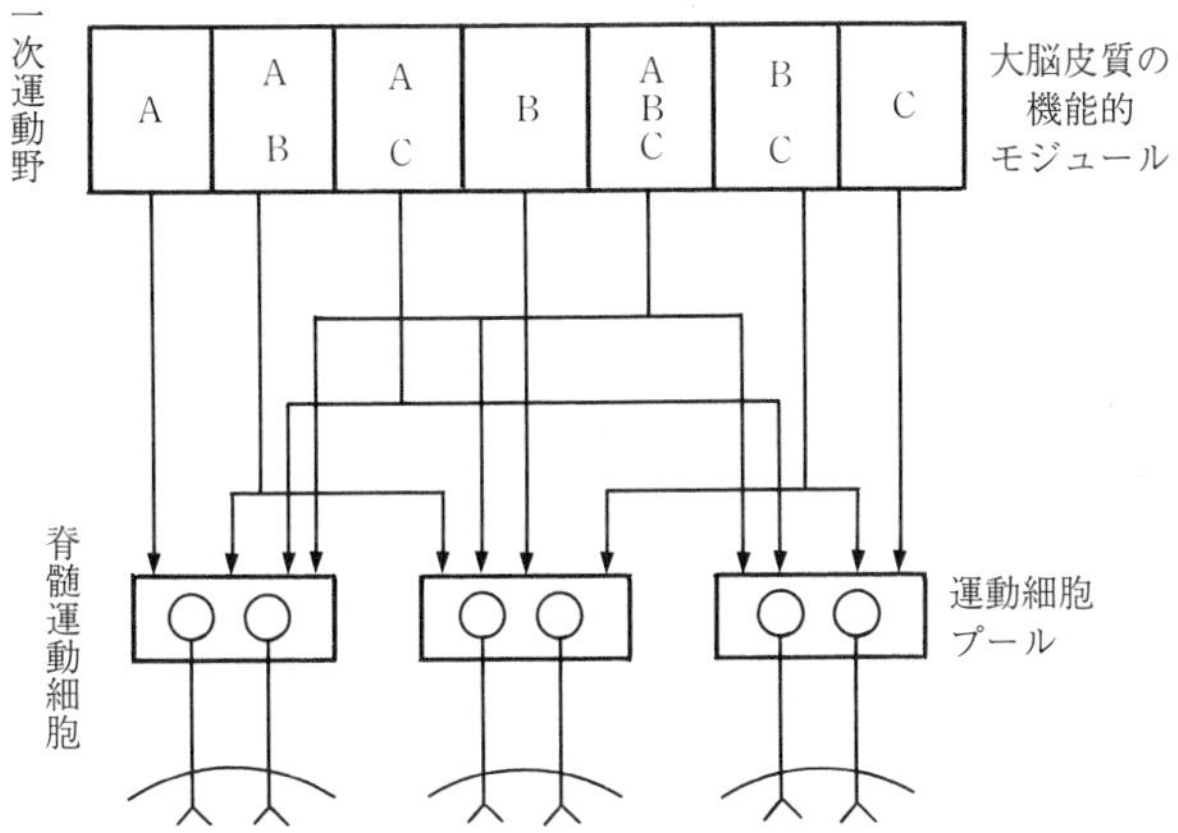


**図 3・10**　一次運動野の機能単位（モジュール）と，筋A, B, Cを支配する脊髄運動細胞群との機能的つながり

以上の事実をもとにして、機能単位は以下のように解釈される（図3・10参照）。たとえばA、B、Cの三筋に対する支配を考えると、脊髄の運動細胞プールでは、個々の筋に接続する運動細胞が明らかに集団を形成している。ところが一次運動野ではそれらを種々の組み合わせで活動させたり、抑制したりできる構造になっている。日常行う動作を考えてみると、そのほとんどは複数筋をいろいろな組み合わせで動かし、その他の筋は動かさないことで成り立っている。したがって、一次運動野の機能単位からは、ひとまとまりの筋に対して、興奮と抑制の組み合わせが出力されると考えられる。無論それらの組み合わせのうち、日常動作にとって有用なものとそうではないものがありうる。それらのうち、どれが運動野に形成され、最終的に生き残るかは、発育期およびその後に特定の動作がどれだけくり返し行われるかによって、徐々に、フレキシブルに決められていくのであろう。

## 六　一次運動野への入力

一次運動野が働くためには、どんな入力があり、それは脳のどこから送られてくるどのような情報だろうか。図3・11は一次運動野への入力をまとめたものである。それらは、①高次運動野からくる皮質間入力、②体性感覚を伝える皮質間入力、③皮質下の中枢から上行する入力に大別される。

高次運動野のうち、補足運動野、運動前野、帯状皮質運動野は一次運動野に直接入力を送っている。それらの入力のもつ意味については後の章で詳しく説明するが、随意運動の実行に先行する過程、すなわち運動の選択・構成・誘導・準備などのさまざまな過程における情報を一次運動野に送る。この高次運動野から一次運動野への連絡は最近の組織学的研究で詳しく調べられているが、きわめて精細な空間的配列をもった投射系で皮質間連絡を行っている。補足運動野と運動前野それぞれの顔・上肢・下肢支配領域から出た出力細胞は、それぞれ一次運動野の同じ身体部位の支配領域

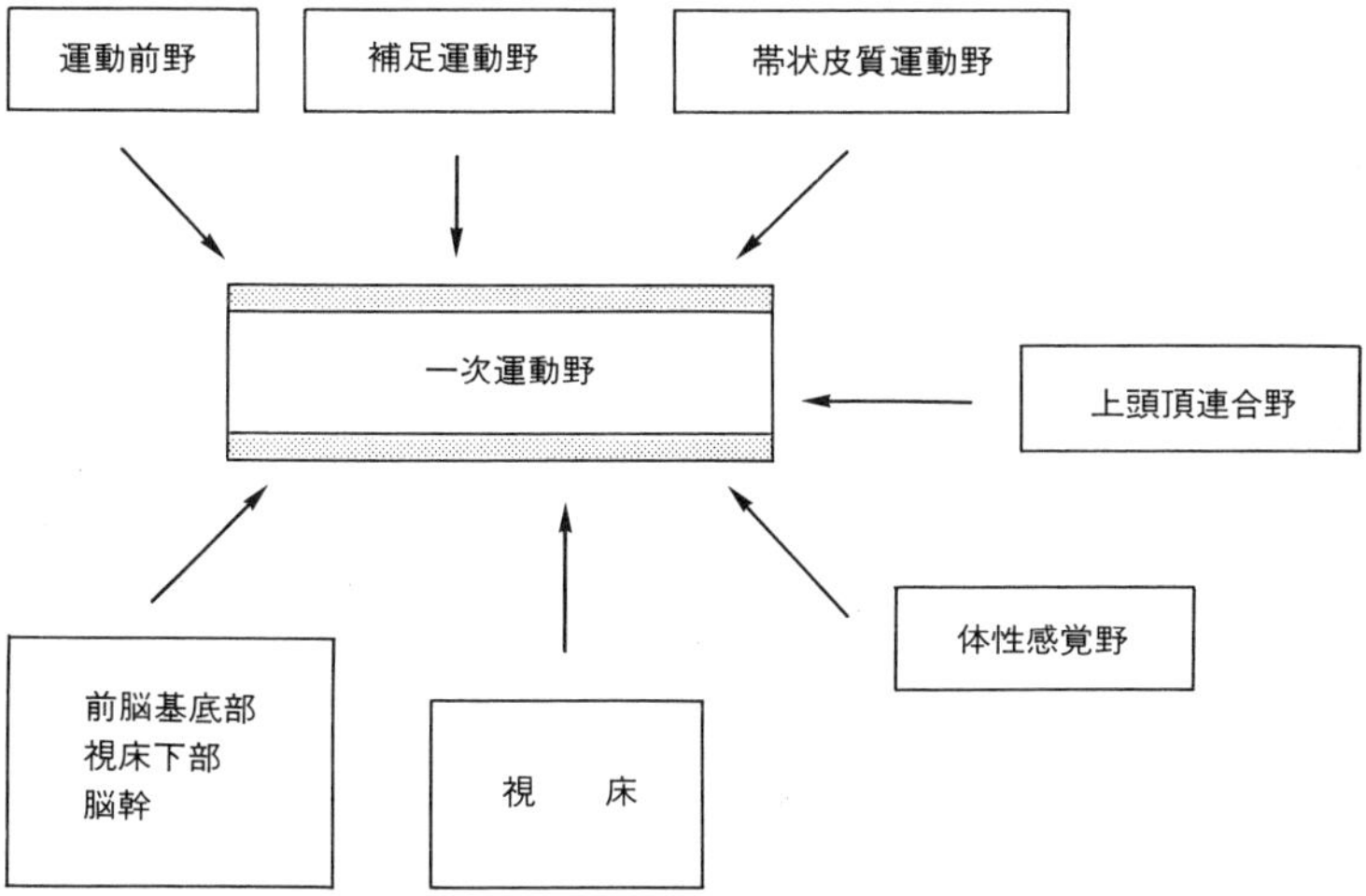


図3·11　一次運動野へ入力する脳の諸中枢

に出力を送る。

大脳皮質の体性感覚野は頭頂葉の中心後回にあり、ブロードマンの分類では、1、2、3野である。このうち特に2野は一次運動野に強い出力を送る。体性感覚野で処理された触覚・圧覚や運動感覚などの情報を伝えるもので、この入力によって、一次運動野は運動遂行のときに、身体の各部分がどのように動いているかを知り、運動の補正などが行いやすい仕組みになっている。また、上頭頂連合野の5野は手足や体幹を含めた身体の全体的な位置関係を統合的に処理しているが、その情報もまた一次運動野へ送られる。この入力情報は、目標に向かって手を伸ばすなど、全身の動きを伴う運動の誘導や調節に役立つと思われる。

一次運動野は以上の領野から皮質間入力を受け取るが、他方、それらの領野へ出力を発することもしている。その出力によって一次運動野は、どのような運動を行うかという情報をフィードバックすることになる。図3・12は一次運動野（4野）を中心とした、大脳皮質の入出力回路を示したものである。

一次運動野へ入るもう一つの入力は間脳や脳幹から

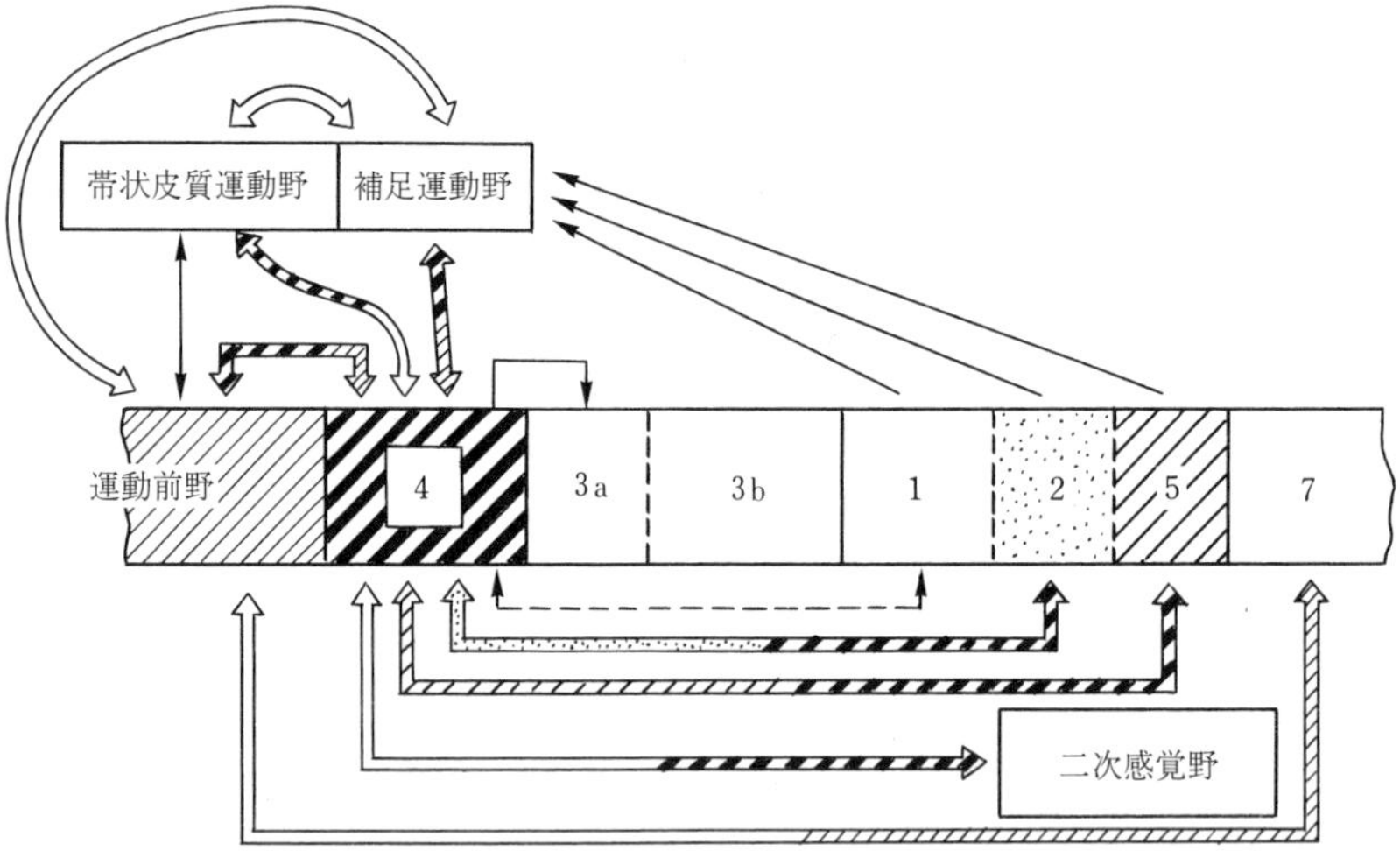


**図 3·12**　一次運動野（4 野）を中心とする，大脳皮質相互の連絡の様子
1〜7 の数字は，ブロードマンによる大脳皮質の領域番号を示す。矢印は連絡線維の方向を示しているが，大部分は双方向性に連絡がある。

上行するものである。そのうち視床は重要な入力源で、特に腹外側核（VL核）と呼ばれる部位は小脳の情報を中継し、他方、大脳基底核の出力を中継する。後述するように、一次運動野が正しく働くためには、小脳との情報のやり取りが必要であり、また大脳基底核による機能修飾も必要である。他方、このような視床–皮質投射とは別の意味をもった入力が前脳基底部および脳幹から上行する。それらはアセチルコリン、ノルアドレナリン、ドーパミンなどの生理活性物質を放出する投射系で、大脳全体の覚醒水準に適合した活動レベルの調節という役割をもっている。

## 七　一次運動野の細胞活動

これまでの説明で、一次運動野の構造や入出力の配線図がどのようになっているかは理解されたであろう。残る問題は一次運動野がどのように使われるかである。ヒトやサルが運動を行っているときに、一次運動野が確かに使われているという証拠は、脳の発する電気的な信号を脳全体から記録する脳電位記録法で得ることができる。頭皮の上からでも、一次運動野の近辺から運動遂行に伴う電位が記録され、運動電位と呼ばれている。他方、PET（陽電子断層撮影法）や機能的MRI（核磁気共鳴法）によって、運動遂行時に活動が増加する脳の部位をコンピューター画像で見ることも可能となった。しかし〝いかに使われるか〟という疑問に詳しく答えるには、マクロ的な画像を見るだけでは不十分である。画像のデータは時間的にも空間的にも解像度が足りない。この理由から、運動野機能の動態を理解するためには、運動遂行に伴う神経細胞の活動を解析することが、現在最も有力な研究手段である。

### A　運動開始に先だって一次運動野の細胞が発火する

サルがいろいろな条件下で運動を行っているときに、同時に大脳一次運動野の細胞活動を個別に記録解析する手法を開発したのはエバーツ（Evarts）である[4]。彼は運動を遂行しているサルの一次運動野の細胞にごく細い微小電極を近づけて、その電気信号を記録した。たとえば図3・13のようにハンドルを押すとい

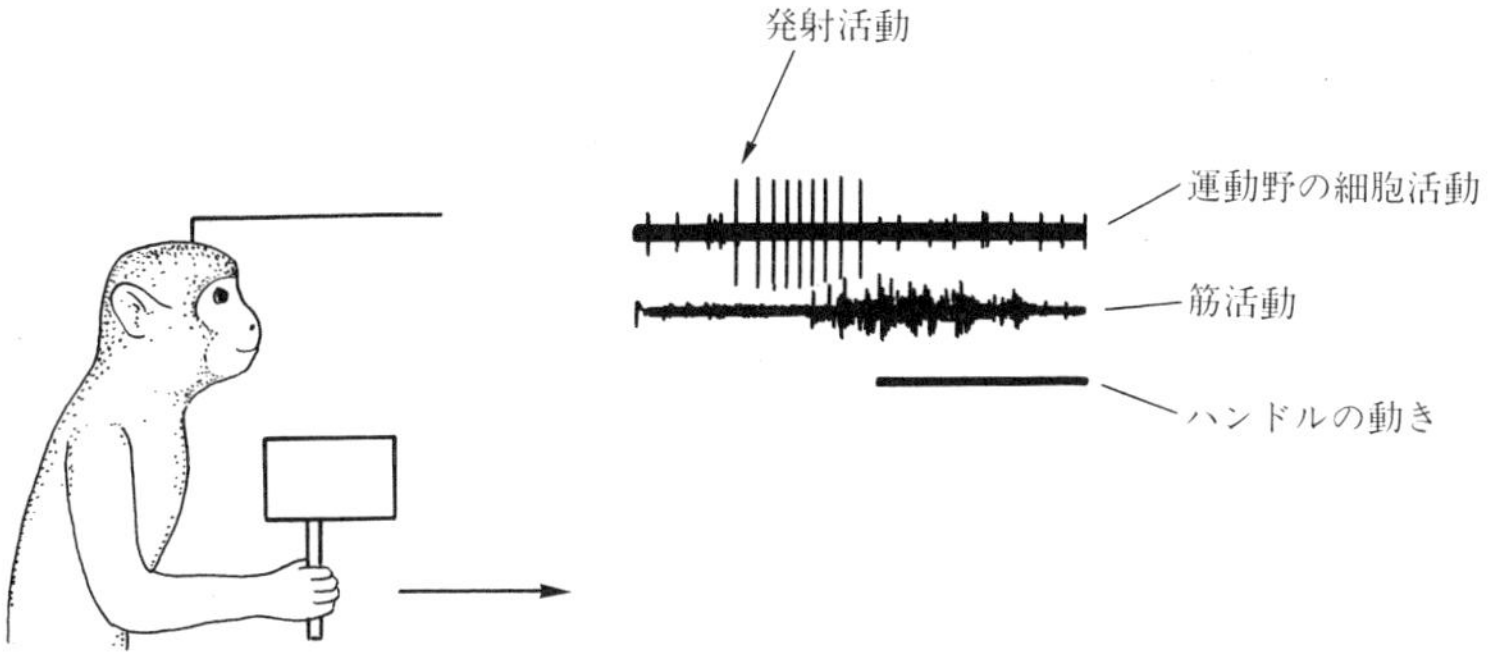


**図3·13**　サルが運動を行っているときに記録される筋活動と運動野の細胞活動
ハンドルの動きに先行して筋活動が高まっているが，それよりもさらに先行して運動野の細胞が活動する。運動野細胞の発射時点が縦線で示されている。

う運動を行うときに、その運動で使われる筋肉の活動は、むろんハンドルの動きよりも先に始まる。その先行時間は五〇ミリ秒程度である。ところが、一次運動野の細胞活動は、その筋活動よりもさらに早く始まり、その先行時間は筋活動開始より五〇ないし八〇ミリ秒先行していた。それらの細胞活動は、運動の種類（この場合はハンドルを押すか引くか）によって活動が相違することもわかったので、これからどの運動を開始するかを司令するのに使える細胞活動といえる。

## B　感覚信号をトリガーとした運動との関連

光が見えたら手をあげるとか、音が聞こえたらボタンを押すといったように、感覚信号を契機（トリガー）とした運動を行うとき、運動野の細胞はどのように活動するであろうか。光信号のような視覚刺激を与え、それを合図に速やかに運動を開始させると、約〇・二秒（二〇〇ミリ秒）後に運動開始が可能である。その際に一次運動野の細胞は、視覚刺激から約一〇〇ミリ秒後に活動を開始する。その一〇〇ミリ秒の間に、視覚刺激による情報は大脳の視覚野から脳内の経路をとおって一次運動野に到達したことになる。

このような状況における一次運動野細胞の活動開始のタイミングを詳しく調べてみよう。細胞活動のタイミングは光信号が与えられた時点によって規定されるものだろうか、それとも運動の開始時点にタイミングが合っており、運動開始より一定時間だけ先行するのであろうか。それを調べるためには、細胞の発射活動が生じた時点を時間系列上に点表示し、視覚刺激を契機とする運動を何回かくり返すとよい。図３・14のBでは運動開始時点を基準にして五回の動作時の細胞発射時点を表示しており、発射の高まりが運動開始にほぼ一定して先行している。Cでは光信号の開始点を基準点として表示している。一次運動野の細胞活動は運動の開始点に先行するのであって、光刺激に対して一定の反応時間で応答するのではないことがわかる。

この解析を、音信号および触覚信号を合図に開始した運動についても行ってみると、個々の一次運動野細胞は、どのような種類の感覚刺激を契機とした運動においても、運動開始に一定時間先行し、同様な活動量を示すことがわかった（図３・15）。このような細胞

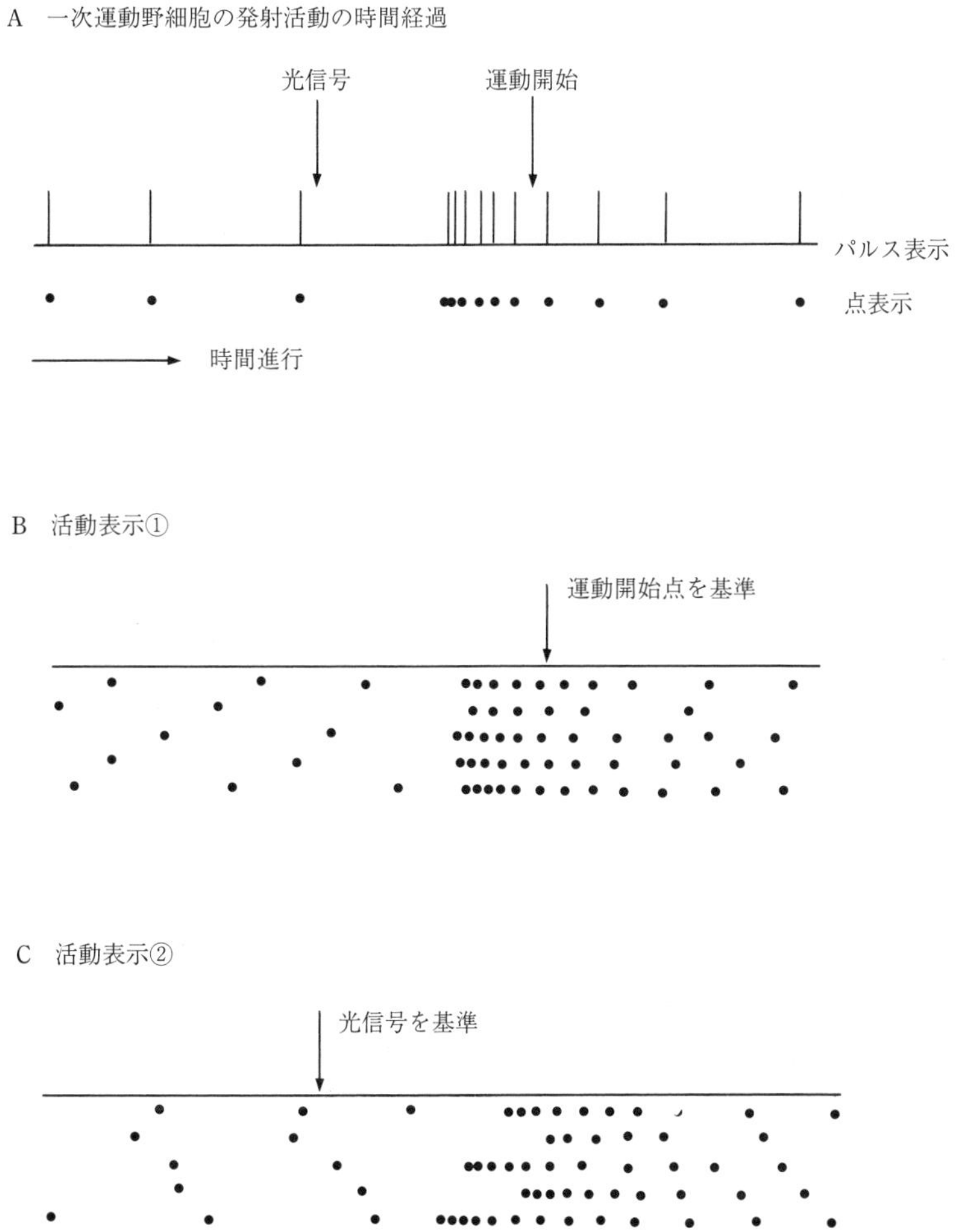


**図3・14**　一次運動野細胞の活動の時間的表示
活動開始点は，運動開始点にタイミングが合っている。●は細胞の発射時点を示す。

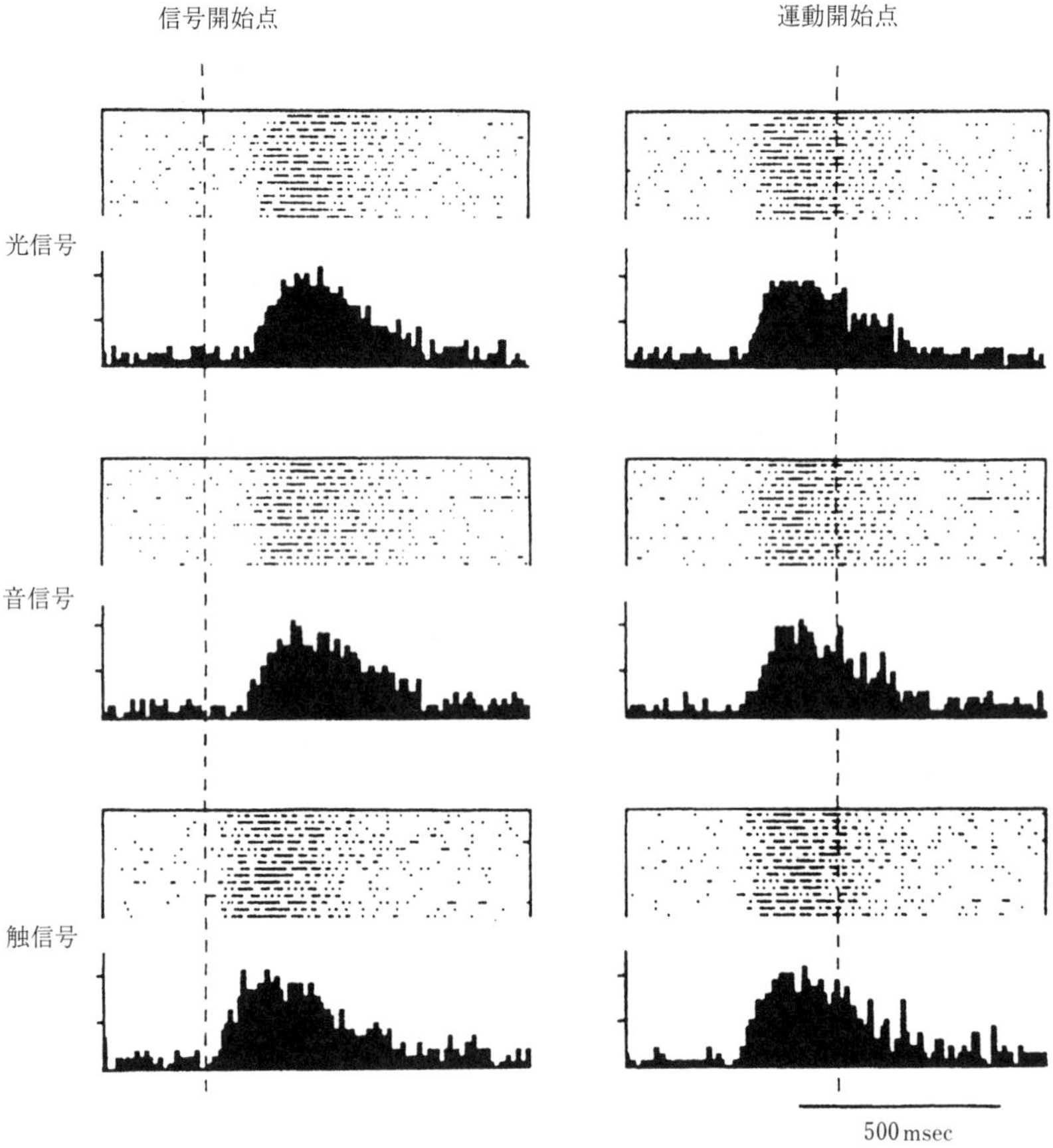


**図 3·15** 3種類の感覚信号を合図にスタートした運動開始点における一次運動野細胞の活動

光，音ないしは触覚信号を与え，それを合図にボタン押し運動をスタートした。その際の一次運動野細胞の活動を示している。細胞の発射時点が細かい点で表示されており，横一列が1回の運動試行を示す。同じ運動を16回くり返したデータを示し，さらにその活動量（発射数の合計）をヒストグラムで表示している。図の右の列のデータをみると，運動の開始直前における運動野細胞の活動量と，細胞活動が運動に先行する時間が，信号の種類にかかわらず一定であることがわかる。（Tanji and Kurata, 1982）より活動を観察すると、一次運動野は運動出力を司令していると解釈することができる。

## C　運動出力の何を表現するか（運動のパラメータとの関連）

一次運動野の細胞活動は、遂行される運動のどんな要素を表現しているのであろうか。それは運動の大きさや速度、生ずる力の大きさなどの要素のどれをどの程度反映するのであろうか。この疑問に対して最初に答えようとしたのは、エバーツの研究である。(5) その研究でのデータは、一次運動野の出力細胞の大部分は、その活動が発生する力の大きさを表わしているのであって、運動によって生ずる変位を表現しているのではないことを示した。その後、一個の出力細胞の活動と、運動で発生する力の大きさの関係は、図3・16のようにかなり直線関係に近い例が多いことも知られた。(6)

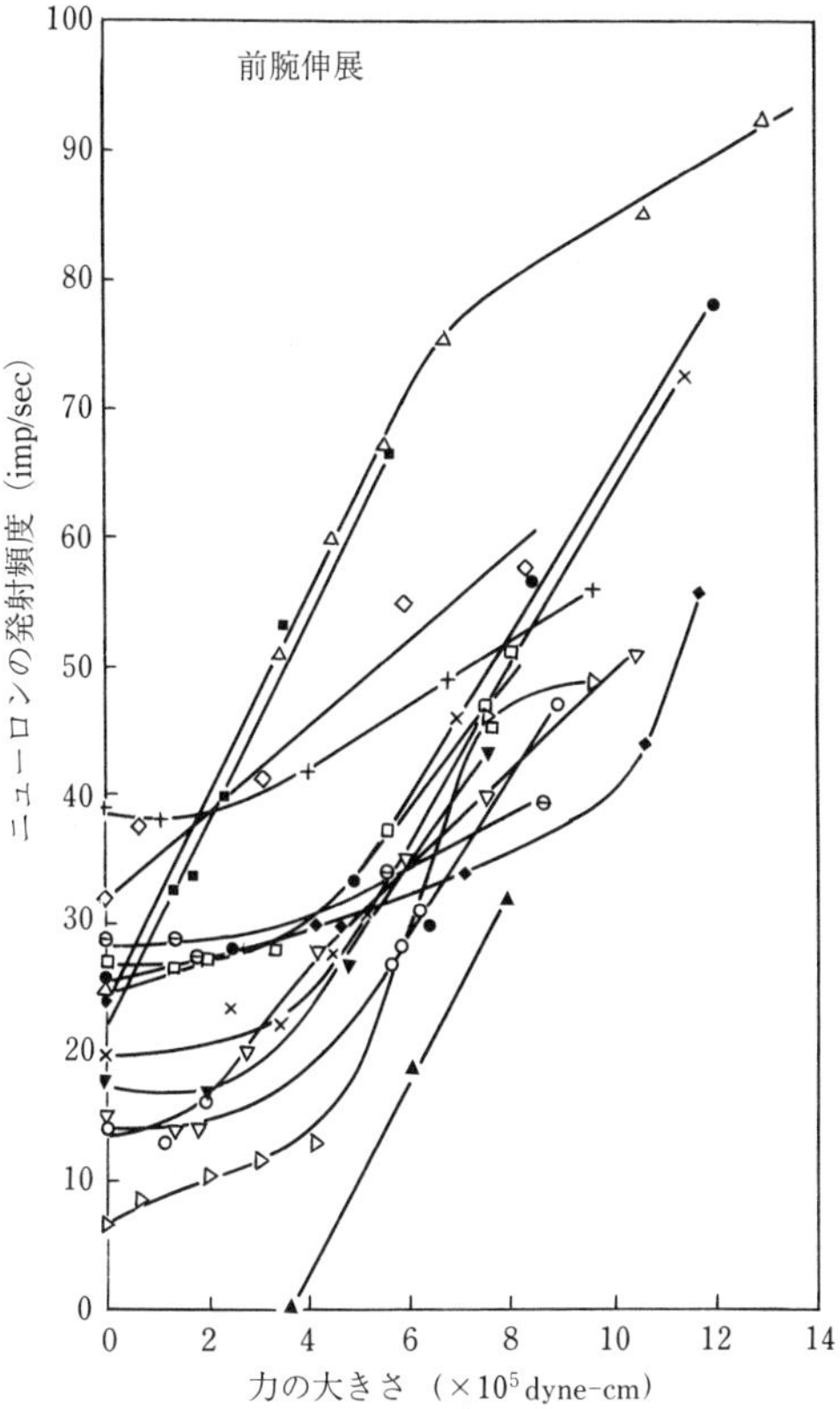


**図3･16**　運動野ニューロンの発射活動と，力の大きさの関係

△，▲，○，×，□はそれぞれ1個の出力細胞のデータを示す。　（Cheney と Fretz）より

脊髄の運動細胞プールに存在する運動細胞は一つの筋の筋張力を調節する。一次運動野細胞は複数の運動細胞プールの活動を直接・間接に制御するのであるから、特定の運動の

際に生ずる力の大きさを調節することになるのは当然ともいえる。脊髄はそれ自体複雑な神経細胞の回路網を内包しているので、ある程度の情報処理が可能なインテリジェントターミナルとしての性格を有してはいる。しかし、運動による変位の大きさを上位中枢から司令されたときに、それを自動的に複数筋の筋張力に変換するほどの情報処理能力はもっていないようである。

一次運動野細胞が、運動で使うべき筋の組み合わせパターンと、それらの出力の集合としての力の大きさを規定できるということは、運動の条件次第では運動の加速度や速度、あるいは運動の方向を決定できることになる。[7] 結論として、一次運動野細胞からの出力信号を使って、いろいろな種類の運動出力のパラメータを決めることができるということが実際の運動に即して理解されたといえる。[8]

### D　一次運動野細胞の役割分担

一次運動野から脊髄へ下行する出力細胞には、大型と小型の細胞があり、大型の細胞は太い出力線維を持っている。大型の細胞は、強い力を速く発生させる運動を行うときに主役をなす。それに対して小型の細胞は、ゆっくりとした動作や、定常的な筋収縮を行うときに、発生する力を微妙にコントロールするときに主要な役割をなす。

他方、一次運動野には強い体性感覚入力が入る。そのなかで、触覚・圧覚などの皮膚の感覚を伝えるものは、一次運動野のなかでも中心溝付近の細胞に強く入力する。それよりも前方で、運動前野に近い領域の一次運動野には、筋や腱、あるいは関節などの情報が強く入力される。[9] したがって、中心溝付近の細胞は、手探りでものを探索したり把握したりする動作における働きが大切と思われる。それよりも前方に位置する一次運動野細胞は、動作対象が荷重をもっている場合、その大きさに対応して運動出力を調節するときに役割が大きいと考えられる。

### E　運動の準備状態における活動

今まさに運動を行おうとしてはいるが、まだ運動を開始していない状態がある。それは運動会などで、

〃ヨーイ・ドン〃という合図における〃ヨーイ〃の命令がかかった後の状態に相当する。このように、運動の実行が直後に迫った、運動の〃構え〃の状態において、いまだ運動は開始されていなくとも、一次運動野の細胞にはすでに活動変化のあることがわかった。この活動のなかには、これから行うべき運動の種類によって区別された活動を示す例も多数存在する。そのような活動は、脊髄や脳幹をはじめとする、脳の広範な部位の活動状態を、きたるべき運動が開始しやすいように設定していると解釈される。そのような運動直前の準備活動によって、開始される運動の効率が高まるであろう[10]。

## 文　献


(1) R. Porter and R. Lemon : Corticospinal Function and Voluntary Movement, Clarendon Press, Oxford (1993)

(2) Y. Shinoda *et al.* : *Neurosci. Lett.*, **23**, 7-12 (1981)

(3) C.G. Phillips and R. Porter : Corticospinal Neurones : their role in movement, Academic Press, London (1977)

(4) E.V. Evarts : *J. Neurophysiol.*, **27**, 152-171 (1964)

(5) E.V. Evarts : *J. Neurophysiol.*, **31**, 14-27 (1968)

(6) P.D. Cheney and E.E. Fetz : *J. Neurophysiol.*, **44**, 773-791 (1980)

(7) A.P. Georgopoulos *et al.* : *J. Neurosci.*, **2**, 1527-1537 (1982)

(8) J.F. Kalaska : *Adv. Exp. Med. Biol.*, **629**, 139-178 (2009)

(9) J. Tanji and S.P. Wise : *J. Neurophysiol.*, **45**, 467-481, (1981)

(10) J. Tanji and E.V. Evarts : *J. Neurophysiol.*, **39**, 1062-1068 (1976)

# 第四章　大脳の高次運動野

## 一　一次運動野のほかに多数の高次運動野がある

通常、運動野という言葉は大脳の一次運動野という意味で使われる。一次運動野は運動出力との結びつきが特に強く、電気刺激をすると弱い電流でも容易に運動が誘発されるし、そこが損傷されると麻痺が生ずることから、大脳で最初に発見された運動野である。しかし運動と深い関連を有する領野は、ほかにも多数存在する[1,2]。大脳皮質のなかで、次のような特性をもつ部位を運動野と呼んでいる。①電気刺激をすると身体のどこかに運動が生ずる。②その部分が損傷されると、運動の遂行や調節が困難となったり、不能となったりする。あるいは、運動が容易に開始できなくなったり、意図したように発現しなくなったりする。③一次運動野か、あるいは脊髄や脳幹の運動中枢に出力を送っている。④運動開始に先行して、著明な細胞活動が見られる。一次運動野以外の運動野は、高次運動野と呼ばれる。

まずヒトの大脳を外側から見てみよう（図4・1上）。一次運動野のすぐ前方に運動前野（premotor cortex）がある。運動前野はブロードマンの6野に相当する領野で、背側と腹側の二領

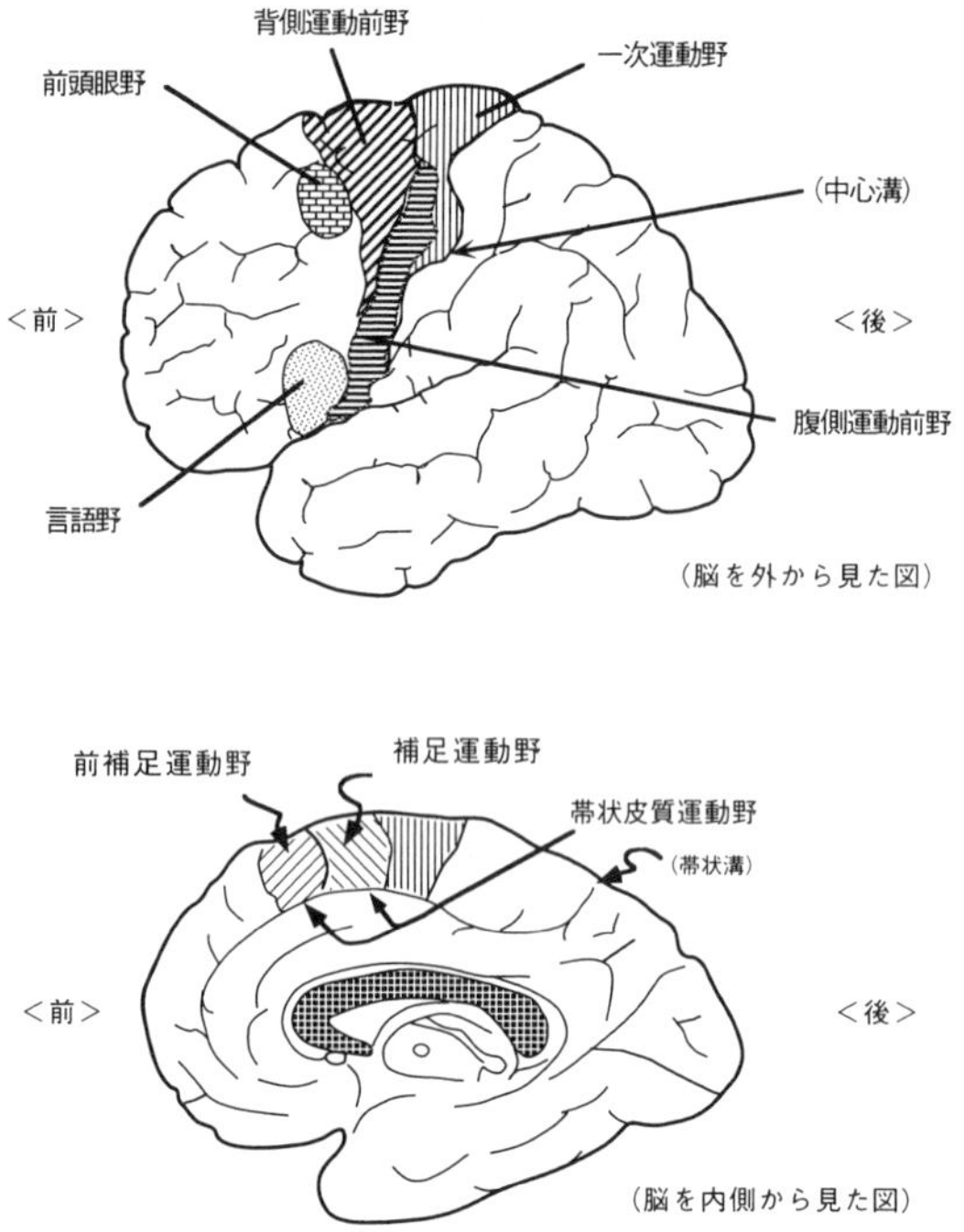


**図4·1**　ヒトの大脳皮質の運動関連領野
口絵のカラー図参照。

域に分けられている。背側運動前野と腹側運動前野は少しずつ違った働きをすると考えられている。運動前野のさらに前方の8野には、眼の動きつまり眼球運動の発現と調節に関与する前頭眼野がある。それよりも下で、45、46野には言語野が存在する。言語野は運動野には含めない。

次に大脳を内側から見ると（図4・1下）、補足運動野（supplementary motor area）がある。補足運動

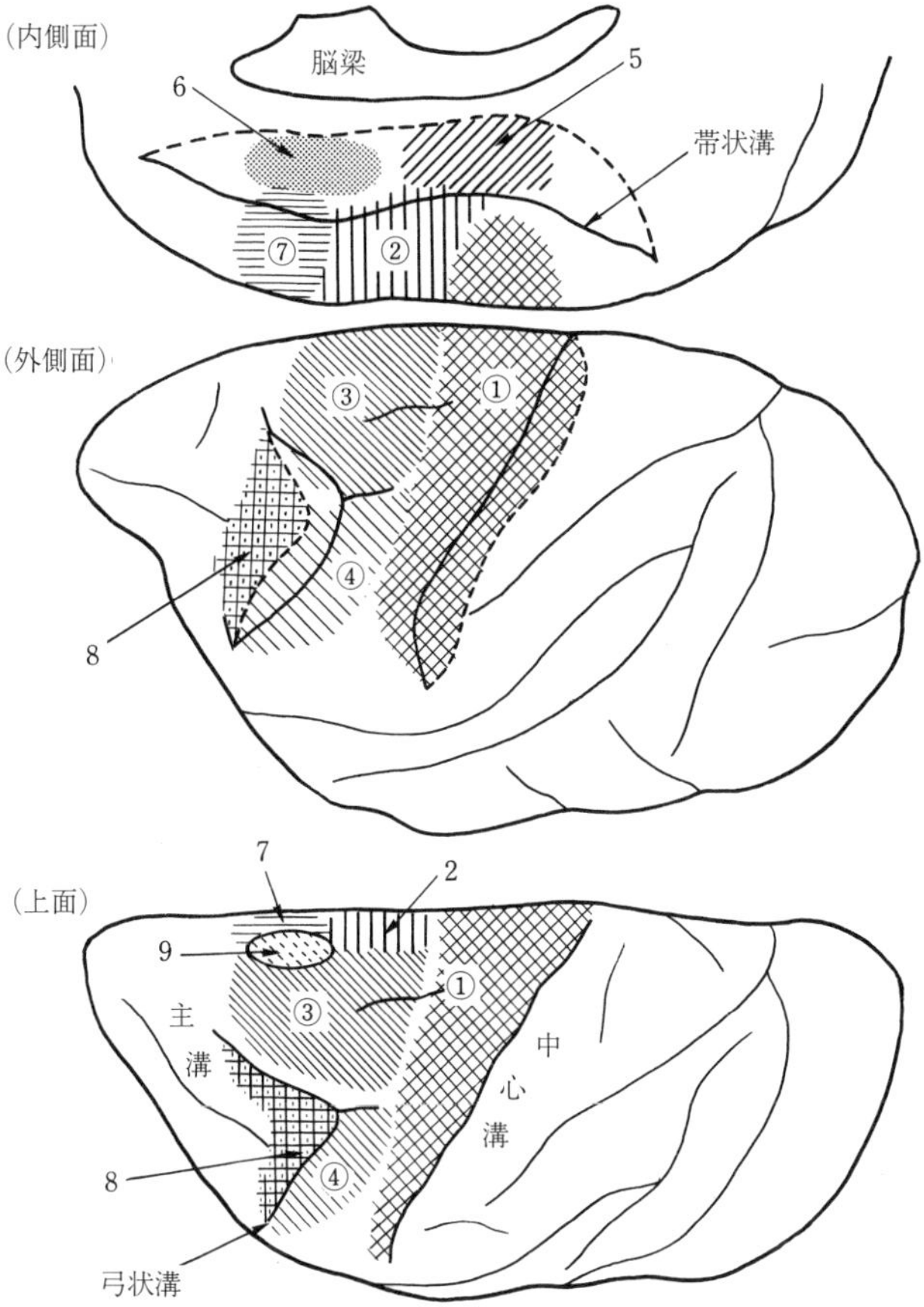


**図4·2**　サルの運動関連領野

1：一次運動野，2：補足運動野，3：背側運動前野，4：腹側運動前野，5：帯状皮質運動野尾側，6：帯状皮質運動野吻側，7：前補足運動野，8：前頭眼野，9：補足眼野。

野は一次運動野の次に発見されたので、二次運動野と呼ばれたこともあった。補足運動野の前方には前補足運動野（presupplementary motor area）がある。これらの運動野は帯状溝よりも上にあるが、これらとは別に帯状溝に埋まった領域に、帯状皮質運動野（cingulate motor area）が存在する。

運動野のうち一次運動野以外の領野、すなわち運動前野、補足運動野、前補足運動野、帯状皮質運動野をまとめて高次運動野と呼ぶ。

以上はヒトの高次運動野を示したものであるが、実は大脳の高次運動野は霊長類動物で発見・定義され、その後、ヒトでも確認されたという経緯がある。高次運動野の詳しい研究はサルで進められているので、サルの高次運動野を図4・2に示す。図4・1と4・2を見比べると、ヒトとサルの運動野の配置と構成の基本原理はきわめてよく似ていることがわかる。なお、サルの大脳で前補足運動野のすぐ外側に補足眼野という第二の眼球運動支配領野が見つかったが、まもなくヒトでも補足眼野に相当する領野が見つかった。

## 二　高次運動野は何のためにある

このように、運動野が多数存在するのはなぜだろうか。その謎を解く鍵は、運動の誘因と目的性ということ、そして運動を行う状況・局面への対応ということ

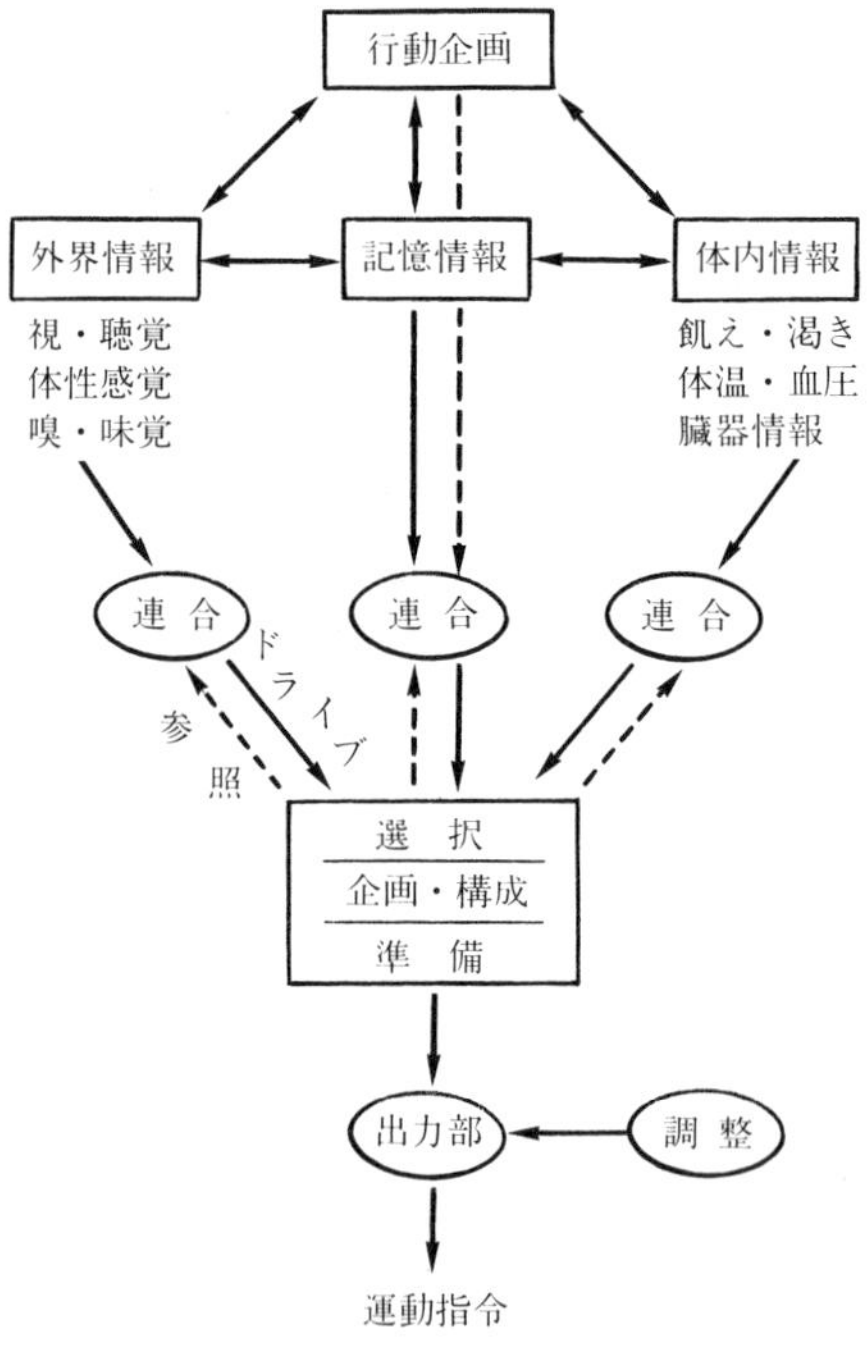


図 **4·3**　運動の実行よりも前に必要な過程

にある。運動を行うきっかけは多岐にわたるが、生体をとりまく外界の情報や生体自身の身体情報、そしてすでに脳に収められている記憶情報が、時に応じ、さまざまな組み合わせで運動の発現を促すことになろう（図4・3）。次にそれらの情報を使って、行おうとする一連の運動の目標を設定し、そのための動作の手順や種類を選択し、それらをどのような時間的・空間的パターンで構成するかという過程に至る。このように、外界や体内の情報および記憶情報は、運動を行おうとする意図の発現のためにも、運動の選択・企画・構成のためにも必要なので、運動の高位中枢へと常に送られる必要がある[3]。

　それらの情報は、個体にとって意味のある情報として利用ができる程度にまとめられている必要があるが、大脳皮質の連合野に求めることができる。ところが、連合野は一次運動野とは直接には結びつきが少なく、密接なつながりは高次運動野を中継して行われているのである。したがって、周囲の状況を認知し、その中での自己の位置づけや全身状態を統合的に認知し、さらに運動の目標設定や組み立てに関連した記憶情報を参照するために、連合野の情報がまず高次運動野に送られ、そしてそこを介して一次運動野へと送られることになる。

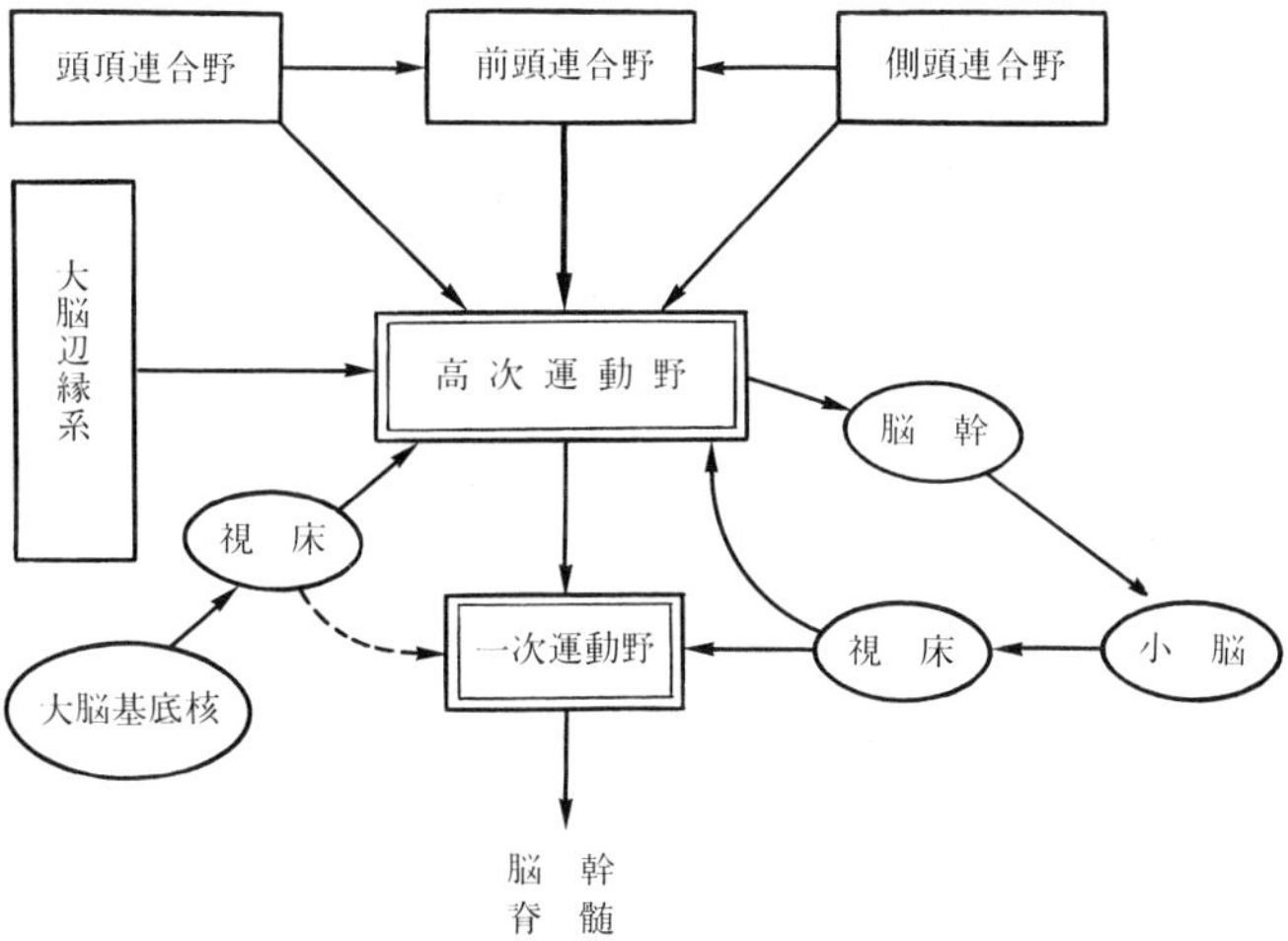


**図4·4**　運動の発現と調節のために必要な脳の回路と情報の流れ

高次運動野の脳内の位置づけを模式化して図示すると、図4・4のようになる。前述のように、高次運動野は大脳連合野から広範に入力を受ける。他方、大脳基底核と小脳からも、運動の組み立て・構成や調節に必要な情報を受けている。このような脳内の結びつきに基づいて大略的に位置づけをするならば、高次運動野は運動発現・調節のための情報入力と、運動出力の情報形成の橋渡しをする、インターフェースを構成すると表現して良かろう[4,5]。

高次運動野が全体として働き、アクションをもたらすに至る脳の過程については、文献(6)の解説書を読んでいただきたい。

## 文献

(1) 久保田　競 編：随意運動のメカニズム、神経研究の進歩、第二十八巻、一‐一七三（一九八四）

(2) 丹治　順：運動関連領野と運動プログラミング、脳とニューラルネット（甘利俊一、酒田英夫 編）、二〇三‐二一七、朝倉書店（一九九四）

(3) 丹治　順：行動意志の形成と表出、生体の科学、五十七巻一号、四‐一二（二〇〇六）

(4) 星　英司、丹治　順：前頭葉における随意運動の企画・実行のメカニズム、実験医学、二十四巻十五号、二二五‐二三三（二〇〇六）

(5) R.L. Lemon: *Annu. Rev. Neurosci.*, **31**, 195-218 (2008)

(6) 丹治　順：アクション、医学書院、（二〇一二）

# 第五章　運動前野

## 一　運動前野の発見

次の文章はノーベル文学賞を受賞した作家川端康成の小説『山の音』の一節を引用したものである。


『十月の朝、信吾はネクタイをしめようとして、ふっととまどう手つきで、

「ええと?ええっと……?」

そして手を休めると、困った顔をした。

「はてな?」

結びかけたのをいったんほどいて、また結ぼうとしたが結べなかった。

ネクタイの両端を引張って、胸の前へ持ち上げると、それをながめながら小首をかしげた。(中略)

信吾はぎごちない手つきで、ゆっくりネクタイを指に巻き、片方を通そうとしたが、変な工合にもつれて団子になった。(中略)

四十年の会社づとめに毎日結び慣れたネクタイが、どうして今朝突然結べなくなったのか。結び方などことさら考えなくても、手が自然に動いてくれるはずだ。結ぶともなく結べるはずだ。信吾は不意に自己の喪失か脱落が来たのかと不気味だった。』


この名作小説に見事にとらえられている情景は、まさにヒトの運動前野がうまく働かなくなったときに起こるようすといえる。日常行いなれている動作が、鏡を見てさえもできなくなったときに、人は狼狽し、人格の重要な部分が失われたような衝撃を受けることになる。

このように、手足が麻痺して動かないわけでもないのに、習熟した動作が行えなくなる例を観察して、フルトン(Fulton)は運動前野の傷害が主な原因であると考え、〝運動前野症候群〟と呼ぶことを提唱した[1]。実はそれよりも前に運動前野の存在を言った人たちはいたが、その概念を一般化し広めたのはアメリカのフルトンとロシアのルリア(Luria)である。ただ、正確にいえば、彼らの時代には運動前野と補足運動野が別の存在であることがわかっていず、区別されていない。

大脳のどこに運動前野があるかは前章の図4・1と図4・2に示してあるが、ブロードマンによる大脳皮

質の分類では６野となっている。ただしその解剖学的分類については、学者によって意見の食い違いがある。この領域の研究は一次運動野に比べてずっと遅れたが、それは特にヒトにおいてその所在部位を明らかにしづらかったことと、電気刺激による刺激効果が不明瞭なことが主な原因である。ヒトの運動前野の表面を電気刺激しても、その効果は漠然としてはっきりしないか、または身体の多くの部位が同時に動く複雑な動きが見られる。たとえば腕や肩ばかりでなく腰や体幹、さらには頭部や眼までが同時に動いて、刺激した部位と反対側に向かうといった全体的な動きが見られたりするが、一次運動野で見られるような局在性の明らかな筋収縮は見られない。このことから、つい最近まで、運動前野の機能を姿勢調節や対向性運動の発現だけに限定しようとする考えがあった。しかしこの説は間違いであり、もっと大切な機能が行われていることがわかってきたのである。

## 二　運動前野の傷害で何が起こるか

ヒトの運動前野が傷害されると、前述のように動作は拙劣となり、たとえば靴紐を結んだり、ボタンを留めたりする動作がうまく行えなくなったり、立体的な構成を伴う作業ができなくなる症例があると報告されてきた。このようないわゆる運動前野症候群は、ヒトではまだそれほど詳しく調べられていない。その理由は、脳の中で運動前野に限局した部分だけが壊れるケースがほとんどなく、脳の病変部が広範なために、傷害後の症候が、運動前野自体の傷害によって起こったのか、あるいはそれ以外の領野が傷害されたためなのかを正確に区別することが難しいからである。

そこで、運動前野の位置や構成がヒトに良く似た霊長類動物における実験が貴重な情報を提供してくれる。ジェイコブセン（Jacobsen）はチンパンジーの運動前野を切除して、どのような症状が出現するかを観察した。切除後には技巧を要する複雑な動作ができなくなり、たとえば〝とめがね〟のかかった箱の蓋を開けて、中から餌を取るようなことがうまくできなかったと報告している。アカゲザルの運動前野切除でも同様の症状が報告されている。しかし以上の実験においては、切除部位が大きすぎて、必ずしも運動前野に限局してはいないという欠点がある。

その後、オランダのモル（Moll）とカイパース（Kuypers）とは次のような興味深い実験を行った。[2] 透明なプラスチック板の中央部の直下に図5・1のようにリンゴを置き、その周辺に穴を開けておくと、無傷のサルではいったん腕を周辺の穴に通し、それから中央のリンゴに手を伸ばすことによって取ることができた。しかし運動前野を切除したサルでは、リンゴに向かって直接手を伸ばしてしまうので、プラスチック板にぶつかってしまい、結局リンゴを取ることができなかった。この実験の解釈として彼らは、視覚情報を適正に使った運動の構成と誘導の障害という説明をしている。すなわち目標に向かって直ちに手を伸ばす動作をいったん抑制し、回り道をして少し離れた穴に手を通してから目標物に到達するという過程がうまく行えないのだという解釈である。

その後、運動前野を正確に切除して、その脱落徴候

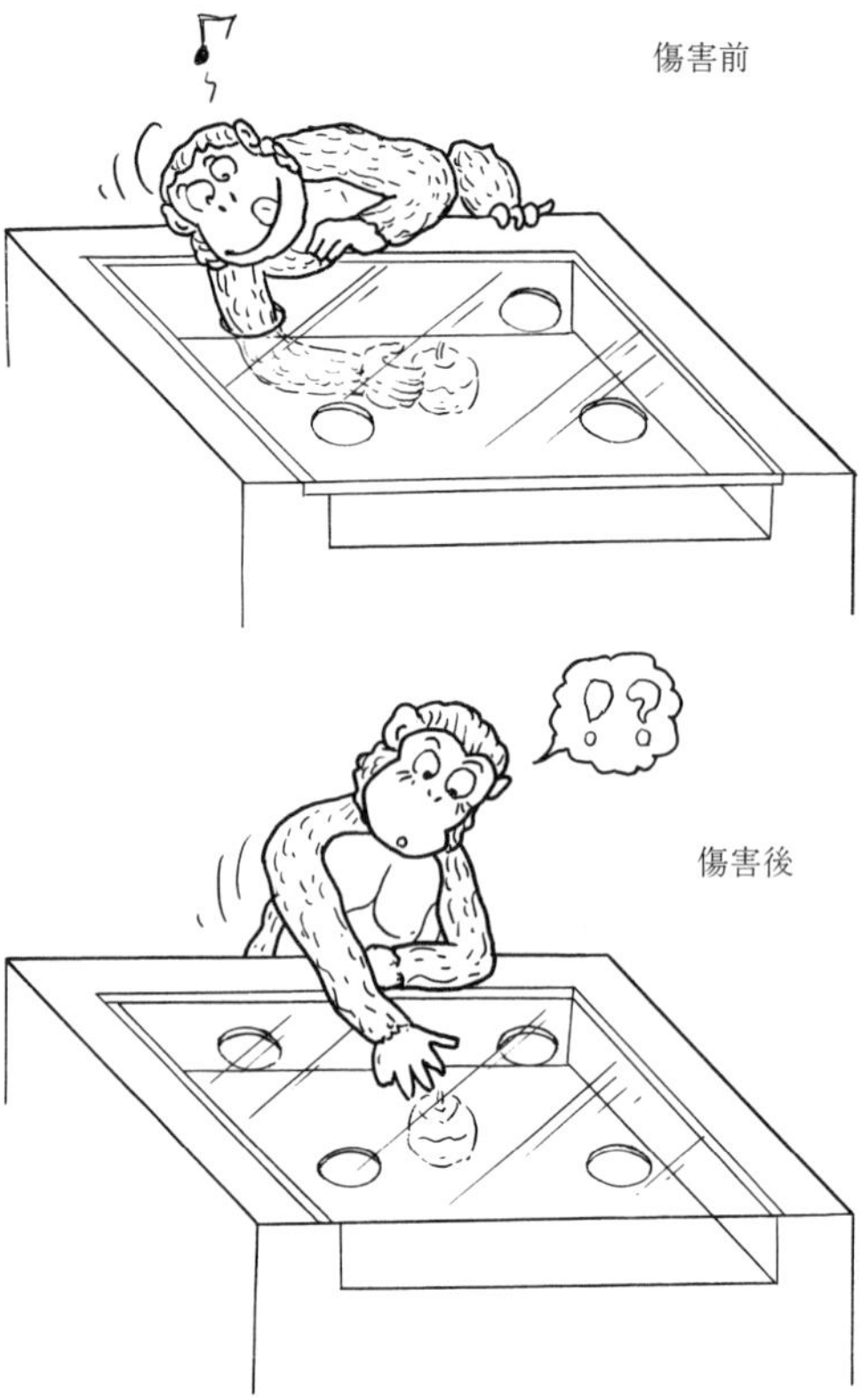


**図5·1**　モルとカイパースによる運動前野欠落徴候を知るための実験

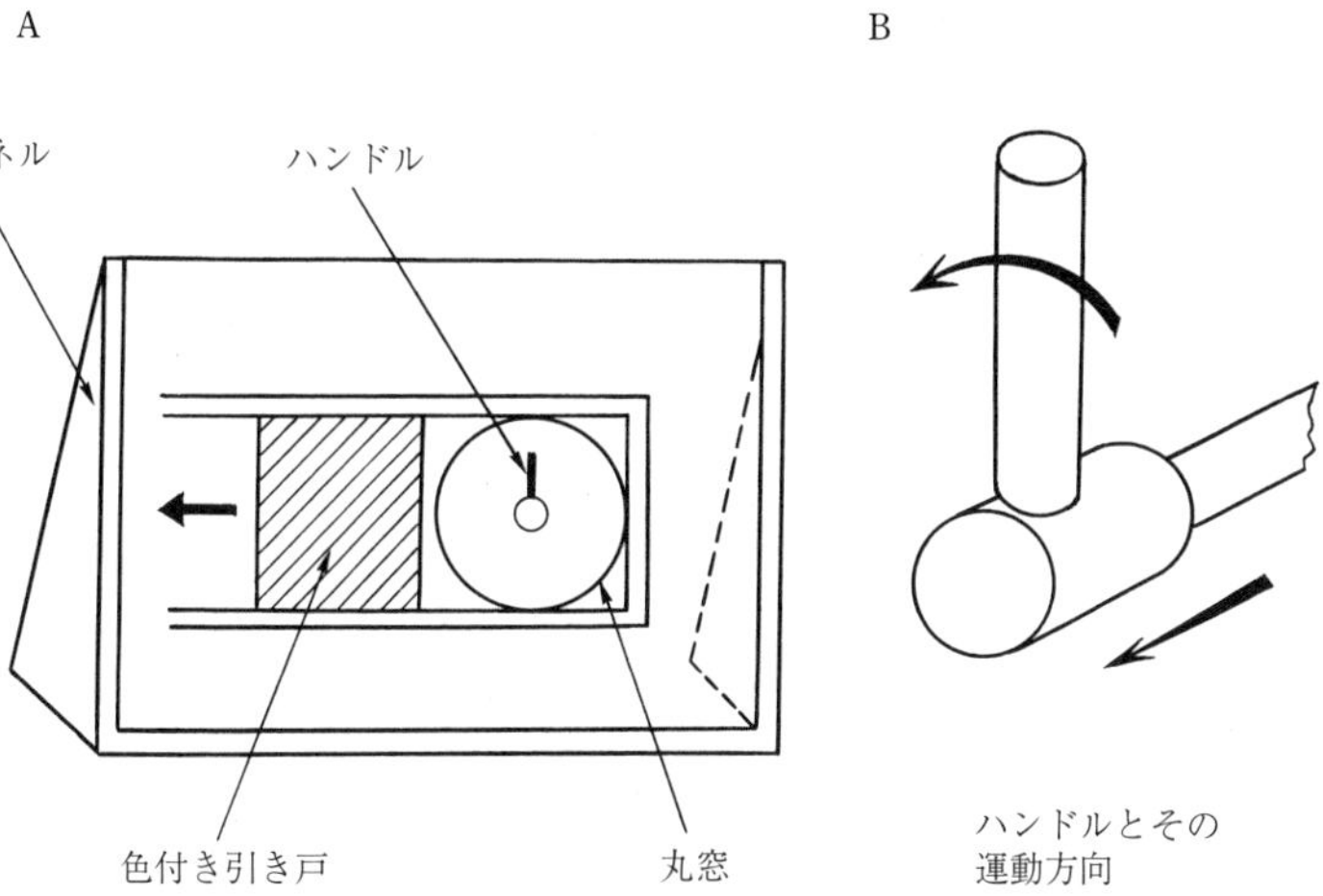


**図5･2**　運動前野傷害前後に行われたテスト課題のための装置
（Halsband と Passingham, 1994）より

を巧妙に導き出す研究が行われた[3]。ハルスバンド（Halsband）とパスィングハム（Passingham）はサルの眼前に図5・2のようなパネルを設置し、その中央に穴をあけて引き戸で開閉できるようにした（A）。穴の向こう側に図5・2Bのようなハンドルを置いて、そのハンドルに対して二通りの動作を行わせた。もしパネルの引き戸の色が青かったときには、ハンドルを引けば正解、他方、黄色の引き戸を開けたときにはハンドルを左に倒すと正解となった。運動前野を切除したサルでは、この作業を正確に行うことができなくなった。なぜだろうか。彼らの解釈は、与えられた視覚情報をもとにして、次に行う動作のしかたを決める、そのプロセスを担っているのが運動前野の重要な働きであり、その切除によって、視覚情報を行うべき運動へと結び付ける、連合の過程がうまくいかなくなるというものである。以上の切除実験の結果は、連合という運動前野の機能を考えるときに、重要なヒントを与えてくれる。

## 三　運動前野の構成―脳のなかでの位置づけ

運動前野は大脳皮質の解剖学的分類によれば、ほぼ6野に相当する。運動前野からの出力は、①大脳皮質の他の領野に送られるものと、②皮質よりも下のレベルの中枢へ送られるものとに大別される。前者は一次運動野へ向かうものが最も顕著であるが、補足運動野や帯状皮質運動野、あるいは頭頂葉へ向かう出力もある。他方、下行性の出力は、大脳基底核の線条体や視床へ向かうほか、脳幹と脊髄に送られる。脳幹では、赤核と網様体核などに投射する。脊髄への直接投射は姿勢調節に関わる筋活動の制御に関与すると考えられている。

運動前野へ入る入力の起源は頭頂葉由来のものが重要であるが、運動前野の前方領域には前頭前野からの入力も送られる。また一次運動野からのフィードバック入力もある。このような皮質由来の入力のほかに、視床からの入力も主要な入力源である。視床を介して、小脳と大脳基底核の情報が運動前野に送り込まれる。

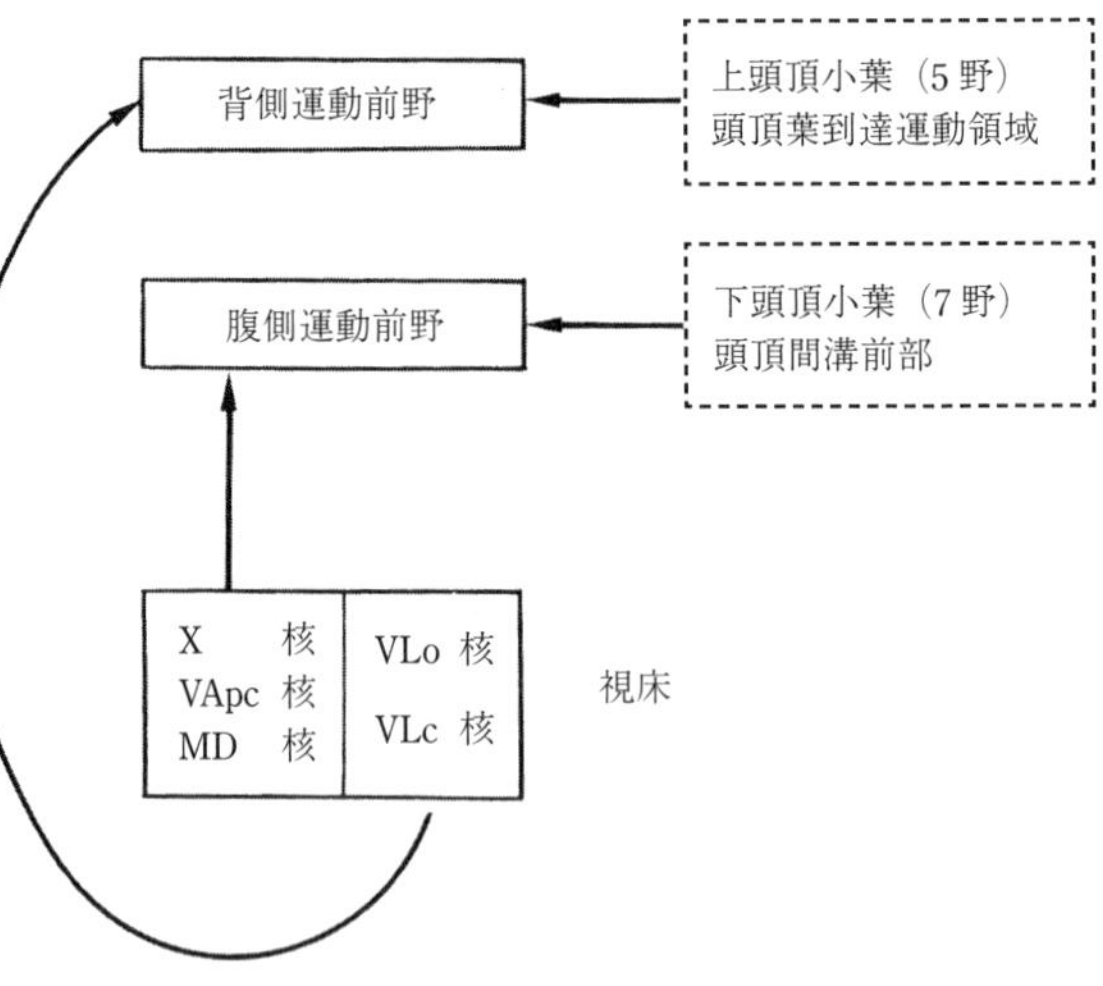


図5·3　背側と腹側の運動前野へ入力する情報源の違い

運動前野は背側と腹側の二領域に大別される。それはヒトでもサルでも共通であることは、前章で述べたとおりである。これらの二領域は脳の他部位とのつながりが違っていることが最近わかってきた。サルの背側運動前野は頭頂連合野の前方部にある上頭頂小葉

（5野）およびその後方の領域（頭頂葉到達運動領域）から強い入力を受ける。それに対し、腹側運動前野は頭頂連合野の後部の領域（頭頂間溝の後壁）から強い入力を受ける（図5・3）。

他方、視床から上行する入力をみると、運動前野の背側と腹側はそれぞれ視床の異なった部位から入力を受けている。視床には核と呼ばれる多数の領域があり、固有の名前がつけられている。そのような視床の核と運動前野の結びつきは図5・3のようになっている。以上をまとめると、背側と腹側の運動前野は情報源が

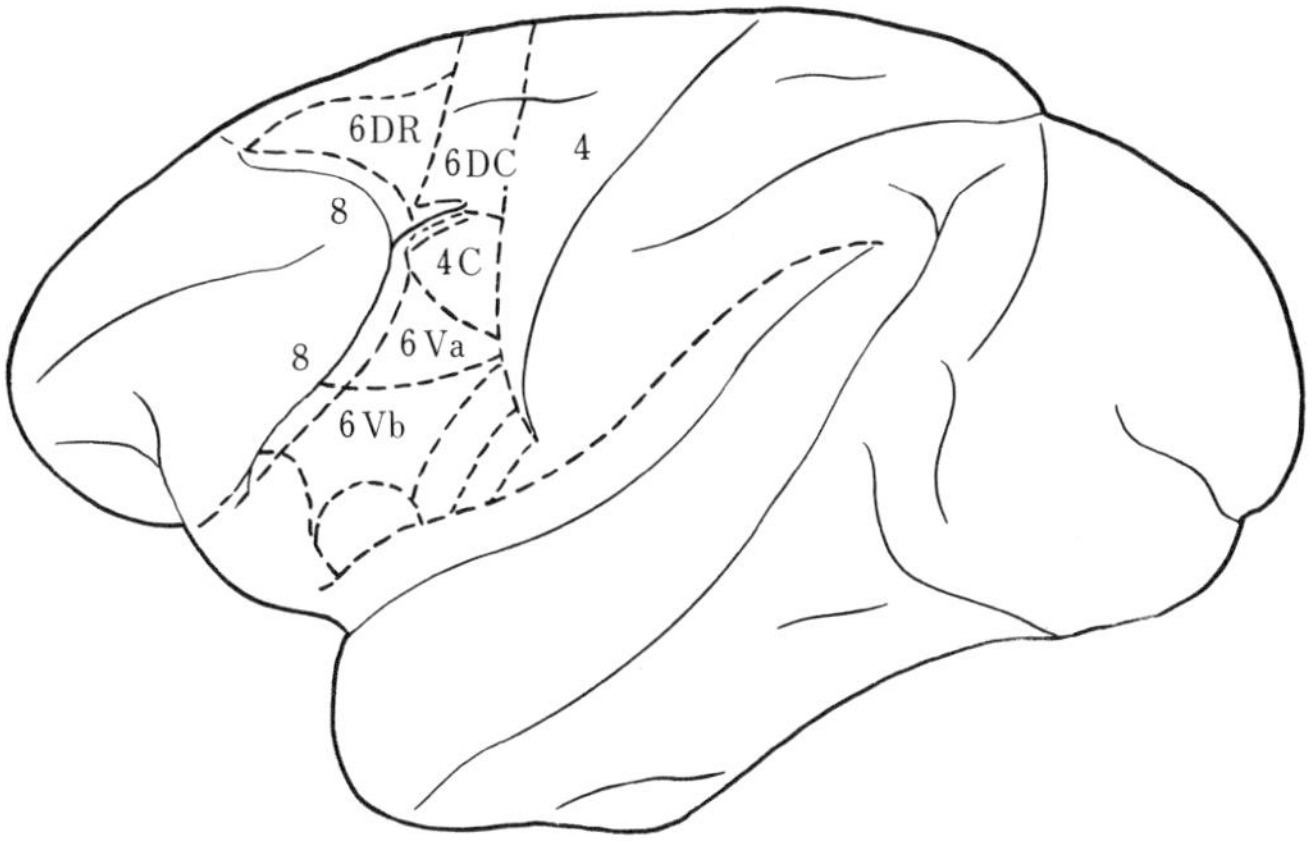


**図5･4**　運動前野の細分類

バーバスとパンディアは解剖学的な根拠から，運動前野を五つの区域に分類した。4は一次運動野，8は前頭眼野を示している。

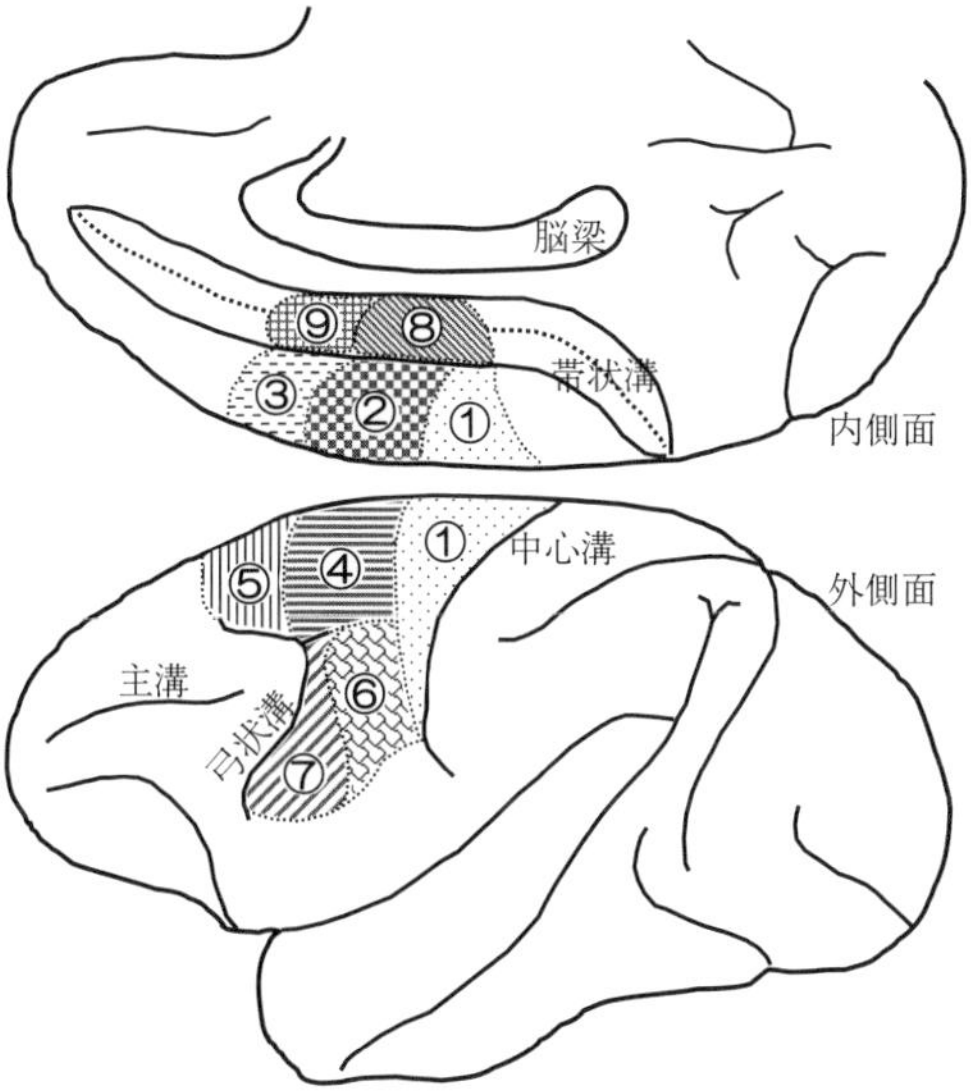


**図5･5**　機能の違いを根拠にした大脳皮質の運動領野の区分

①一次運動野，②補足運動野，③前補足運動野，④背側運動前野後部，⑤背側運動前野前部，⑥腹側運動前野後部，⑦腹側運動前野前部，⑧尾側帯状皮質運動野，⑨吻側帯状皮質運動野

異なっているといえる。

最近の研究によって、運動前野はさらに細かく分類するべきだという主張がなされた。解剖学者のバーバス（Barbas）とパンディア（Pandya）は、大脳皮質の細胞の大きさと形態分布の様子、つまり細胞構築の見地から、図5・4のように細分類した。[4] それによると、運動前野は五つの領域（6DR, 6DC, 4C, 6Va, 6Vb）に分かれることになる。

生理学的な見地から、機能の違いによって区別すると、それとは違った領域の区分となる。図5・5は機能を重視した領域の分け方を示している。背側と腹側の運動前野は、それぞれさらに前部と後部に分けて考えるべきである。腹側運動前野の前方部分（図の⑦）は、手や指の動作を制御する働きが強く、後方部分（⑥）は、腕の動きを誘導する働きが強い。それに対して背側運動前野の後方部分（④）は、動作の準備や、視覚情報と動作の連合などにおいて顕著な働きをする。その前方部分（⑤）は、前頭前野に近似した働きをするようであるが、その詳細はまだ未解明である。

## 四　運動前野の細胞活動の特性

個体がさまざまな動作や作業課題を行っているときに、運動前野の細胞がどのように活動するかということは、比較的最近になってようやく解明されはじめた。一次運動野の細胞活動と比較すると、共通した特性はあるものの、運動前野で特徴的な活動も知られてきている。

### A　背側運動前野の細胞活動

目前にある物体に向かって腕を伸ばし、その物体に触れようとするような動作を到達運動という。ワイズ（Wise）とその共同研究者はサルが到達運動を行っているときに背側運動前野の細胞活動を詳しく調べた。[5] その結果わかったことは、上腕をいろいろな方向に伸ばして行う到達運動を行う際に、運動の遂行直前に活動を開始する〝運動関連活動〟も存在するが、それよりももっと顕著に見られる活動は、腕を伸ばす方向を指示されて、その方向へ運動を行うべく待機している

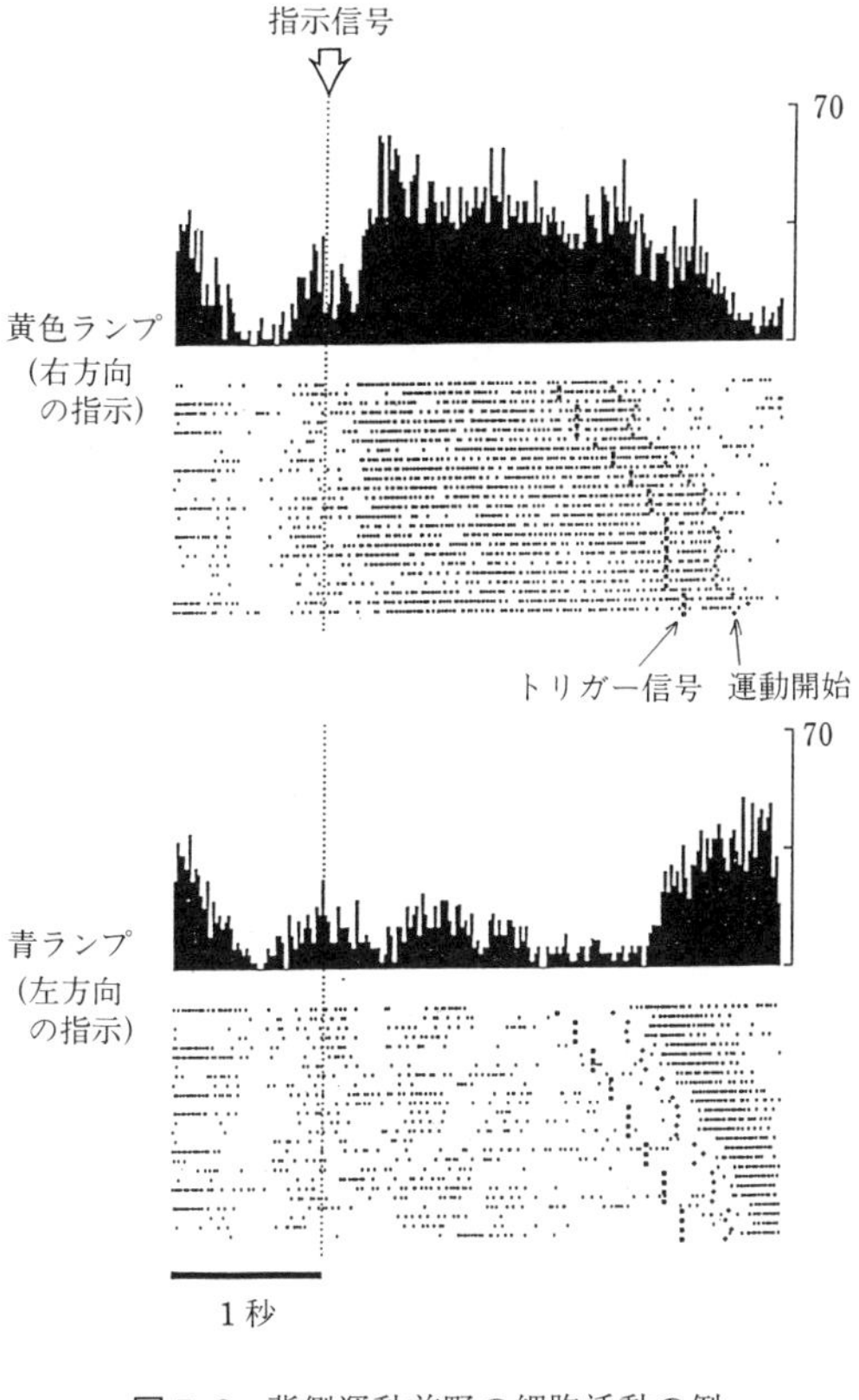


**図5･6**　背側運動前野の細胞活動の例

指示信号に従った作業課題を25回ずつ行った際の細胞活動を点表示している。黄色ランプで右方向への到達運動を支持すると，運動開始よりずっと先行する待機期間中に，活動が増加している。　(Kutrata と Wise, 1988) より改変

数秒の間持続するタイプの活動であった。彼らはそれを〃予期的活動〃と呼んだ。運動を開始する以前の数秒間に見られ、その方向を反映する予期的活動は、他の運動野にも見られるが、背側運動前野では特に著名な活動変化として観察される。

予期的活動は、運動の方向を直接指示されたときに見られるが、間接的な指示ないしは抽象的な信号によって方向を指示したときにも見られるのが特徴的である[6]。典型的な例として、色の異なる二種類のランプ（またはLED）を指示信号として用いたときの活動例を図5・6で見てみよう。黄色ランプは右、青色ランプは左という方向指示をサルに与え、それから数秒後に運動を開始させるという状況を設定する。つまり黄色と右方向、青色と左方向への到達運動を連合させることをサルに要求し、実際の運動開始は別のトリガー信号（音信号など）によって知らせる。図5・6の例では、黄色ランプが点灯して、行うべき運動は右方向であることを指示すると、まだ運動そのものは開始しておらず、筋活動はまったく見られない待機期間中に、運動前野細胞の活動

が著しく増加していることがわかる（図の上段）。逆に青ランプで左方向の運動を指示すると，待機期間中の細胞活動は逆に減少している（図の下段）。

このような活動は，これから行うべき運動の方向を反映しており，運動の遂行に先行する過程としての，運動の企画や準備に対応しているといえよう。最近の蔵田らによる研究によれば，運動前野の予期的活動は，運動の方向のみならず大きさもあらかじめ決めることに関与するようである。

## B　腹側運動前野の細胞活動

久保田と浜田は腹側運動前野の細胞活動の特性を知るために，視覚信号を手がかりにした上肢による標的追従運動をサルに行わせた[7]。細胞活動を解析したところ，視覚信号の出現そのものに応答するタイプの細胞が見られた。大脳運動野のなかで，腹側運動前野は視覚信号を速やかに受け取ることを示している。他方，運動開始直前に活動を開始するという，一次運動野細胞に類似した活動も見られたが，一次運動野細胞とは違って，細胞活動と運動のパラメータ（速度・加速度や力の大きさなど）との関連は少なかった。つまり運動の出力そのものを司令するという特性はあまりもっていないことになる。

腹側運動前野のなかで，前方の領域は手指の運動に関与する。その部位の細胞活動について，リゾラティ（Rizzolatti）らは興味深い観察をしている[8]。あるタイプの細胞活動は，目前の物体（目標物）に対して，特定の動作を行うときだけ著明に活動し，それ以外の動作時には活動をしないという。

具体的には，図5・7の上段の例のように，①小さなものをつまむ，②指先で拾う，③物体を握る，④小ボタンを押すといった，いろいろな動作のそれぞれに，特異的に関連して活動する細胞が見出された。そのような活動の一例を図5・7の下段に示すが，その細胞はレーズンを母指と人差し指でつまむときに活動した。レーズンを右手で，どのような角度でつまんでも（A，B）同様に活動し，さらに左手でつまんでも（C）活動は見られた。しかし，その他の運動，たとえば物を握るような動作を行うときには活動はみられなかった（D）。

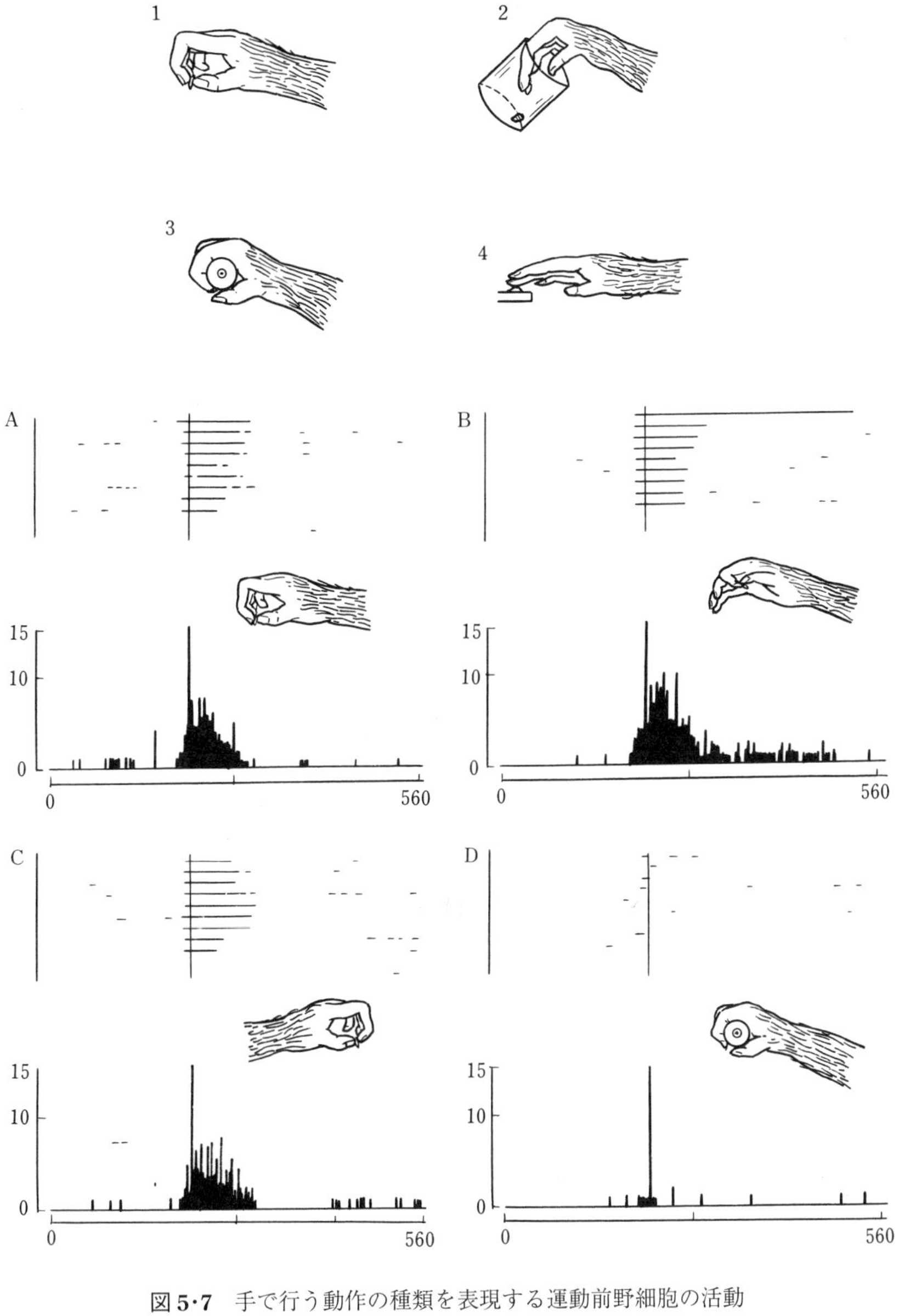


**図5·7**　手で行う動作の種類を表現する運動前野細胞の活動
この例では小さな物体をつまむ動作に特異的とされている。
（Rizzolatti ら，1988）より

さらにその後の研究によれば、特定の動作に伴って活動する運動前野細胞のなかには、自己がその動作を行うときばかりではなく、他の個体（たとえば別のサル）が同一の動作を行うのを見たときにも活動を示すものがあった。このような細胞活動は、運動に使われる筋活動ではなく、特定の動作そのものを信号として表現している可能性がある。リゾラテイーらはそのような特性を示す細胞をミラーニューロンと呼んだ[9]。ただしその活動は、意図した特定動作の準備あるいはイメージングなどの意味をもっている可能性もある。

他方、腹側運動前野の後方領域は腕の運動に関与している。最近の蔵田と星の研究によると、目標物に向かう到達運動を行おうとするときに、視覚情報としてとらえた目標の空間位置情報を、腕の運動に必要な身体位置変化情報に変換する過程で、腹側運動前野が重要な役割を担っているようである[9]。

前述のように、腹側運動前野は頭頂連合野から入力を受ける。したがって、その活動は頭頂連合野→腹側運動前野→一次運動野という脳内情報の流れのなかで、物体の認知→動作への変換→運動のサブプログラム形成→筋活動の出力司令という過程が行われることを示している。

## 五　運動前野研究の最近の発展

### A　腹側運動前野と背側運動前野の機能の差

腹側運動前野は、自己の周囲の物体に向かって手を伸ばして捕捉しようとするときに、大切な働きをするようである。その後方部は、どこに腕を向けるかを決めるための感覚情報を、運動情報に変換する際に重要な役割をすると思われる。他方、腹側運動前野の前方部は、動作物体の対象の形状に対応して、それを握る・つかむなどの特定の動作に必要な手の形を形成することに重要な役割をするとみなされる[10]。

それに対して背側運動前野は、腕の到達運動を視覚性に誘導するときにも使われているが、そのほかに三つの重要な働きがある[11]。それは、①視覚情報と動作の連合[12]、②動作するべき手を選択する情報と、捕捉するべきターゲットの情報の統合、③アクションの抽象的情報から運動プランへの情報変換、である。

## Ｂ　動作のターゲットと使うべき手の情報の統合

何かに向かって動作するときに最低限必要な情報は、その動作の対象となる標的（ターゲット）として何を選択するかという情報、そしてその動作を、左右どちらの手で行うかの情報である。動作の構成に必要な、その両方の情報がそろうことによって、はじめて動作の準備が可能となる。動作準備に先行して、そのような複数の情報がどのように統合されるかについて検索する研究が行われた（星と丹治、二〇〇〇）。その結果、背側運動前野の細胞が、それぞれの情報を取り込み、そして統合することに関与していることがみつかっている[13]。

## Ｃ　抽象レベルのアクション情報から動作の企画情報への変換

メールと携帯電話は、今や通信手段の主流となっている。そこで、それらの意思伝達手段で、「私の部屋に入り、机の上の二冊の本をみつけたら、右の本を取って、持ち帰ってください」と伝えたとしよう、このメッセージを受け取った人は、部屋に入った後で何をすべきかを理解したことになる。そのときに脳内に形成された情報は、「二冊のうち、右の本を取る」という内容をもつが、その情報自体は動作をいかに行うかという具体性をもたない。なぜならば、本がどこにあるか分からないからである。この段階の情報を抽象レベルのアクション情報と定義するとしよう。

その後において、部屋に入り、二冊の本を見る段階に至ったときに、そのアクション情報を、具体的な動作の情報に変えて、実際に実行可能な動作のプランとすることができる。まさにそのようなときに、抽象レベルのアクション情報を、動作プランの情報に変換する過程は、脳のどこで行われるであろうか。

その疑問を解くためにふさわしい実験モデルを設定し、霊長類を対象として、運動前野の細胞活動を解析することが最近行われた[14]。星を中心とするチームによる研究の結果、「二つの物体のなかから、右（または左）のものを捕捉する」という抽象レベルのアクション情報を、「どの方向に向かって腕をのばし、ターゲットに到達するか」という動作の具体的情報に変換するという、まさにその変換過程が運動前野の細胞で行われている実態が、リアルタイムで観察記録されたといえる。このような研究の積み重ねによって、運動前野の機能の全体像が理解されることになろう。

## 文献


(1) J.F. Fulton : Functional Localization in the Frontal Lobes and Cerebellum. Clarendon Press, London (1949)

(2) L. Moll and H.G.J.M. Kuypers : *Science*, **198**, 317-319 (1977)

(3) U. Halsband and R.E. Passingham : *Beh. Brain Res.*, **18**, 269-277 (1985)

(4) H. Barbas and D.N. Pandya : *J. Comp. Neurol.*, **256**, 211-228 (1987)

(5) S.P Wise : *Ann. Rev. Neurosci.*, **8**, 1-19 (1985)

(6) K. Kurata and S.P Wise : *Exp. Brain Res.*, **69**, 327-343 (1988)

(7) K. Kubota and I. Hamada : *J. Physiol. Paris*, **74**, 297-312 (1978)

(8) G. Rizzolatti *et al.* : *Exp. Brain Res.*, **71**, 491-507 (1988)

(9) K. Kurata and E. Hoshi : *J. Neurophysiol.*, **81**, 1927-1938 (1999)

(10) G. Rizzolatti and G. Luppino : *Neuron*, **31**, 889-901 (2001)

(11) 星　英司、丹治　順：前頭葉における随意運動の企画・実行のメカニズム、実験医学、二十四巻十五号、二一五-二一二三（二〇〇六）

(12) E. A. Murray, T. J. Bussey, S. P. Wise : *Exp. Brain Res.*, **133**, 114-129 (2000)

(13) E. Hoshi and J. Tanji : *Nature*, **408**, 466-470 (2000)

(14) Y. Nakayama, T. Yamagata, J. Tanji, E. Hoshi : *J Neurosci.*, **28**, 10287-10297 (2008)

# 第六章　補足運動野

## 一　補足運動野の発見

第三章で見たように、一次運動野の下肢を支配する領域は、大脳半球の上から内側に入りこんでいる。実はその下肢支配領域よりも前方に、一次運動野とは別の運動野が存在する。このことを最初に発見したのはペンフィールド（Penfield）とウェルチ（Welch）で、一九四九年のことである。[1] 彼らはヒトの大脳皮質の内側を詳しく調べる機会を得た。大脳前頭葉の内側に小さな電極をあてて電気刺激を加えると、運動が誘発され、しかもその動きには体部位特異性が見られた。すなわち後方から前方にかけて、下肢・体幹・上肢・顔の動きを誘発できる部位が配置されていたのである。

しかし、電気刺激による効果は一次運動野の刺激効果とは異なっていた。運動を誘発するためには、より強い電流を流す必要があったし、誘発される運動は、多くの筋肉が同時に収縮する複合的な運動となることが多かった。また、刺激効果は一定せず、出現したりしなかったり、あるいは他の運動が混在することもあ

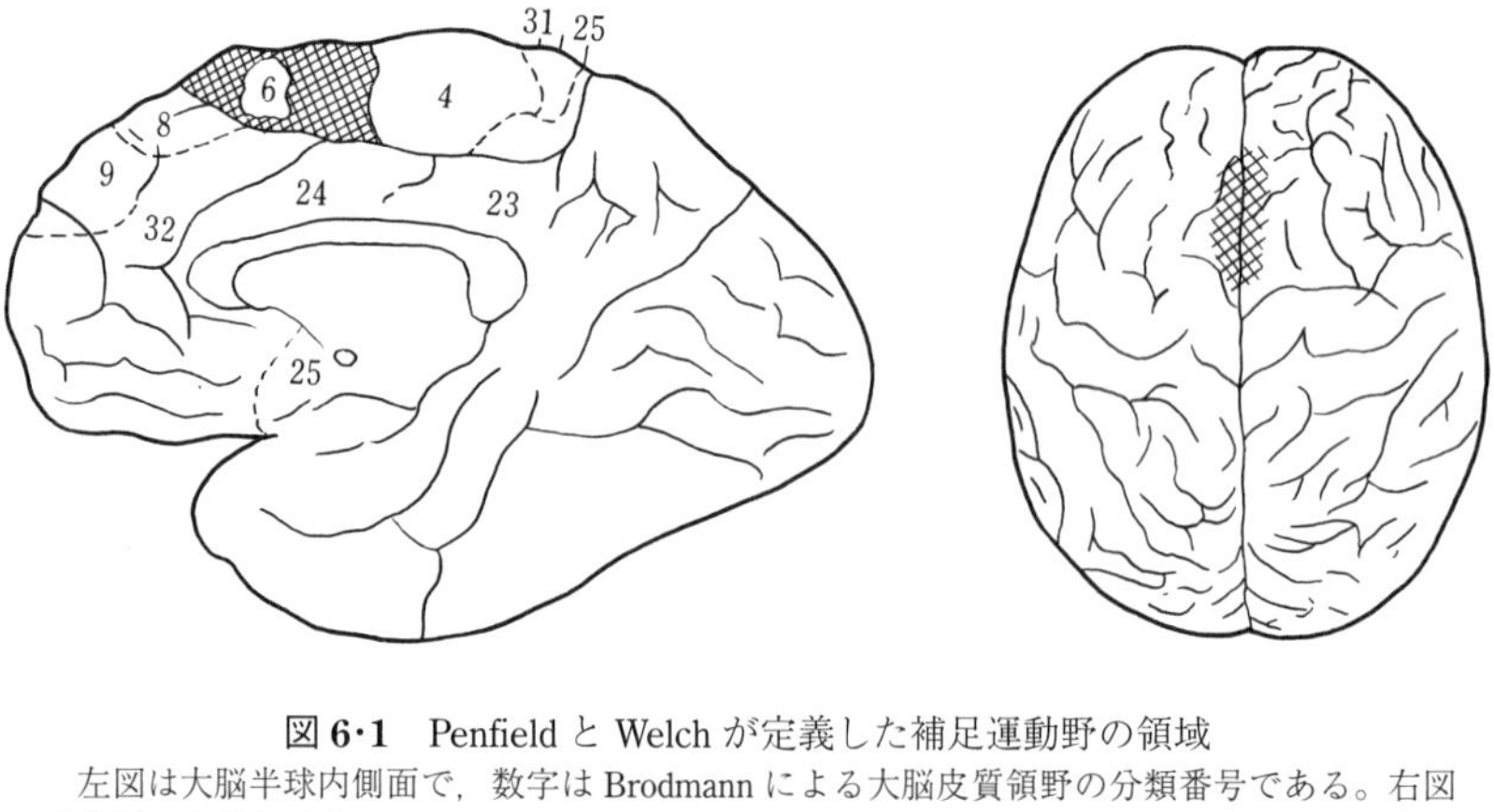


**図 6·1**　Penfield と Welch が定義した補足運動野の領域
左図は大脳半球内側面で，数字は Brodmann による大脳皮質領野の分類番号である。右図は大脳の上面を示す。

った。このような観察をした後で、その領域を切除した。切除した理由は、てんかん発作を鎮めるためにやむを得なかったからである。切除後の患者には、後述するような不思議な徴候が出現したが、しかし手足の運動が麻痺するようなことは無かった。このような現象は、サルでも基本的に同様に観察された。そこでペンフィールドとウェルチは、この領域を補足運動野と名づけた。ブロードマンの分類によれば、この領域は大脳皮質内側の6野に相当する（図6・1）。〝補足的〟という呼び名は、一次運動野と比べると、電気刺激の効果が出にくいことと、切除後に麻痺が明確に生じないことからそのように名づけられたものである。しかしその後の研究によって、この領野は補足的どころか、きわめて重要な働きをすることがわかってきたのである(2)。

## 二　補足運動野の傷害で何が起こるか

### A　ヒトの補足運動野が傷害されて起こる徴候

ヒトの補足運動野が傷害されると、受傷直後には発語と運動発現がきわめて乏しくなり、自らは何もいわず、何もしない状態を呈する。このようなときに、「おはようといって下さい」と催促すると、「おはよう」と答えたりするし、文字の音読もできるので、発語や運動を行うこと自体ができないのではなく、それらを自ら開始することが困難なのだと解釈されている。傷害されている部位が補足運動野に限られているときには、麻痺によって手足が動かないということは起こらない。

他方、〝強制把握〟と呼ばれている現象も特有といえよう。これは何か物体（鉛筆・ヒモ・パイプなど）が手掌に触れると、自動的にそれを握ってしまい、いったん握るとそれを離すのが困難になる現象である。この現象の解釈は次のようになされよう。物体が触れたことを伝える体性感覚情報が脳幹や大脳へ伝えられ、それらを中枢とする反射が下行性に出力されて、把握運動を自動的に生ずる。補足運動野はこの反射中枢に抑制的に働いているのであろう。補足運動野が傷害されると、その抑制がとれてしまい、把握運動をもたらす反射が開放されてしまうのであろう。強制把握だけではなく、衣服の裾を無意味に引っ張ったり、シーツの端をもてあそんだりする無目的な動作が目立つこともある。

受傷後日を経るにつれて、自発性運動発現は回復するが、奇妙な徴候の出現する例も少なくない。それは、自らの意図にそぐわない運動の発現としてまとめることができる。端的な例としては〝他人の手〟徴候がある。自分の手でありながら、他人の手のように勝手に動いて、やりたくもない動作を行ってしまう。たとえば、右手でメガネを外そうとすると、左手が勝手に動いて、それをかけなおしてしまう、などという例が実際に観察されている。あるいは、目の前にハサミ・クシ・ハンマーなどの道具があると、手が勝手に動いて、それを使った動作をしてしまう、道具の脅迫的使用という徴候もある。このとき、自分はそれをしようとは思わないのに、どうしても道具を使ってしまうというところが特徴的である。ただし、他人の手徴候や道具の脅迫的使用をきたすのは、補足運動野だけではなく、その周囲の脳領域（帯状皮質運動野や脳梁など）も壊されているケースが多い。

以上のほかにも、さまざまな問題を生ずることが知られている。[3] なかでも、動作の時間的推移を適切にコントロールすることが困難となる例も多い。たとえば、両手を使って一定のリズムで楽器や机を叩くとい

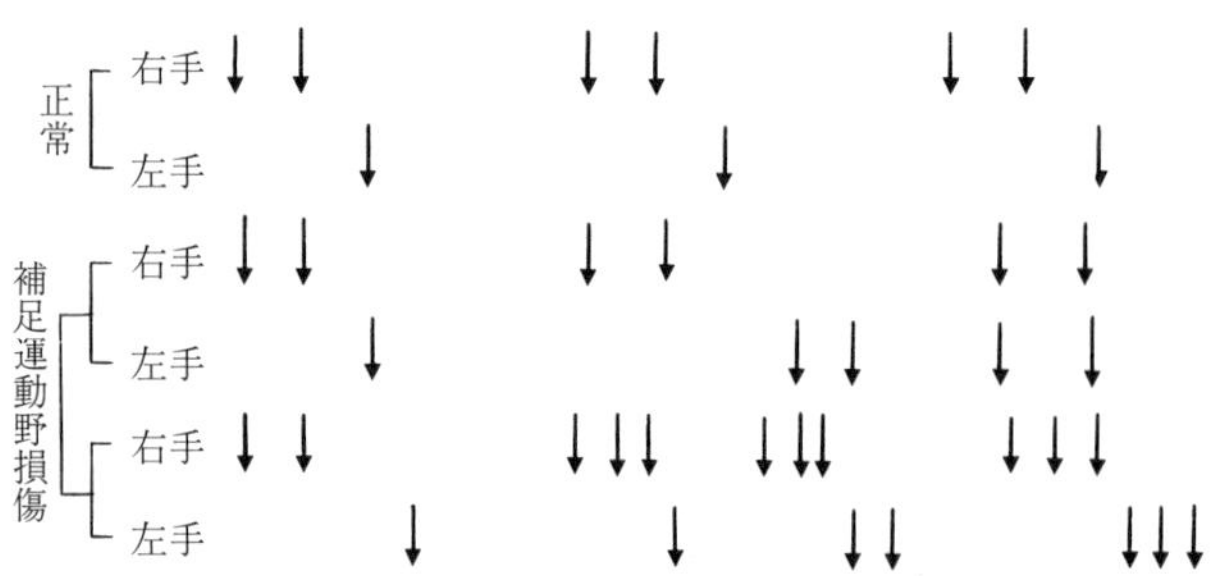


**図 6･2**　補足運動野に損傷のある患者に対する運動機能テストの様子
両手を使った動作の時間経過を示す。

う作業を、図6・2上段のように、右二回、左一回というリズムで行うことは、正常人では容易であるが、補足運動野が破壊された患者では、下段に示すように乱れてしまって、まったくできなくなる例が報告されている。

別の例では、同時進行動作、例えば前腕の屈曲と伸展をくり返しながら手を握ったり開いたりするような動作ができなくなったり、左右両手の協調を要する動作ができなくなったり、あるいは上肢による動作遂行にあたって、同時に必要な姿勢制御を行えなくなったりすることも少なくない。

さらに、補足運動野の働きを考えるうえで重要な欠落徴候がある。それは動作の順序制御における問題である。数種類の要素をもつ連続動作の遂行がうまくできなくなることもあるが、さらに深刻なのは、ある目的のために、数種類の動作を、順序良く組み立てて行うことに支障をきたす場合である。たとえば、顔を洗うために洗面所へいったとき、さて何をどうすれば良いか、ふっとわからなくなって立ち往生してしまうというような問題が生じたりする。

### B　霊長類の補足運動野切除による効果

一次運動野を切除した場合とは違って、補足運動野を切除しても麻痺を生ずることは無く、運動の遂行自体には明確な変化は見られない。日常生活をしている様子をみても、異常な姿勢を取ることもないし、外見上の動作には目立った徴候は見出しにくいのが通例である。しかし、サルに行わせる作業に工夫をこらし、補足運動野の働きを要求する課題をあたえると、特徴的な徴候を観察することができる。

ブリンクマン（Brinkman）はサルの補足運動野を切除し、その後に観察された徴候として、二つの興味深い報告をしている[4]。その第一は、左右の両手を協力的に使う動作の傷害である。補足運動野の一側を切除した後で、次のような動作を行わせてみた。図6・3に示すように、透明なアクリルの厚板に円柱状の穴をあけて、その中に餌をさし込んでおいた。そうすると、通常サルは一方の手の人差し指を伸ばし、穴の上から餌を押し出すと同時に、もう一方の手をカップ状にして穴の下に当て、押し出した餌を受け取る。しかし補足運動野の切除を受けたサルでは、両手ともに同様な動作をしてしまう。図下段に示すように、両手とも人差し指で餌を押してしまうので、餌を取ることができなかったのである。このような徴候は、両手の役割分担を通常のように上手に用いた動作ができなくなったと解釈されている。

ブリンクマンのもう一つの観察は、連続動作に関するものである。アクリルの厚板に多数の小孔を整然とした配列で開けておく。それらの孔のなかにレーズンを一個ずつ入れてからサルの前に置くと、通常サルは厚板の一端から連続的に順序良く取っていく。しかし補足運動野切除後では、レーズンの取り方に手順らしきものがなくなり、ランダムな位置から取ろうとするので、余分な時間がかかり、誤動作も生ずるようになったという。

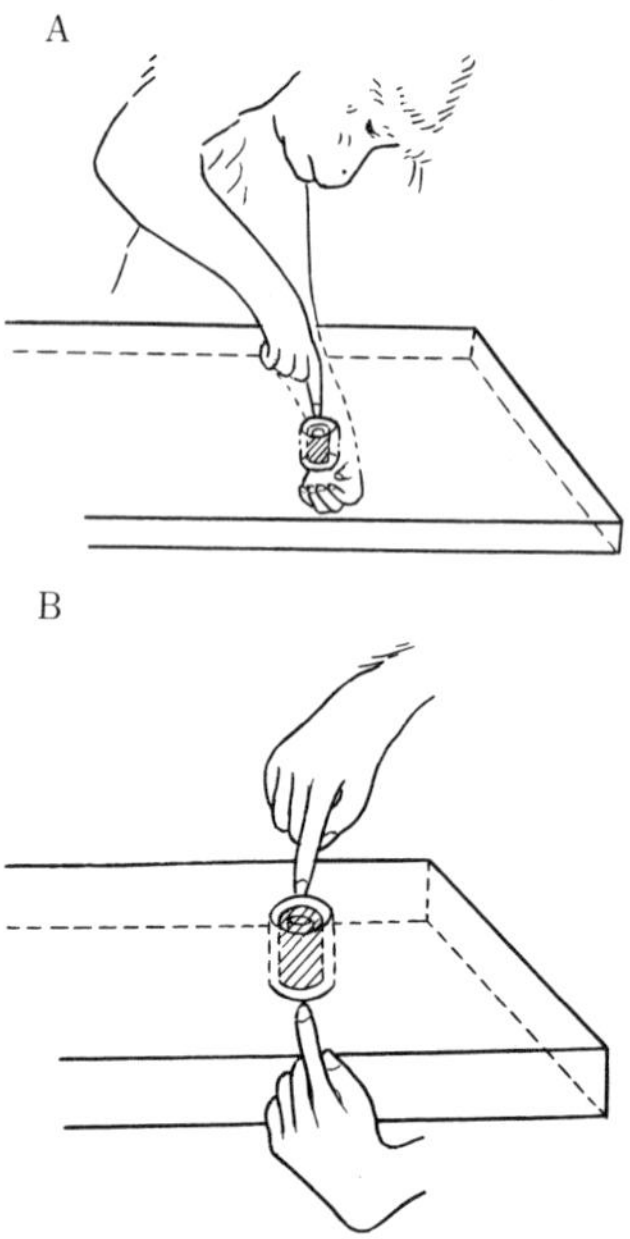


**図 6·3**　補足運動野傷害後の両手の分業的動作が不能になった例

傷害後（B）には，傷害前（A）のように一方の指で餌を突き，反対側の手でそれを受け取る動作ができなくなった。

（Brinlman，1984）より

その後パスィングハムらは、アカゲザルの補足運動野を切除した後に、多種類の作業を行わせて、どのような問題が生ずるかを系統的に調べた[5]。切除した後でも、視覚や聴覚信号を合図に開始する単純な運動を行うには何ら支障は無く、また感覚信号と動作の種類との連合（赤ランプならボタンを押し、青ランプならハンドルを引くというような）を必要とする作業を行うことにも支障は無かった。しかし、感覚信号による情報がないときに、複数の動作の選択肢から正しい動作を選択することが著しく困難であったという、注目すべきデータを報告している。

以上の研究で注意を要するのは、切除による効果が、時間とともに代償機構によって認められなくなったり、修飾されたりすることである。普段は補足運動野で主な働きが行われていても、それが切除されると、他の運動野の働きが補おうとする代償機構が働くことは充分有り得るし、実験的にもそのような可能性は実証されている。切除による効果をみつけ出すのが容易ではない理由の一つはこの代償機構による。そのような観点から、脳の局所を急速に冷却するか、微量の抑制物質を局所投与するなどの、一過性で速やかな機能脱落法は、その領域で行われるべき機能を調べる有力な方法である。

　脳の細胞活動を抑制する物質として知られているムシモールを補足運動野に微量注入して、一過性機能脱落をさせた最近の研究によって、次のことが明らかとなった[6]。①視覚などの刺激に反応して単純な（キー押しなどの）動作を開始するには変化はなく、応答時間にも変わりはなく、②自発的に開始する単純な運動のパラメータにも変化はなく、③感覚信号と動作の連合にも異常は認められないが、④複数の動作の順序を記憶して、その順序どおりに動作を行うことが不可能となった。この結果は、補足運動野の働きの一端を示唆している。

## 三　前補足運動野と補足運動野

　ペンフィールドたちによって一九四九年に初めて報告されていらい、補足運動野は一つの領野と考えられてきた。しかし最近の研究によって、いままで補足運動野といわれてきた領域は、実は二つの領域に分かれることが明らかとなってきた[7]。現在では、当初補足運動野とされてきた領域の前方部を前補足運動野、後方部を新しい定義による補足運動野と呼んで区別している。ヒトでは図6・4のように分かれ、その境界を求めると、解剖学的な目印である前交連と後交連を結び、前交連の位置で引いた垂線（VCAライン）が、ほぼそれにあたる。

　前補足運動野と補足運動野とは、後で述べるように脳の中での線維連絡による入力・出力関係が異なるし、細胞活動の特性も異なる。前補足運動野は視覚入力に、補足運動野は体性感覚入力により強く応答する。前補足運動野と補足運動野の機能の差異については、研究がまだ始まったばかりである。

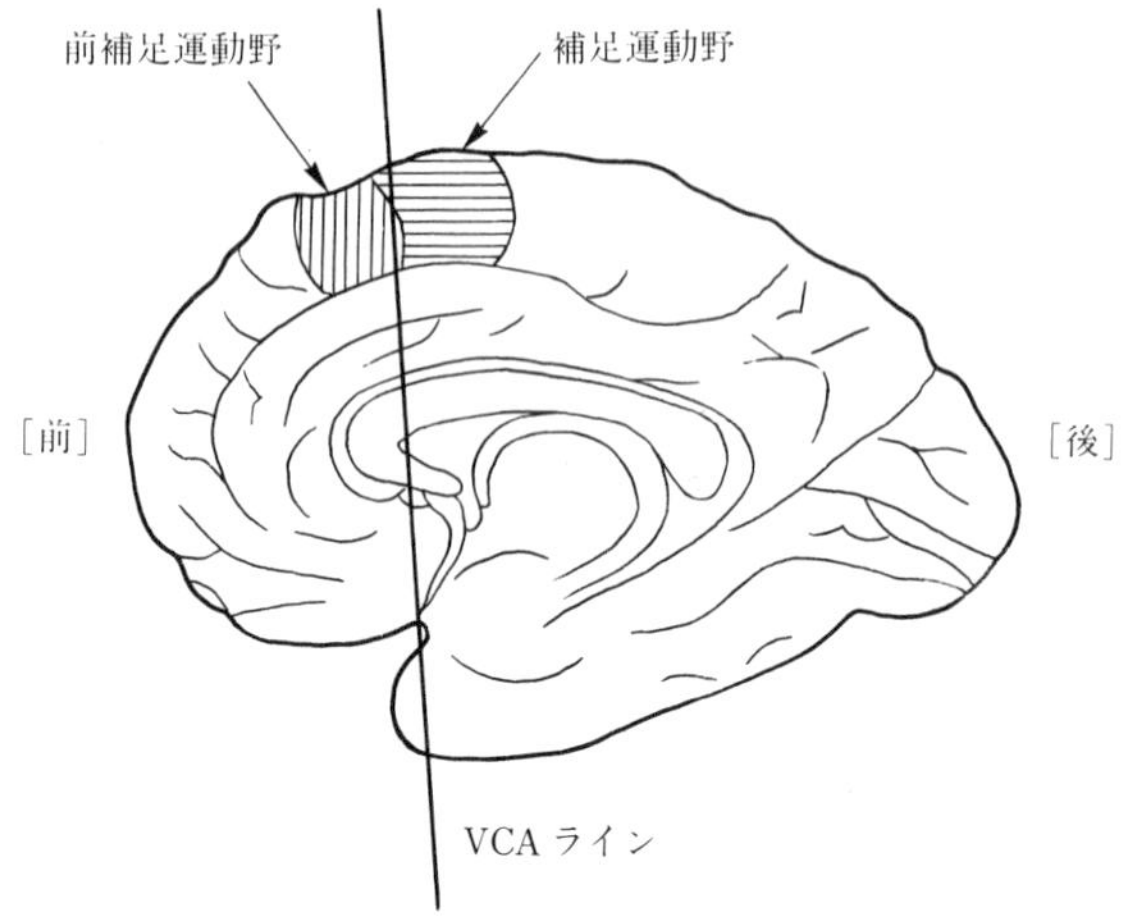


**図 6・4**　ヒト脳の前補足運動野と補足運動野の位置

## 四、 脳内の神経回路における位置づけ

補足運動野から出る出力の行き先を調べると、運動に関係する中枢が多く、その機能が運動に密接に関連することを裏づけている。まず一次運動野への出力が顕著で、運動前野や帯状皮質運動野にも出力する。それらの出力は部位特異性を持っており、補足運動野の上肢支配領域からは一次運動野の上肢支配領域に出力が送られる。補足運動野から下行する出力は、視床と大脳基底核の線条体に送られ、さらに脳幹へ行き、脊髄まで達している。脳幹では、赤核、橋核、オリーブ核、それと網様体核へ投射する。

前補足運動野はこれと違った出力の仕方をする（図6・5）。一次運動野には出力を送らないし、脊髄への直接出力も無いのである。その出力は補足運動野、運動前野、帯状皮質運動野に送られる。視床、線条体や脳幹への出力部位は、補足運動野のそれとは重複していない。

次に入力をみると、前補足運動野は前頭葉の連合野である前頭前野から入力を受けるのに対し、補足運動野はその入力を受けないという違いがある。また補足運動野は上頭頂連合野から、前補足運動野は下頭頂連合野からそれぞれ入力を受ける。その他、一次運動野、運動前野、帯状皮質運動野との連絡は双方向性なので、大脳の多くの運動野は密接に連絡し合っている。他方、

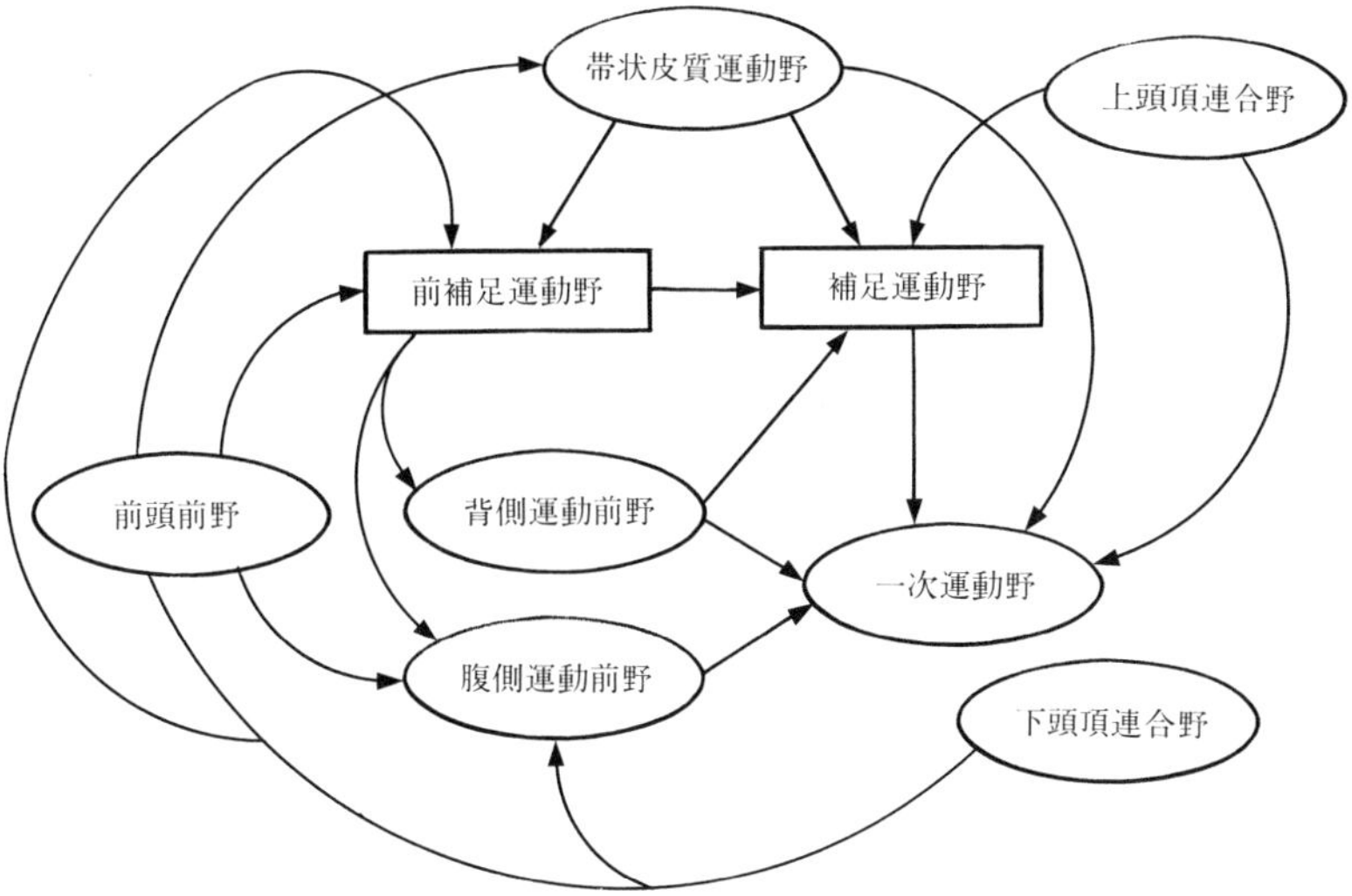


図6·5　前補足運動野と補足運動野を中心とする脳の回路

視床を経由して重要な入力が送られるが、それは小脳や大脳基底核からの情報をもたらすものである。この視床経由の入力に関しても、前補足運動野と補足運動野の入力源は別々になっている。

## 五　脳活動イメージング法によるヒト補足運動野の研究

さまざまな条件で動作を行っているヒトの脳血流量の局所的変化を測定し、脳活動の局所的変化を推定する方法が近年盛んに行われるようになった。脳のさまざまな部位における活動変化を、コンピュータを駆使したパラメータ画像で描出するイメージング法の魅力は大きく、補足運動野に関しても多くの研究が行われている。そのパイオニアのひとりはローランド(Roland)であろう。[8] 彼らは被験者に①スプリングをくり返し押すという単純な動作と、②指を図6・6のように次々と動かす手順を覚えてその順序どおりに動かす、という二種類の課題を行わせた。①の条件では一次運動野の活動が高まったが、②の条件では補足運

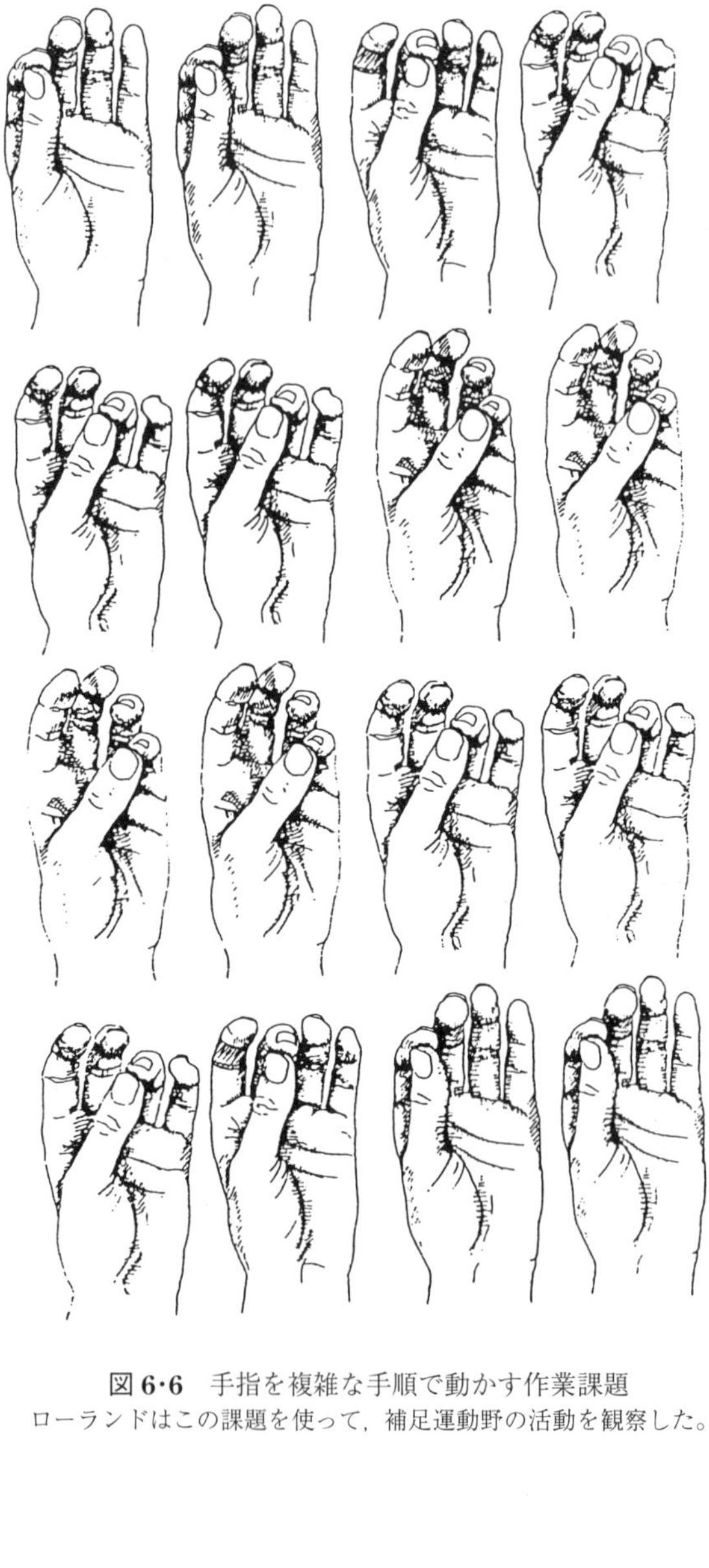

**図 6·6**　手指を複雑な手順で動かす作業課題
ローランドはこの課題を使って，補足運動野の活動を観察した。

動野と思われる部位の活動も増加した。さらに、②のような動作を実際には運動として行わなくても、その指の動きをイメージとして思い描くと、補足運動野の活動が高まったと報告した。この興味深い報告に刺激され、多くの研究が続いた。研究手法も当初の放射性クセノン測定法から次第に新技術の導入が進み、ＰＥＴ法から機能的ＭＲＩ法へと新しい脳活動描画法が進むにつれて、補足運動野の研究も進められている。

　多くの研究を総合すると、①ヒトの補足運動野にも体部位特異的な支配領域があり、②単純な運動遂行でも活動は高まるが、③単純な動作よりも複雑な時間構成を必要とする動作のほうが活動は高く、④視覚誘導性の動作よりも、記憶依存性の動作時のほうが活動は高く、⑤動作の構成を新たに学習するときには活動が高まることなどが知られるに至った。さらに、前補足運動野については、①動作の認知的構成をより強く要求するとき、②動作の手順を新たに学習するとき、③動作の状況や要求が変化したとき、それぞれ特に活動の高まりが著しい傾向にあるといわれている[9]。

## 六　細胞活動から見た補足運動野の機能

脳活動のイメージング法は、ヒトの脳活動を調べられるという点で魅力的ではあるが、現状では欠点も多い。空間的解像力の限界から、たとえば補足運動野と前補足運動野がそれぞれどこにあるかを画像上で推定はできても、確信をもって区別できないところがある。時間的解像力にしても、詳しい時間経過を分析するにはまだ不足である。したがって、補足運動野の機能の動態を精密に調べるためには、まず補足運動野がどこにあるかを厳密に同定してから、個々の細胞活動を、行動の時系列の中で解析する手法が必要である。そのためにはどうしても脳の内部に立ち入って調べることが必要なので、霊長類動物を使った研究を行わざるを得ない[10]。

### A　一次運動野細胞との違い

単純な動作を行っているときに補足運動野で観察される細胞活動は、一次運動野のそれと似ており、見分けがつきにくいことが多い。しかし定量的な解析を行うと、両者には差が見られる。キーを押したり、ハンドルを引いたりする単純な動作を、信号を合図にするか、自発性に開始する際の活動を比較すると、①活動変化を示す細胞の出現頻度、②個々の細胞の活動変化量の両者ともに、補足運動野では一次運動野に比べて低いことが判明した。また、動物の反応応答時間と神経細胞の応答時間との相関は、一次運動野の細胞群のほうが有意に高かった。したがって、運動の出力そのものを調節する働きは、一次運動野に比べて少ないとみなされる。次項で説明するように、動作の構成を複雑にするか、あるいは動作を行う条件が適切に付加されると、補足運動野の細胞活動はもっと顕著になり、特性が現れてくる。

## B　補足運動野と運動前野の活動の違い

この二つの運動野の働きはどのように違うのだろうか。今までに得られている知識をまとめると、一つの仮説が考えられる。それは、自発性の運動に関しては補足運動野が、感覚信号で開始・誘導される運動に関しては運動前野がそれぞれ主役を演ずるという説である。この説は正しいだろうか。

まず最も状況を単純化して、単なるキー押し運動を、自発性に開始したときと、光や音の信号を合図に開始したときとで比較がなされた。このような場合には、両野の細胞活動には差が無いということが実験的に証明された。つまりこのような状況下では、どちらの細胞活動も参加はしても、それほど重要な意味をもってはいないようである。補足運動野または運動前野に人工的に機能脱落を起こしても、このような単純な動作の遂行に影響が無いことは、この解釈を裏づけている。

それならば、もっと要求度の高い動作では差が明らかにならないだろうか。そこで、順序をもって行う複合的な動作が研究対象として取り上げられた。連続動作を行うにあたって、それを視覚情報に誘導されつつ行うか、またはいったん脳内に収められた情報に依拠して行うかという、二つの状況を設定し、それぞれの条件下で、補足運動野と運動前野の細胞活動を比較した。その実験の状況を以下に説明する。

サルの目前に、図6・7のように四個のボタンを配列したパネルを置き、ボタンを順次押していく動作を二通りの様式で行わせた。まずボタンの背後に装着した発光ダイオード（LED）を次々に点灯させて、押すべきボタンを指示するやり方で、これを視覚誘導性動作とした。次にボタン押しの順序をあらかじめ記憶させ、視覚性手がかり無しに動作を行わせた。実験の進行としては、図6・7右のようにまずLEDをランダムに点灯してそれを押させるのを第一段階とし、次に点灯するボタンを一定にしてその順序を記憶させるとともに、次第にLEDを暗くしていき（移行段階）、第三段階では、LEDの点灯なしに、移行期に覚えた順序通りにキーを次々と押すようにさせた。

このような作業を行っている際の細胞活動を調べ

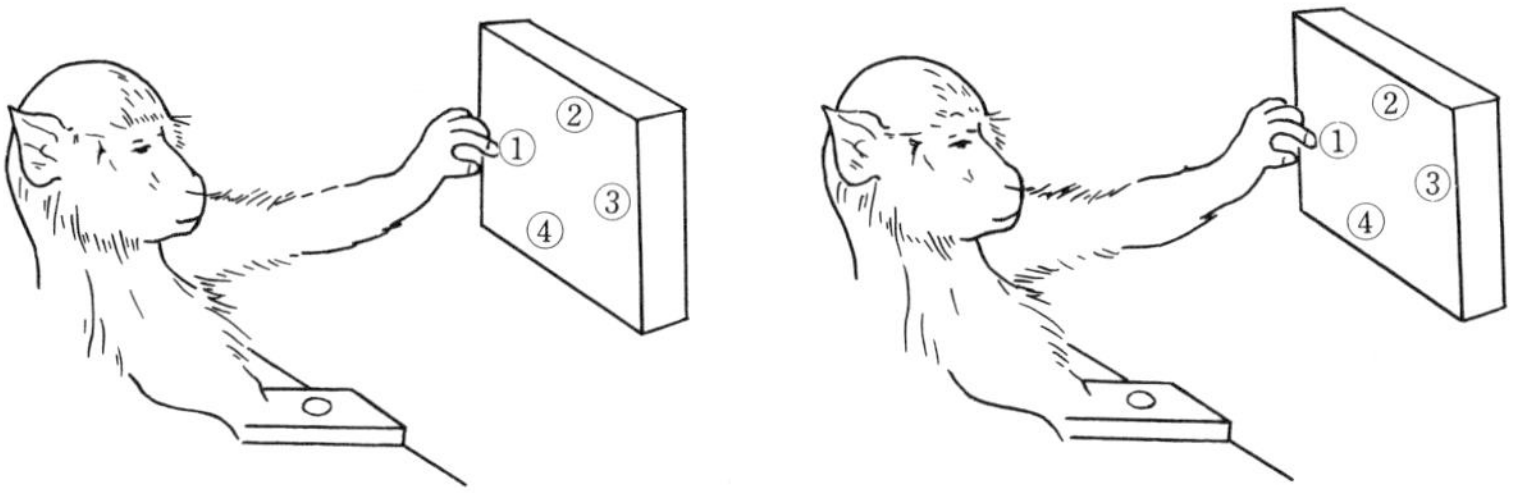


二つの動作様式

1．視覚性誘導

2．非視覚性誘導

実際の課題の進め方

1．LED点灯に誘導された
ランダムなキー押し
2．移行期
3．記憶された一定順序の
キー押し

**図6･7**　複数の押しボタンを次々と押す，実験課題の様子

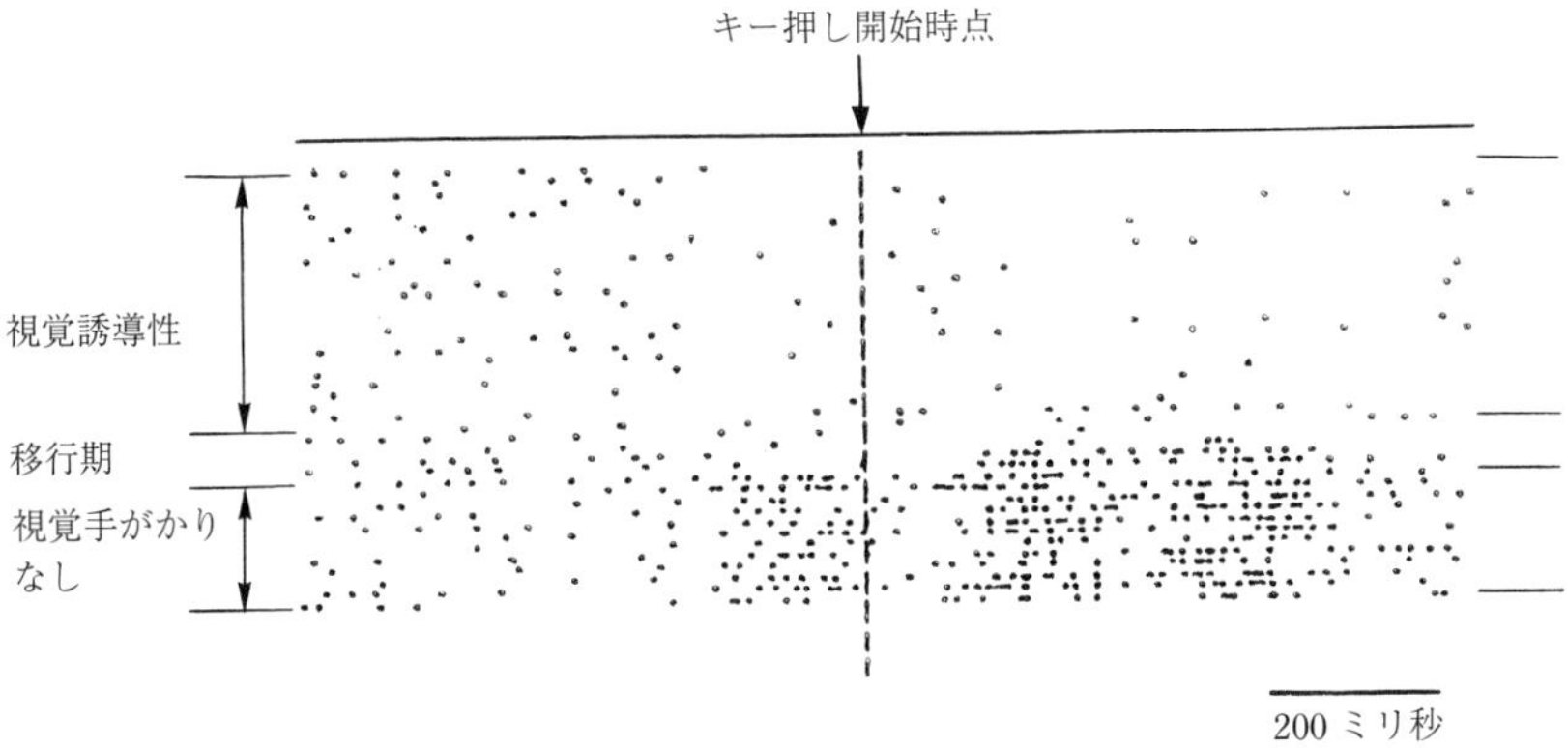


**図6･8**　補足運動野細胞の活動例

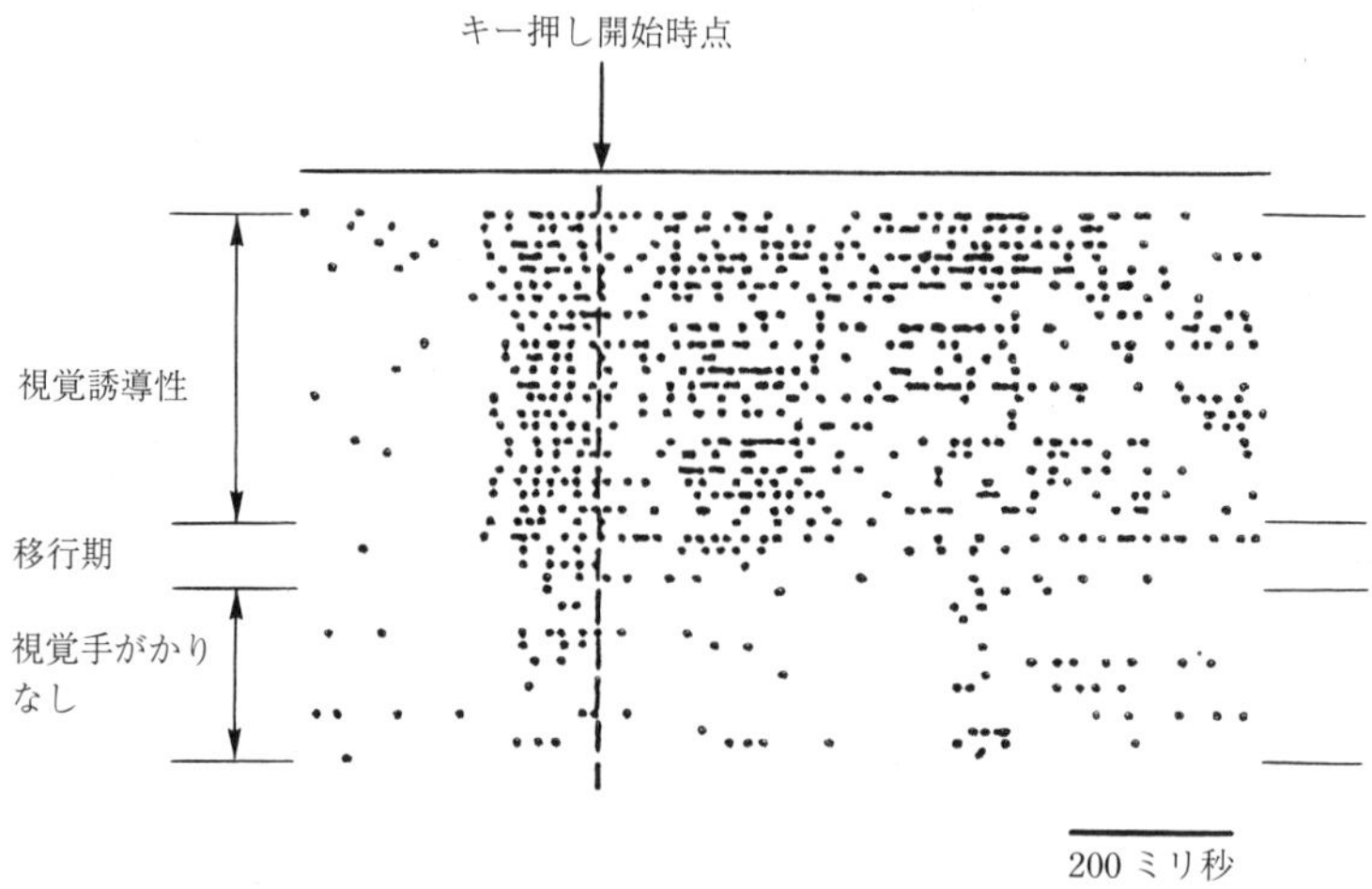


図6·9　運動前野細胞の活動例

た。補足運動野の細胞は、図6・8の例に見られるように、視覚誘導性にボタン押しを行っているときには活動が少なかったが、移行期から活動が増加しはじめ、記憶した順序でボタン押しを始めると、著明に活動が見られた。これとは対照的に、運動前野の細胞の多くは、図6・9の例に見られるように、視覚誘導性の動作に際して、著明な活動を示し、記憶依存性にボタン押しをしているときには活動は少なかった。

以上の実験が示すのは、少なくとも連続動作を行う際には、視覚誘導性の場合には運動前野が、記憶依存性の場合には補足運動野が、より多く使われるという、両野の状況に応じた使い分けが行われていることである。

## C　複数の動作の順序制御

折り紙で鶴や船を造形することができるのは、一つ一つの折りかたを正しい順序で行っていくからである。この例のように、日常生活の多くの場面で、複数運動の順序を正しく行うことは、一連の動作の目的を果たすために決定的に重要である。脳はそれをどのように制御するのであろうか。この問題は前項で詳述した連続動作の制御とは別の問題であり、時間的に独立性をもった一つ一つの動作を順序良く配列することがポイントである。

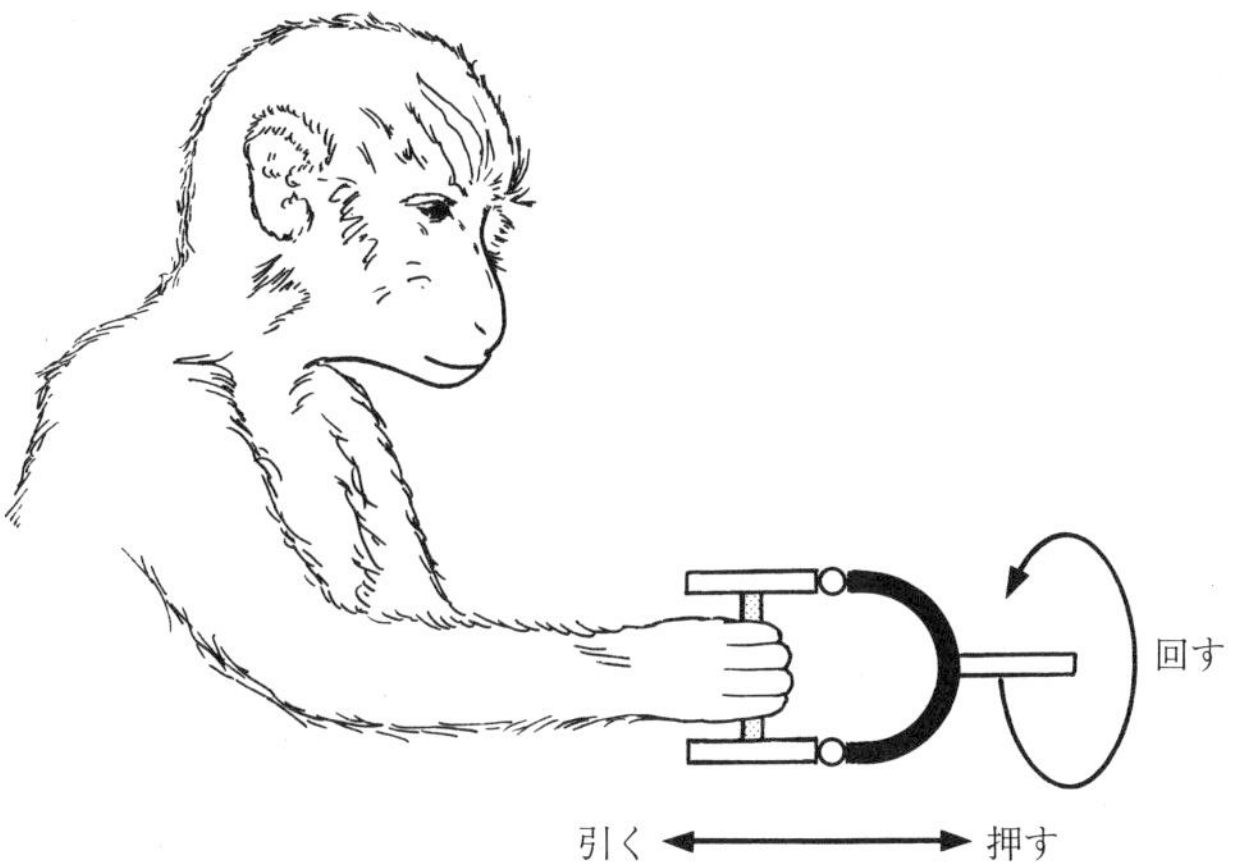


**図6・10**　複雑動作の順序制御の実験モデル
中立位にハンドルを保持してから，3種類の動作を数秒の間隔をおいて行う。

この謎を解く重要な手がかりが、補足運動野と前補足運動野の細胞活動解析によって得られた[11]。その研究の概要を以下に説明する。図6・10のように、ハンドルに対して三種類の動作を、数秒の待機間隔をおいて行い、その順序を要求された通りに配列することを課題として行わせた。当初、サルはハンドルを①押す、②引く、③回す、のいずれかの動作を、LEDの三色の信号と対応させて行った。運動開始は音信号を合図に行った。そのようにして三種の動作の順序を知らされた後で、次の段階ではその順序を記憶することが要求された。ある特定の順序による作業を六回くり返すあいだに、その順序を記憶し、その後は視覚信号無しに、順序どおりに三種類の動作を行った。こうしてサルは六通りの動作順序のどれでも、次々と記憶して行えるようになった。このようなときに、運動野の脳細胞の活動はどのようになっているであろうか。

まず一次運動野細胞の活動を解析すると、その大多数は、図6・11Aに示すように、特定の動作の実行に伴って活動し、その活動の大きさは三種類の運動の順序によって変わることはなかった。つまり一次運動

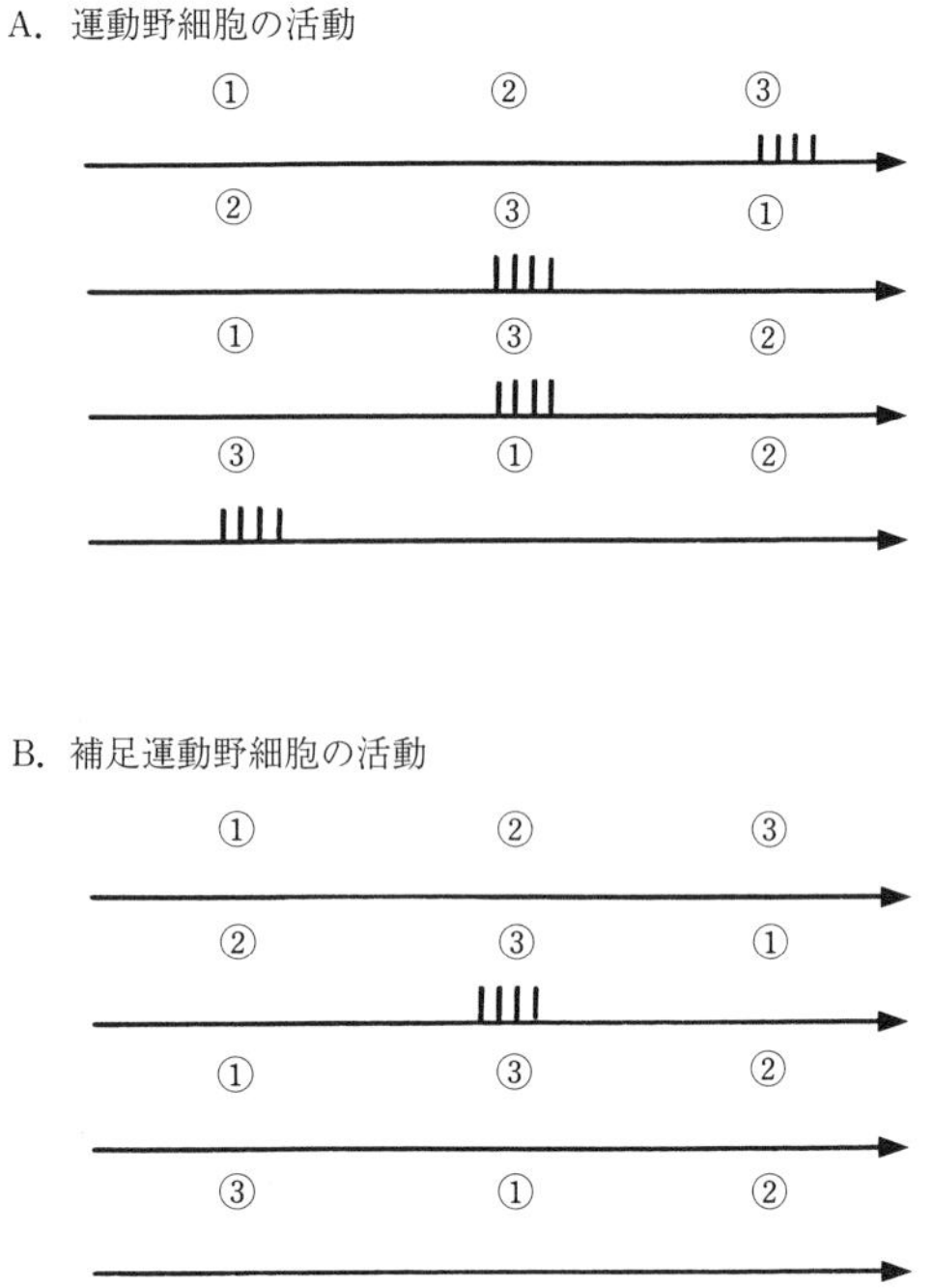


**図 6・11** 複数の運動を異なった順序で，記憶依存性に行った場合の一次運動野と補足運動野の細胞の活動例

①，②，③は 3 種類の運動の開始点を示す。細胞発射活動の時点を短い縦線で示している。

野細胞は特定の動作を指示していると解釈された。ところが、補足運動野細胞の中にはB図に示すように、特定の順序で行った動作のときにだけ活動の見られるタイプの活動が目立った。すなわち、その活動には順序情報が反映されているのである。

さらに興味深いのは、特定の順序で三種の動作を行うべく待機しているときに、その待機期間中に、最初の動作開始に数秒先行して活動する細胞が補足運動野に見られたことである。この活動（図6・12）はこれから行うべき動作の順序を表すメモリー情報を表現している。ところがこのような細胞活動は、最初の動作開始時に停止してしまうので、その情報は別のカテゴリーの細胞に受け渡されると考えられる。それならば、次の段階では、どのような形で処理されていくのであろうか。

補足運動野には動作の実行に伴って一過性に活動する細胞の他に、個々の動作実行のインターバル（一つの動作が終了してから、次の動作までの待機期間）において持続的に活動を続けるというタイプの細胞が多数存在する。このタイプの細胞が、動作①の実行から③の開始まで、あるいは③から②までといった特定の動作と次の動作を特異的に結び付ける、時間的なつな

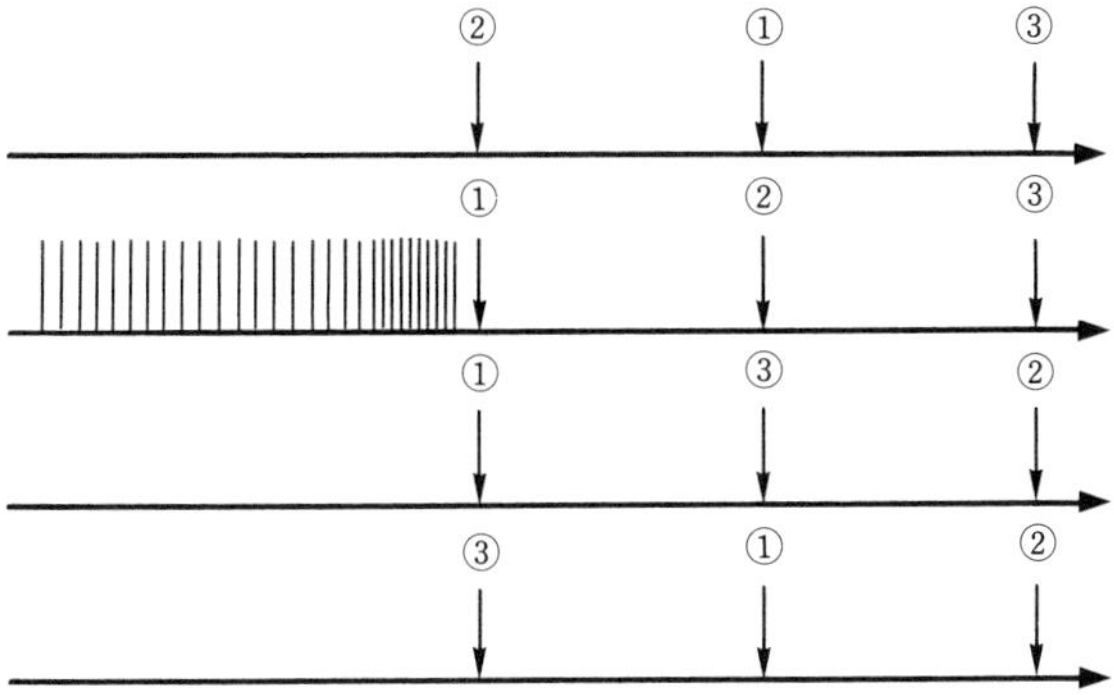


**図 6·12**　これから行うべき運動の順序を表現する補足運動野の活動

行うべき順序は①→②→③であることを表現している。

ぎ役をすると考えると、これらの細胞活動の使われかたを推定することができる。そのような細胞活動の例を図6・13Aの模式図と、実際のデータ（B）で示す。この例では、ハンドル押しの動作が行われてからハンドル引き開始までのつなぎを必要とする期間に活動するので、この二つの動作を時間的に結び付けるつなぎ素子としての役割が期待される。

　他方、以上の作業課題を行っているときに、前補足運動野の細胞活動はどのようなものであろうか。まず判明したことは、前述したような補足運動野の細胞活動と同タイプの活動が前補足運動野にも見られることである。したがって、これらの二つの領野には、複数運動の順序制御に関して、同様の使われかたをする細胞活動がかなり存在するといえる。

　前補足運動野に特に多いタイプの細胞活動もいくつか見つかっている。それらのうちの一つは、行う動作の種類に関係なく、三つのなかの何番めの動作を行うかを表現するものである。もう一つ別のタイプの細胞は、行うべき動作の順序がそれまでに行ってきたものと入れ替わるときにだけ活動するもので、順序そのものには特異性をもたない。このタイプの活動は、次に行うべき順序を、新しいものに更新することに関与するものと解釈される。

　このような細胞活動の出現は、複数運動の順序制御に、補足運動野と前補足運動野がともに密接に関与する実態を表している。両野のいずれかに、脳細胞活動を抑制するムシモールという薬物を微量投与すると、順序制御が全くできなくなるという実験的証拠も、その役割を物語っている。[12]

## 七　前補足運動野の働きの特徴

この領域は、身体のどの部位を使うかを決めることよりは、行おうとする動作の別の要因に関与するといえる。その要因とは、意図を具現化させる過程における、かなり早期の方向付けという意味合いを有してい

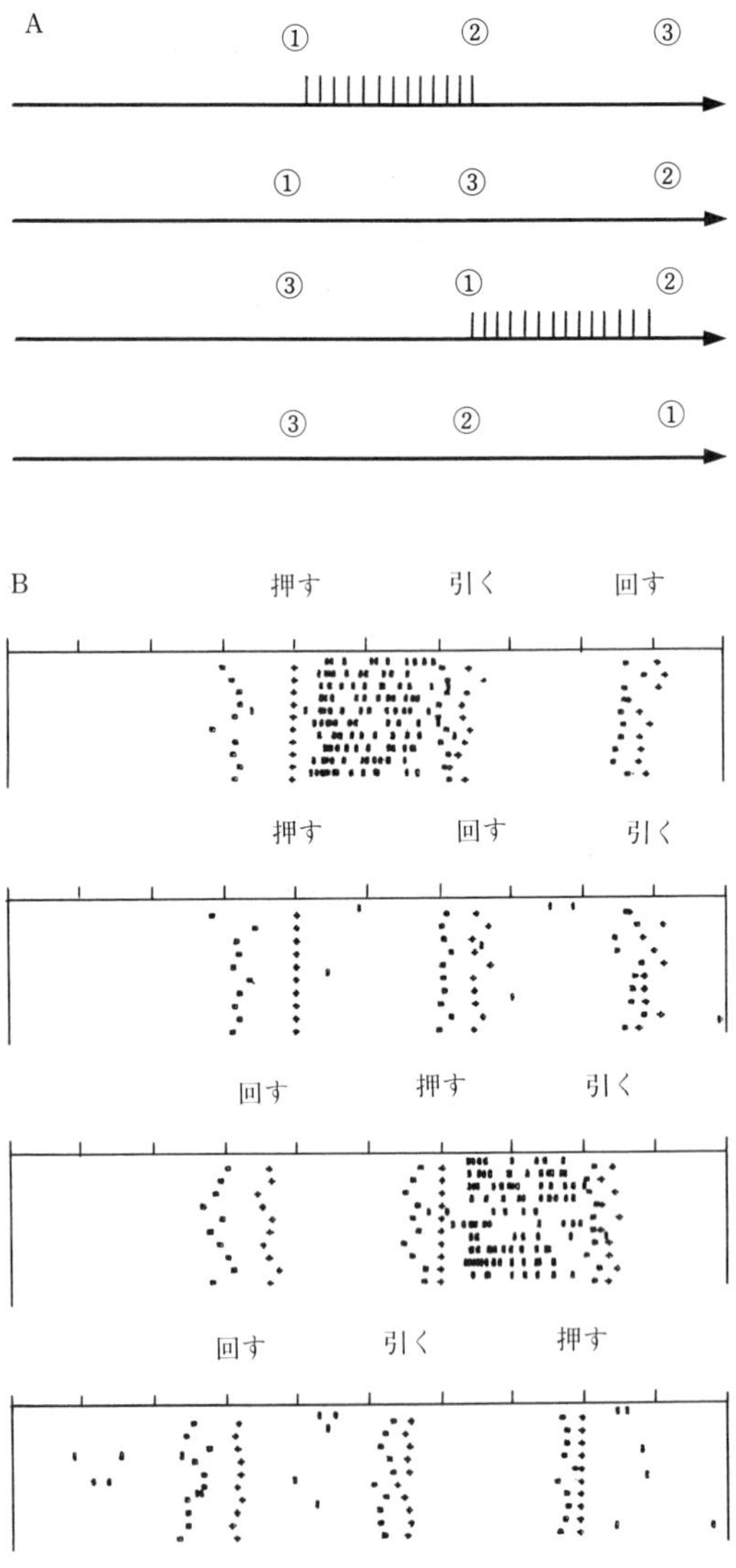


**図 6·13**　特定の2種類の動作の間をつなぐ情報を表現する補足運動野細胞の活動
Aはその模式図を，Bはその実例を示す。

る[13]。より具体的には、動作選択の準備、動作様式の切り替え[14]、複数の動作の順番の決定、ルーチン化した習慣的動作から意図的な選択による動作への切り替えなどにあたって、役割を果たすことが知られつつある[15,16]。

他方、前補足運動野の使い方の一つとして、動作開始に至るまでの時間を制御するという発見が最近なされた[17]。動作開始にいたるまでに、適切な時間をとる、すなわち「間をとる」ことは日常生活の多くの場で必要とされる。このような秒単位の時間制御への前補足運動野の関与を調べるために、サルが二秒、四秒、八秒のいずれかを選択して動作を開始する作業を行う課題を設定し、細胞活動を検索した。その結果、前補足運動野の細胞活動は、①適正な時間情報の抽出、②秒単位の時間の生成、③特定時間経過後の動作開始の促進という三つの過程にそれぞれ関与することが判明した。

このように、前補足運動野の存在意義については、運動のパラメータをきめるのではなく、別な次元で動作ないしは行動を制御するという理解が適切であろう。特に、動作開始のタイミングや時間的パターンを制御する役割が大切である。それとは別に、前頭前野からの豊富な入力を利用しながら、どのような情報を使って動作を制御するかを方向づけする役割も重要とみなされる。

## 文　献


(1) W. Penfield and K. Welch : *Arch. Neurol. Psychiatr.*, **66**, 289-317 (1951)

(2) J. Tanji : *Neurosci. Res.*, **19**, 251-268 (1994)

(3) D. Laplane, J. Talairach, V. Meininger, J. Bancaud, J.M. Orgogozo : *J. Neurol. Sci.*, **34**, 301-314 (1977)

(4) C. Brinkman : *J. Neurosci.*, **4**, 918-929 (1984)

(5) D. Thaler, Y.C. Chen, P.D. Nixon, C.Stern, R.E. Passingham : *Exp. Brain Res.*, **102**, 445-460 (1965)

(6) K. Shima and J. Tanji : *J. Neurophysiol.*, **80**, 3247-3260 (1998)

(7) Y. Matsuzaka, H. Aizawa, and J. Tanji : *J. Neurophysiol.*, **68**, 653-662 (1992)

(8) P.E. Roland, B. Larsen, N.A.Lassen, E. Skinhoj: *J. Neurophysiol.*, **43**, 118-136 (1980)

(9) N. Picard and P.L. Strick. : *Cereb. Cortex,* **6,** 342-353 (1996)

(10) J. Tanji : *Curr. Opin. Neurobiol.*, **6**, 782-787 (1996)

(11) J. Tanji and K. Shima : *Nature,* **371**, 413-416 (1994)

(12) 丹治　順：神経研究の進歩、第四十二巻、二十九−三十八（一九九八）

(13) P. Nachev, C. Kennard, M. Husain : *Nat. Rev. Neurosci.,* **9**, 856-869 (2008)

(14) Y. Matsuzaka, J. Tanji : *J. Neurophysiol.,* **76**, 2327-2342 (1996)

(15) K. Shima, H. Mushiake, N. Saito, J. Tanji : *Proc. Natl. Acad. Sci. USA,* **93**, 8694-8698 (1996)

(16) M. Isoda and O.Hikosaka: *Nature Neurosci.*, **10**, 240-248 (2007)

(17) A. Mita, H. Mushiake, K. Shima, Y. Matsuzaka, J. Tanji : *Nature Neurosci.,* **12**, 502-507 (2009)

# 第七章　姿勢と運動の自動的調節

前章までは、運動の発現と調節を自在にコントロールするための大脳皮質運動野の働きを説明してきた。実はそのような大脳皮質の機能は、脳の下部組織である脳幹や脊髄の働きにしっかりと支えられていて、はじめて成立するものである。

まず、運動を行うには、その運動を行うにふさわしい姿勢が保たれていることが前提となる。寝ていては行えない運動が多いし、起立しているときや座位、あるいは特定の姿勢ではじめて可能な運動もある。姿勢の維持と調節には、脳幹と脊髄が中心的な役割をなす。大脳などの上位中枢は、それらの下部組織の働きをあやつって調整しながら、行うべき運動とのバランスをとっている。

他方、運動のなかには自動性が強く、ひとりでに行われる運動や、特に注意をはらったり意識的に努力をしなくても行える運動がある。自動性が最も顕著なのは反射によって行う運動である。反射の中枢の大部分は脊髄や脳幹にあり、運動の自動性が高いほど、脊髄や脳幹の役割が大きいという原則が成立する。

## 一　脊髄反射

熱いものや鋭い刃物などに手が触れて思わず手を引っ込めるときや、じっと立っているときに一定の起立姿勢を保つときなどに、脊髄反射は重要な働きをしている[1]。

### A　屈曲反射

強い外力や熱・寒冷・化学薬品によって生ずる身体の傷害を避けるために、身体組織の侵害要因から遠ざかろうとする反射運動である。この反射を形成するためには、①皮膚や筋肉・関節などにあるレセプター(感覚受容器)が、侵害要因となる外部刺激(侵害刺激と呼ぶ)を感知し、②それらのレセプターの反応を感覚神経線維が脊髄に入力し、③脊髄の中にある神経細胞のネットワークで興奮と抑制の適正なパターンを作り出し、④その興奮と抑制のパターンを運動細胞に伝え、⑤屈筋と伸筋を支配する運動細胞が、運動神経によって、それぞれの筋肉へ興奮と抑制を伝えることになる。

　この反射の要素を図7・1に示す。皮膚や筋肉には侵害刺激によってのみ興奮するレセプターが存在し、そこから細い線維が感覚神経となって、脊髄へ情報を運ぶ。感覚神経は、脊髄の中に入ると、介在細胞と呼ばれる小型の細胞にシナプスを介して信号を送る。脊髄の介在細胞には興奮性と抑制性のタイプがあり、それぞれ出力のターゲットとなる細胞にプラスまたはマイナスの信号を送る。実は侵害刺激の入力に対しては、図7・1左側に示すように屈筋の運動細胞には興奮、伸筋の運動細胞には抑制が伝えられるので、上肢または下肢は屈曲するように仕組まれているのである。

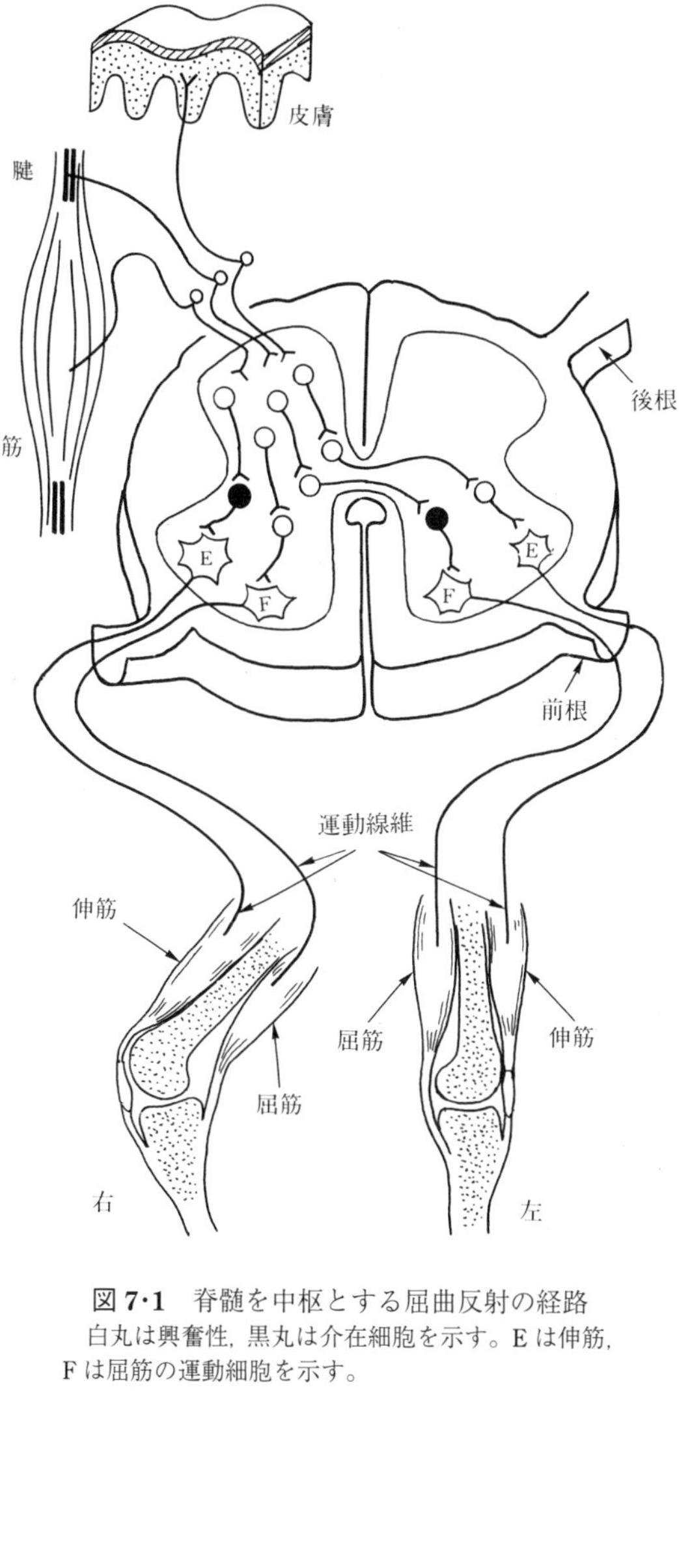


**図7·1**　脊髄を中枢とする屈曲反射の経路
白丸は興奮性，黒丸は介在細胞を示す。E は伸筋，F は屈筋の運動細胞を示す。

このように、入力情報を受け取って、一定のパターンを作り出し、出力する機構を反射中枢と呼ぶ。たとえば右足に侵害刺激が加わると、脊髄の反射中枢が働いて、右下肢は屈曲して足が引っ込むことになる。このとき、反対側の左下肢はどうなるだろうか。うまいことに、左側には反対のパターン、つまり伸筋を興奮、屈筋を抑制する反射出力のパターンが仕組まれている(図の右側)。それによって左下肢は、伸筋の働きで身体を支えることになる。このような反対側の動きをつくる反射を交叉性伸展反射と呼んでいる。

## B 伸長反射

ヒトがじっと立っているときに、一見静止しているように見えても、実は身体は細かく揺れており、重心はたえず移動している。しかし揺れは小さな範囲でおさまっているので、倒れずに済んでいる。このように、自動的に起立姿勢を保てるのは、伸長反射のおかげである。

骨格筋の内部には、筋の長さを鋭敏にとらえて信号を送り出す、センサーの役目をする長さ受容器がある。

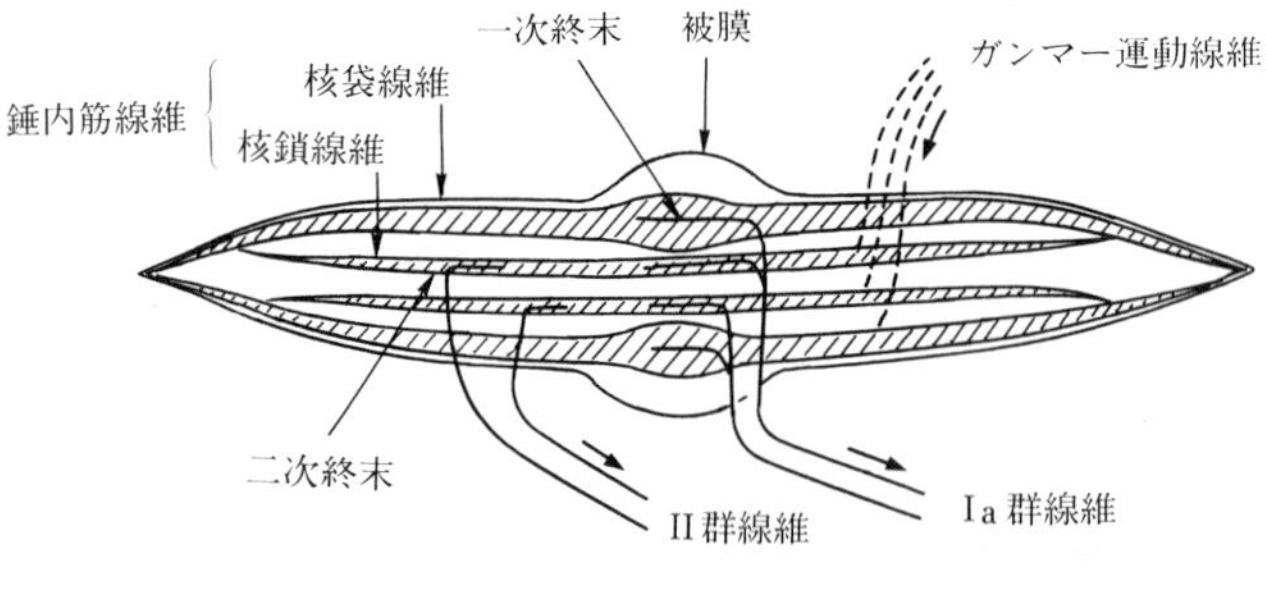


図 7·2　筋紡錘の模式図

それは紡錘形をしているので、筋紡錘と呼ばれている（図7・2）。筋紡錘は骨格筋の線維の中に埋まった形で存在し、その内部にはセンサーである終末部があって、筋の長さと長さ変化の速度を感知し、それらを二種類の感覚性線維（Ｉａ群求心性線維とⅡ群求心性線維）によって脊髄へ伝えている。[2]

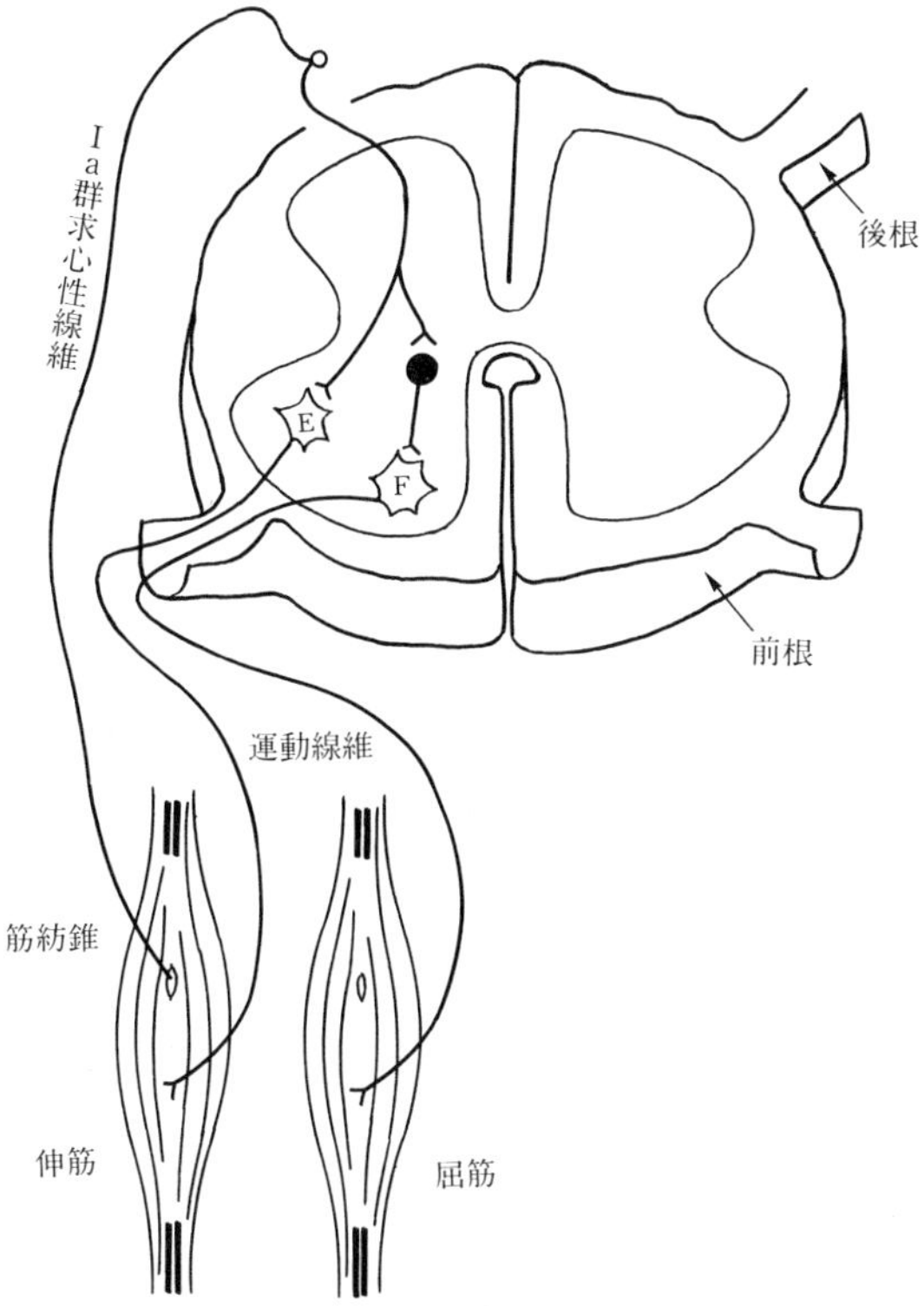


**図7·3**　伸長反射の反射経路
Eは伸筋，Fは屈筋の運動細胞を示す。

起立姿勢を保っているときに、下肢の伸筋と屈筋はそれぞれ適量の筋収縮を行っていて、バランスを保っている。その際に、そのバランスが崩れて伸筋が伸ばされると、図7・3のように筋伸長の信号は脊髄に送られ、まず伸筋を支配する運動細胞の興奮性を高める。それによって、伸筋の収縮が強められる。そのとき脊髄において、筋伸長の信号は抑制性介在細胞にも伝えられ、それを介して、屈筋を支配する運動細胞が抑制されるので、屈筋の収縮は弱まる。その抑制を相反性抑制と呼ぶが、このようにして失われかけた姿勢のバランスは自動的に補正されることになる。

　膝の直ぐ下をハンマーで叩くと、足がぴょんと上に上がる。このポピュラーな現象は、膝蓋腱反射と呼ばれている。そんなことが、どうして起こるのであろうか。膝の直ぐ下には、大腿四頭筋という、膝の伸筋の腱が付いている。そこをハンマーで叩くと、大腿四頭筋が伸ばされる。その筋の伸びを敏感にとらえた筋紡錘が興奮し、筋が伸ばされたという信号が脊髄に送られる。脊髄の反射中枢では、大腿四頭筋の運動細胞には興奮性の、屈筋の運動細胞には抑制性の信号が伝えられる。その出力によって膝が急速に伸展するのである。

### C　筋の張力を制御する反射

骨格筋は腱によって骨に強固に接続している。筋肉の端が腱に移行する部分に腱器官と呼ばれる感覚器がある。腱器官は筋に生じている張力を鋭敏にモニターするセンサーである。腱器官の信号は脊髄に送られて、脊髄内で介在細胞を経由して運動細胞に作用する。その作用は、腱器官の存在する筋が収縮しすぎないように抑制し、それとは逆の働きをする拮抗筋（伸筋の拮抗筋は屈筋である）を興奮させるように働いている。さて、何らかの原因で筋の張力が低下すると、腱器官から持続的に送られていた信号が弱まり、反射性に働いていた抑制出力がはずれるようになる。それによって、運動細胞の活動は高まり、筋の収縮が強まって、筋張力が上昇するというしかけになっている。つまり筋張力を一定に保つことで、姿勢の自動的調節を助けていることになる。

### D　上位中枢による反射の制御

上述のように、脊髄反射は自動的に運動をつくりだしたり、四肢の姿勢を保ったりすることができるが、しかしそれらの働きは、脊髄より上の上位中枢によって制御されている。大脳の一次運動野や補足運動野・運動前野はいずれも脊髄の反射を形成する反射中枢に対して出力を送り、反射の強弱を調節することができる。すなわち、大脳の運動野は脊髄反射を強化したり減弱したりできるし、そうすることによって、行おうとする随意的運動との協調や整合性を取れることになる。

### E　ガンマー運動細胞

骨格筋の中には筋の長さを感知する筋紡錘という器官があることを前項で説明したが、この長さ数 mm の筋紡錘の中には、数本の細い特殊な筋線維があって、錘内筋線維と呼ばれている。図7・2に示したように、錘内筋線維の中央部にはレセプターがあって、筋が伸ばされると鋭敏に反応する。その他に、錘内筋線維を収縮させる作用をもったガンマー（γ）運動線維がここに接続している。この線維は脊髄のガンマー運動細胞から送られてくる。ガンマー線維に信号が送られると、錘内筋線維が収縮し、レセプターが引っ張られて活動が高まるとともに、骨格筋の伸長に対する感受性が増大する。したがって、筋の伸長反射も増大する。

脊髄の前角には、二種類の運動細胞が存在する。一つは骨格筋に接続してこれを収縮させるアルファ（α）運動細胞、もう一つは錘内筋線維を収縮させるγ運動細胞である。脳の上位中枢が運動の司令を出すときには、α運動細胞に並行して、γ運動細胞にも信号が送られる。そのような働きをα-γ連関という。

ある筋を収縮させようとするとき、α運動細胞を興奮させて骨格筋を収縮させると同時に、γ運動細胞によって筋紡錘の活動も高める。その意味は次の二点である。①筋収縮によって、筋の長さが縮まり、筋紡錘からの信号が停止すると、図7・3に示した経路で入力する、筋紡錘からα運動細胞への興奮性入力も停止してしまうので、これを補償する。②筋が収縮しているあいだに、筋紡錘の活動が停止すると、収縮経過中の筋の長さ変化を表す信号が停止してしまう。運動の実行を正しく調節するには、運動実行時に筋の長さ変化を常時モニターし、その信号を小脳や大脳に送る必要がある。したがって、筋収縮をさせる場合には、筋の長さが短縮することによる筋紡錘の活動低下に見合っただけの活動上昇をγ運動細胞によって司令し、筋紡錘からの信号が途絶えないようにする。上位中枢による運動制御には、このα-γ連関のような微妙で精細な要素が含まれているのである。

## 二　姿勢反射

多様な運動は、その運動を行うために適切な姿勢に支えられてはじめて可能である。私たちの全身は常に前後・左右に傾き、上下にも移動しているが、そのような動きに速やかに対応して、多数の骨格筋が働き、全身のバランスを取りながら姿勢を保っている。そのような働きは大変巧妙な中枢神経系のしくみによってなされているが、多くの場合、姿勢の調節は意識されることなく、自動的に行われている。姿勢調節の主役は脳幹にある姿勢反射中枢で、ここに多様な入力が送り込まれ、多数の筋に出力がなされている。脳幹に加えて、脊髄の反射も姿勢維持に役立っているし、小脳や大脳も脳幹の姿勢反射を調整するなどして、姿勢制御に関与している。

　姿勢反射がきわめて良く発達しているネコで、反射性に起こる姿勢調節を見てみよう（図7・4A）。仰向けの姿勢で空中に放り出されると、ネコはまず頭部をひねって顔を地面に対して垂直に向けるように動かし、次いで上肢・胴体・下肢が正立の方向に修正されて、見事に着地する。このようなすばやい動きは、内耳に存在する前庭の器官から発した信号にもとづく前庭反射と、頸部のひねりを信号としてキャッチして、全身の筋肉の活動を調節する頸反射が複合して作用した結果、実現されている[3,4]。

### A　前庭脊髄反射

　頭部が傾いたり、位置が変わったりすると、内耳の前庭にある耳石器のレセプターがその変化をとらえて、脳幹（延髄）の前庭神経核という中枢に信号を伝える。そこから出た出力信号が、脊髄のいろいろな場所（頸髄・胸髄・腰髄）に送られ、運動細胞の活動を調節する。例えば図7・4Bのように頭部が傾くと、傾いた下側の上肢と下肢の伸筋は活動が高まり、屈筋活動は抑制される、反対側の上・下肢では逆の反応が起こる。この反射は緊張性迷路反射とも呼ばれている。また、頭部が運動していろいろな方向に回転すると、内耳の半規管がその動きの加速度を捉え、前庭神経核に信号を送って、反射性に脊髄の運動細胞に出力し、上・下肢の伸筋と屈筋の活動を調節する。この前庭脊髄反射によって、頭部または全身が動いても、全身のバランスは保たれる。

### B　頸反射

　野球選手のプレーを見ると、図7・4Cのような捕球動作姿勢が見られる。このプレーは、頸反射を利用

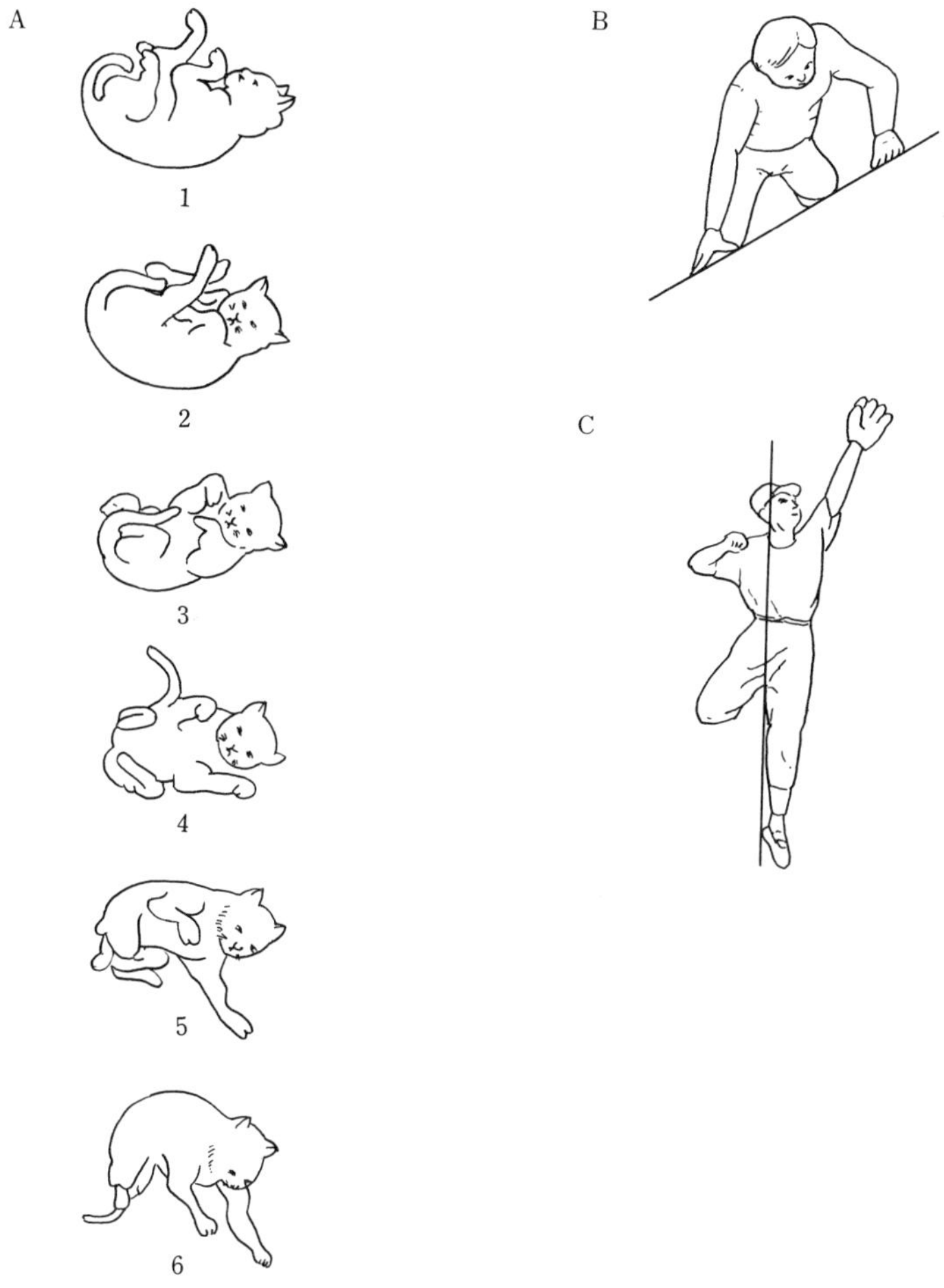


**図 7·4**　姿勢反射
A：立ち直り反射
B：緊張性迷路反射
C：頸反射による全身運動の調節
（本郷利憲：「標準生理学（第3版）」，医学書院，1993）より

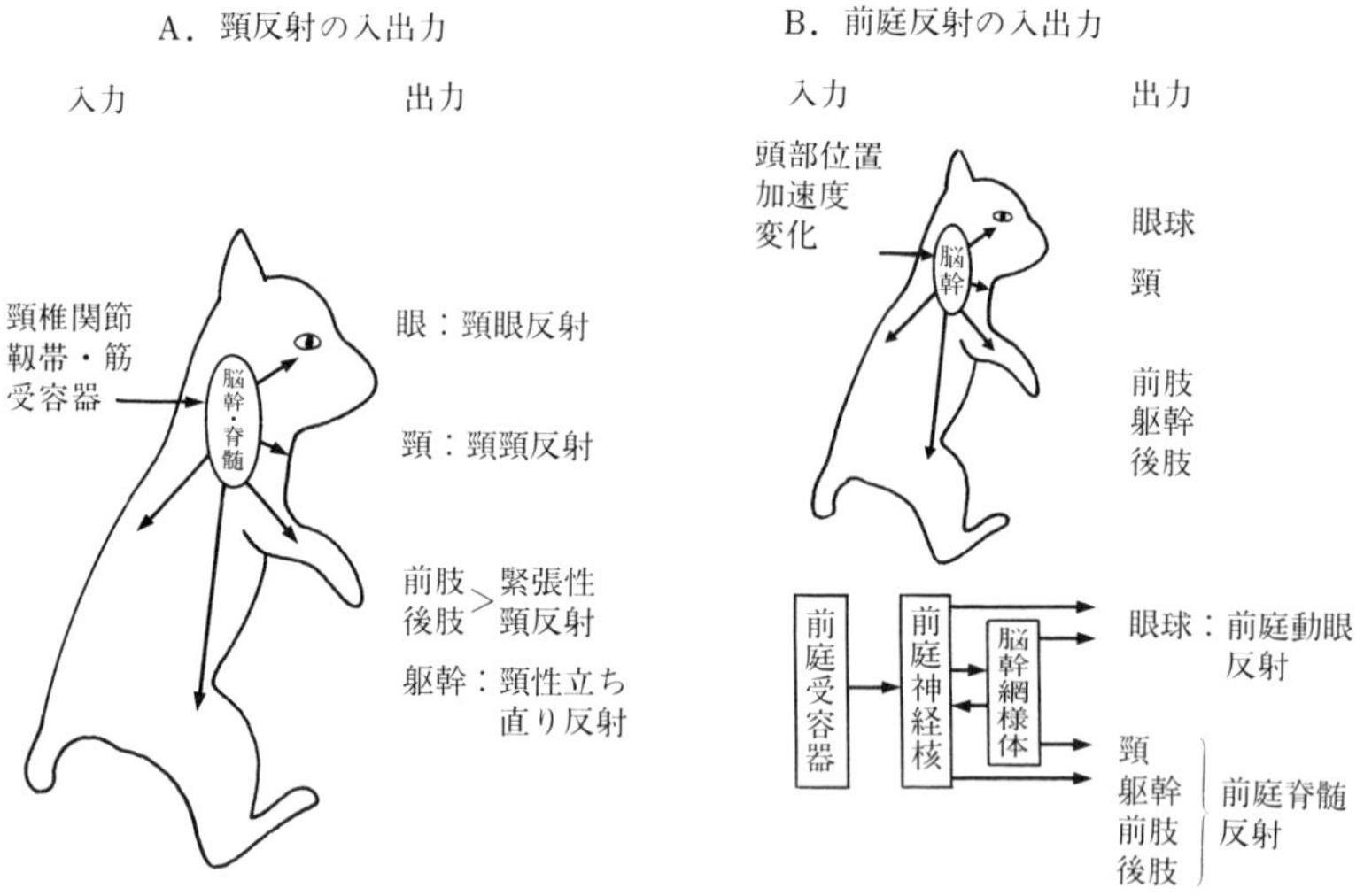


**図 7·5**　頸反射と前庭反射の成り立ち
（福島菊郎：小生理学（第 4 版），南山堂，1999）より

した、自然で合理的なプレーである。頸部が一方向に傾くか、回転する、あるいは前屈・後屈されるなどの動きをすると、頸部の筋肉にあるレセプター（筋紡錘）が信号を延髄と脊髄に送り、そこを経由した反射性の出力が四肢筋に送られる。一般的に、顔が向いたほうの上・下肢の伸筋が活動し、屈筋の活動は弱まる。

実生活においては、前庭脊髄反射と頸反射は同時に起こることが多く、相互に干渉が生ずる。そのバランスのとれた干渉の結果が、安定した姿勢の維持を生み出す。この二つの反射の入出力と成り立ちを図7・5に示す。これらの反射は小脳の強力な制御によって、その大きさや時間経過が調整されているので、小脳が傷害されると姿勢調節に重大な支障をきたす。

## 三　その他の反射

脳幹には個体の生存を直接左右する重要な反射が多数存在する。呼吸や心臓の働きを止めたり高めたりする反射や、痛み反射などがその例である。自動的に運動を誘起する反射としては、喉の奥に水・食物が送られたときに生ずる嚥下反射や、咳をするときの咳漱反射、しゃっくり反射などがある。角膜が刺激されると反射的にまぶたが閉じて閉眼する角膜反射においては、角膜の感覚が三叉神経によって入力され、脳幹（橋）の顔面神経核が反射中枢となって、運動の出力が顔面神経に送られ、閉眼筋が収縮する。

その他、光を感じて瞳孔を収縮させる瞳孔反射があるし、眼球を自動的に動かす反射として、前庭動眼反射がある。これは頭部の動きを自動的に補正した眼球運動を形成するもので、たとえば頭部が右へ回転すると、眼球は左へ回転する。日常、頭は常に動いているのに網膜に映った視覚像がずれないのは、この前庭動眼反射によるところが大きい。

## 四　自動性の強い運動

### A　歩行運動

歩行は随意的に始めたり停止したりできるが、いったん歩きはじめると、自動的に続行され、特に意識しなくても歩き続けることができる。この事は、歩行に必要な四肢の運動パターンを自動的に形成する神経機構の存在を意味する。大脳と間脳が壊れていて全く機能していない動物でも、トレッドミルという連続的に動くベルトに乗せてやると歩き出す。ネコなどの動物実験でそれが確かめられている。脊髄よりも上位の脳が全く失われている動物でさえも、トレッドミルに乗せて、適当な刺激を与えると、歩行様の運動が誘発されるのである。

歩行運動の基本は、屈筋と伸筋がタイミング良く興奮と抑制をくり返すことである。脊髄にはそのような基本的な時間的パターンを屈筋と伸筋の運動細胞に送り出す神経回路網が存在する。次に左右の下肢（または上肢）の屈・伸筋の活動相互に適正な交替性活動パターンを形成し、さらに上肢と下肢の活動のタイミングを調節する必要がある。これらの目的のためには、四肢間反射回路というニューロン回路網が使われていると考えられている。

以上が脊髄に存在するとされている、歩行に必要な要素的神経回路網である。それらを賦活したり、回路網のリズム調整をしたりする部位が脳幹に存在するようである。脳幹の一部で、中脳の楔状核と呼ばれている部位は、そこを電気刺激すると歩行が誘発され、また歩行リズムを変調させることもできるので、歩行誘発中枢とされている。他方、脳幹には歩行を停止させる作用を持つ中枢も存在する。このように歩行は自動性が強いが、間脳や大脳によって随意的にコントロールできる面も有している。

## B 呼吸・そしゃく・発声

呼吸は何ら努力をしなくとも、眠っていてさえも自動的に続けられるという特性をもっている。随意的に調節や停止ができるとはいえ、この自発性と自動性は基本的に重要である。呼吸運動はどのように発現し、調節されるのであろうか。

呼吸を発生させる原動力は呼吸筋である。呼吸筋は横隔膜と肋骨に付着している二種類の肋間筋から成っており、それぞれ脊髄の運動細胞に支配されている。運動細胞の活動を形成する主役は、脳幹の下部にある呼吸中枢である。呼吸中枢とは、呼吸に関係した多様な特性を持った細胞の集団の総称であり、延髄から橋にかけて、多数の細胞集団が存在する。それらの細胞集団の連携プレーによって呼吸リズムの発現と調節が行われ、その出力に支配されて、呼吸筋の運動細胞が周期的に活動する。

延髄には呼息と吸息それぞれの周期の初期や遅い時期などに、種々のタイミングで活動する呼吸性ニューロンが存在し、六種類の集団を形成している。それらの細胞集団は、集団のあいだで互いに影響しあう回路網を形成し、回路網で行われる興奮と抑制の統合的な時間経過が、延髄から脊髄へ向かう出力ニューロンに呼息相と吸息相の基本的な時間パターンを生成する。

そのようにして呼吸の基本的なリズムが生成され、それに対して数多くの調節系が働いて、リズムの調節や呼息ないし吸息運動の調節を行う。ここには、さまざまな反射が働いている。まず末梢的要因による反射がある。気道や肺あるいは呼吸筋のレセプターが機械的刺激を感知し、呼気・吸気の変調を伝えると、反射性にそれが修正される方向に調節が働く。他方、血液中の酸素、二酸化炭素、pHなどの変化はそれぞれ頸動脈と大動脈にある化学受容器によって感知され、脳幹の呼吸中枢に送られて、それぞれ呼気または吸気を適正な方向に修正させるべく呼吸ニューロンの活動を調節する。さらに、脳幹の呼吸中枢は、大脳の上位中枢の支配下にある。

次にそしゃく（咀嚼）運動について簡単に触れたい。ヒトや動物のそしゃく運動は摂食運動として重要である。その運動のパターンは、日常ほとんど意識されることは無いが、実は規則的な、顎と舌のリズミカルな協調運動が行われている。この基本的なリズムを形成するためには、脳幹下部（橋と延髄）に存在する中枢が働いている。この中枢から開口筋と閉口筋の運動細胞に出力がなされ、そしゃく運動の基本パターンが作られる。一方、脳幹のそしゃくパターン形成中枢には、大脳皮質から出力が送られ、そしゃくの開始と停止がなされる。そしゃく運動中に、開口・閉口筋に強い外力が加われば、反射性に運動が修正される。

発声の神経性調節機構については不明の点が多いが、発声を行うためには呼吸筋および咽頭と喉頭の筋群に特有な、しかも発声の種類に応じた活動パターンの組み合わせが必要である。そのようなパターンの形成は中脳で行われているようである。中脳の中枢に対しては、さらに上位の中枢からのコントロールが働いている。

## C 自動性運動調節のまとめ

自動性の強い運動には、それぞれ特有のリズムないしは出力パターンがあり、多数の運動細胞集団が、時間的・空間的に定型的なパターンで活動する。そのようなパターンを形成するために、中心的な役割をするニューロン回路網が存在する。それらをパターンジェネレーターと呼ぶ。図7・6に示すように、パターンジェネレーターは大脳などの上位中枢の支配下にあり、その活動の開始・停止やパターンの特性は上位中枢によって規定されるが、しかしいったん動き出すと、上位中枢の働きが無くとも活動を続けることができる。パターンジェネレーターは、運動細胞集団の中のどれが、どのタイミングで、どのような強さで活動するかを司令し続けることによって運動のパターンを形成する。他方、その出力の過不足は、末梢からの情報をレセプターで感知し、反射性に調節することで修

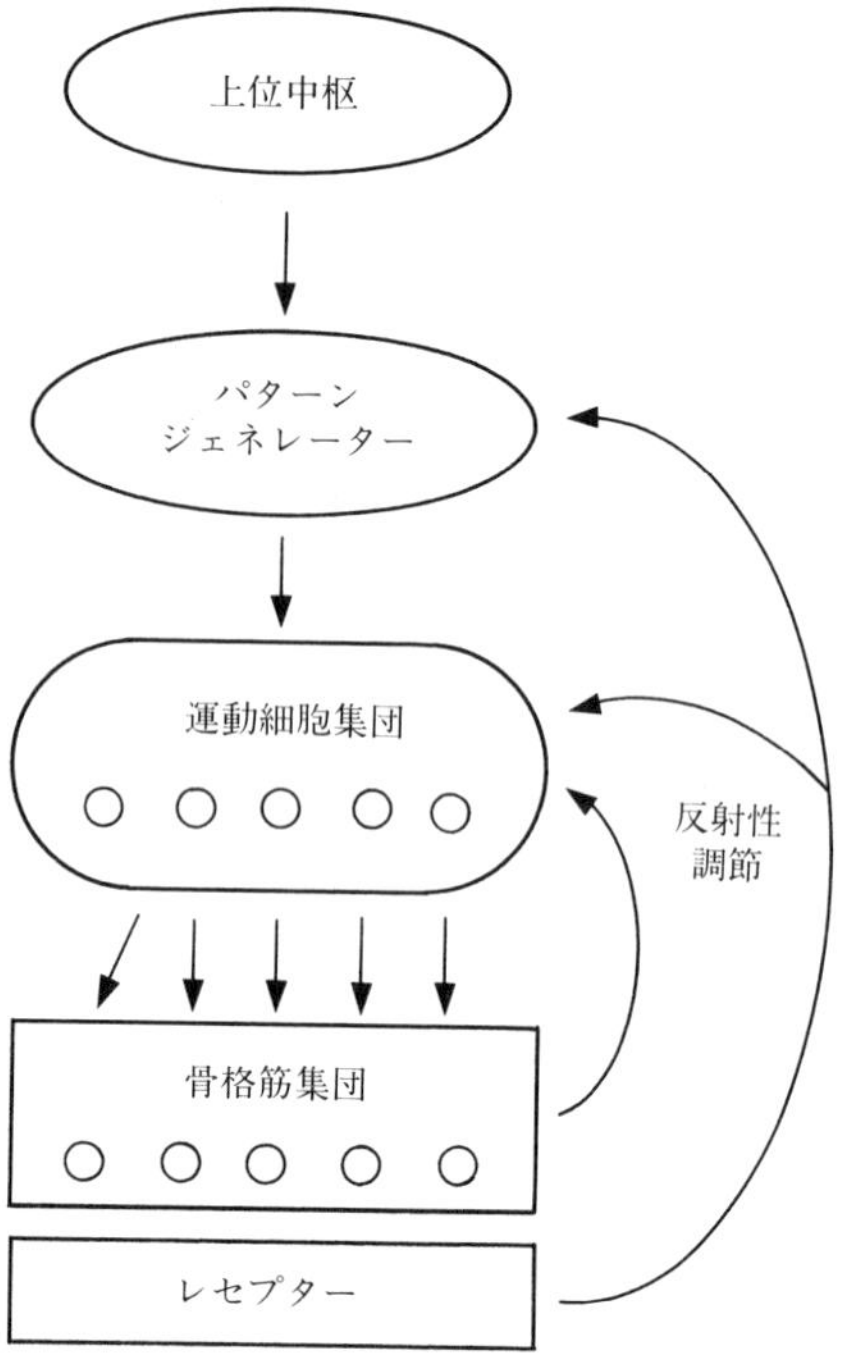


**図 7·6**　一定のパターンで自動的に連続的に行われる運動の調節系

正することができる。

## 文献


(1) 本郷利憲ほか編：標準生理学、医学書院（一九九三）

(2) P. B. C. Matthews : *Physiol. Rev.,* **44**, 219-288 (1964)

(3) 篠田義一：前庭系の機能、四二五-四三二、三輪書店、東京（二〇〇三）

(4) T. D. M. Roberts : Neurophysiology of Postural Mechanisms, Butterworths, London (1978)

# 第八章　小　脳

運動を行うからには、上手に行う必要がある。運動を遂行するときには、その大きさや方向、ないしは速度や時間経過を正しく調整することが常に要求される。それをしようとするときに、小脳がとても重要な働きをする。小脳は脳の計算センターといわれており、運動を正確にするために、大切な働きをしている。そのような働きをする小脳にはどんな細胞や構造があり、そこにはどのような仕組みが働いているのであろうか。この章ではそれらの疑問に関して、どこまで知られているのかを概説する。

## 一　小脳の構造と細胞

大脳皮質の後部のすぐ下に、小脳がある。小脳を取り出して上から見ると、図8・1Aのような姿をしており、水平方向に多数のひだが走っているのが目立つ。それらのひだ（小脳回という）は小脳の内部まで深く入り込んでいるので、縦方向に切断した断面を横から見ると、小脳の皮質は図8・1Bのような構造になっている。溝と溝の間を小葉と呼んでおり、I～Xのよ

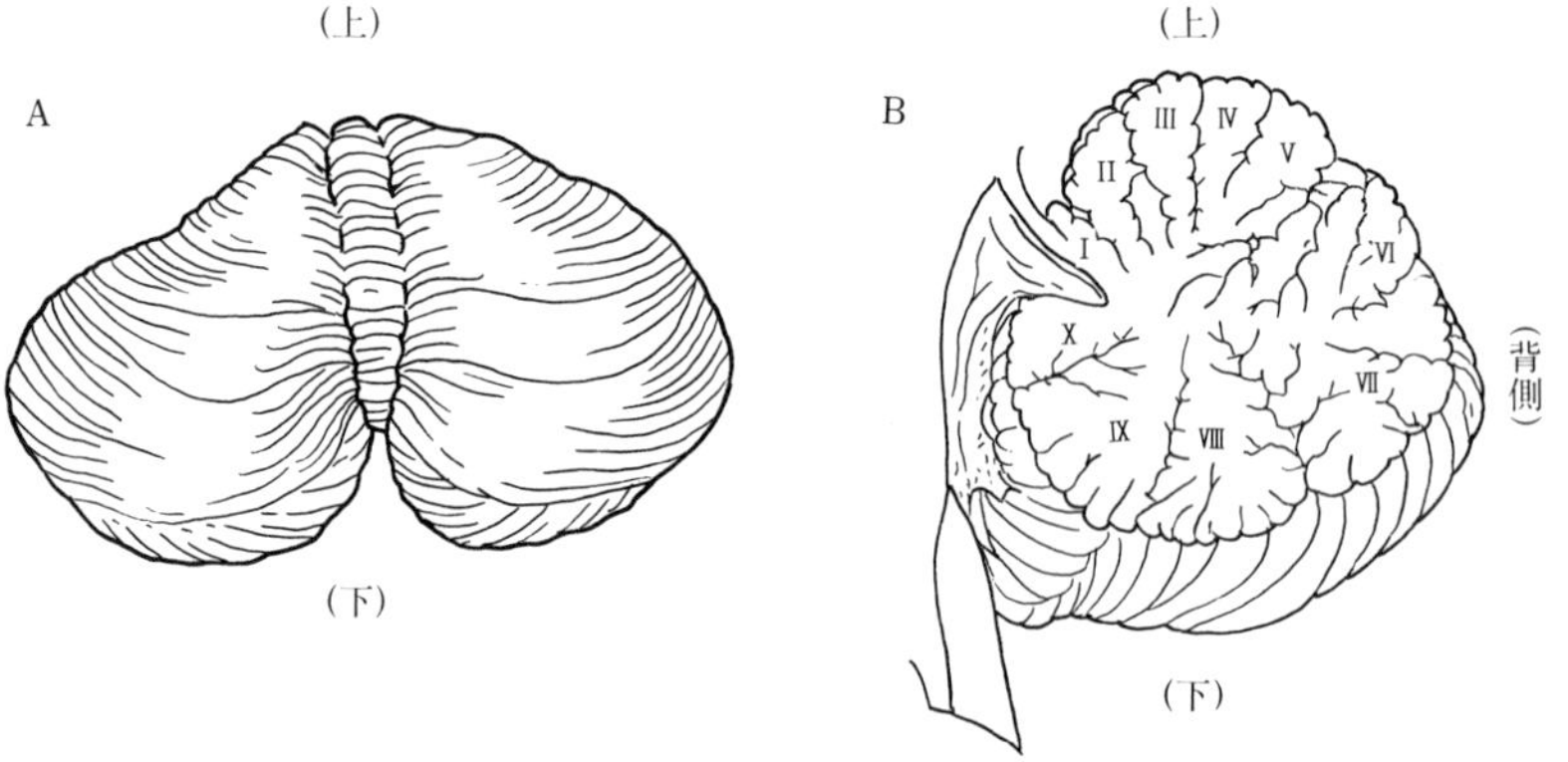


**図8·1**　ヒトの小脳

Aは上から見た形を示す。上下の方向に小脳を切断すると，その断面はBのようになり，深い溝によって小葉に分かれている。

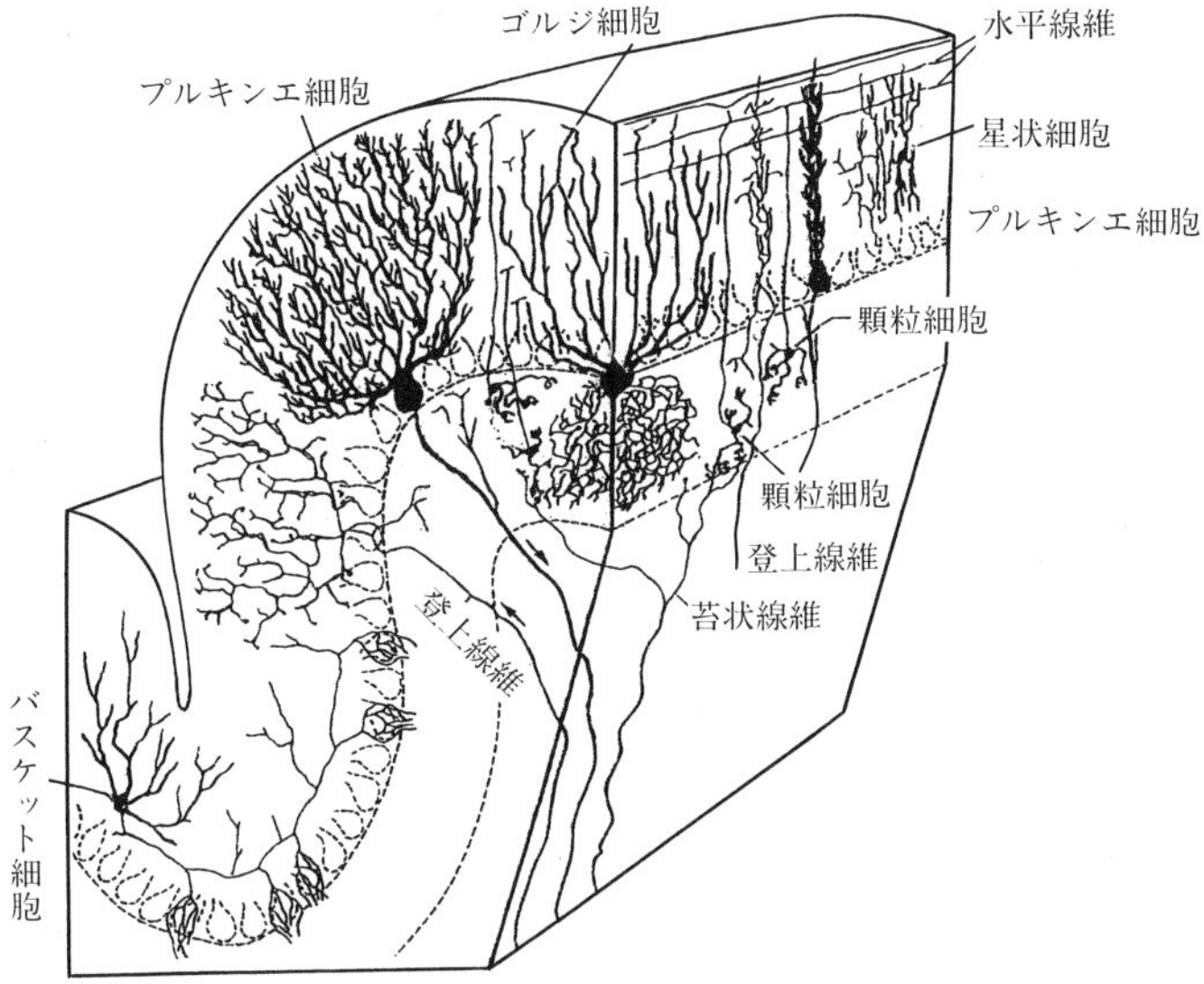


**図8・2**　小脳皮質の微細構造

うに番号が付けられている。

次に小脳皮質の微細構造を見てみよう（図8・2）。小脳の一部を取り出してその構造を調べると、二つの事実に驚かされる。第一に、小脳皮質はそのどの部分をとっても一様な構造になっていることである。第二に、その構造は規則的で、わずかに五種類の細胞と、二種類の入力線維で構成されていることである。それらの細胞や線維の形と配列を顕微鏡で見ると、見事な幾何学模様あるいは結晶のような構造をなしており、その美しさは感嘆に値する。このような均一な構造を見ると、小脳の動作原理がどの部位でも共通であると、直感的に見て取れる。

小脳から信号を送り出す出力細胞は一種類だけである。それはプルキンエ細胞と呼ばれる大型の細胞で、その細胞体から多数の突起（樹状突起）が出ており、図8・2のように皮質に広がっている。それらの突起には外からの信号を受け取るシナプスが付いている。細胞体からの出力は、一本の軸索と呼ばれる線維によって出ており、それは小脳核へ向かって送られる。プルキンエ細胞の出力は、その相手方であるターゲットの細胞を抑制する。つまりプルキンエ細胞は抑制性細胞である。

その他に小脳皮質には、三種類の抑制性の介在細胞があって、皮質内部で神経回路網を形成する。それらは、バスケット細胞、ゴルジ細胞、および星状細胞である。小脳皮質の興奮性細胞は一種類しかなく、顆粒細胞という小型の細胞である。その役割は、小脳の外からきた入力信号を受け止めて、皮質内部に配給することである。小脳への入力系の一つである苔状線維から信号を受け取った顆粒細胞は、その出力線維を皮質の表面へ向けて送り、皮質表面では分岐して表面と平行に走る水平線維となる。その水平線維を介して、プルキンエ、バスケット、水平、ゴルジの四種類の抑制細胞にシナプス接続をし、それらを興奮させる。

小脳へ入ってくる入力は二種類である。一つは前述したように苔状線維として入力し、顆粒細胞を興奮させる。苔状線維の起源は、脳幹と脊髄に存在する中枢である。この入力系は、①大脳から送られる情報、②脳幹の情報、③前庭神経の情報および④脊髄を介する(筋・関節・皮膚の)身体情報を伝える。もう一つは登上線維と呼ばれる線維を介する入力で、その起源は脳幹の下オリーブ核である。登上線維は直接小脳皮質の表面まで登り、プルキンエ細胞の樹状突起にまつわりつくように接続する。

## 二　小脳皮質の神経回路

小脳皮質の中で、どの細胞がどんな種類の細胞に接続し、どんな種類の信号を受け渡すかに関しては、主に一九六〇年代に詳細な研究が進められ、その結果、小脳における神経回路のほぼ全容が解明されている[1]。その回路の大要を図8・3に示す。小脳からの唯一の出力細胞であるプルキンエ細胞は、二種類の興奮性入力を受け取る。一つは苔状線維から入ってくる興奮系である。顆粒細胞は苔状線維の入力を受け取り、その出力である軸索を小脳の皮質表面に送り、水平線維となってプルキンエ細胞の樹状突起に興奮性のシナプス接続をする。もう一つは登上線維による入力で、この入力はプルキンエ細胞にきわめて強い電位の変化(脱分極)を生ずる。

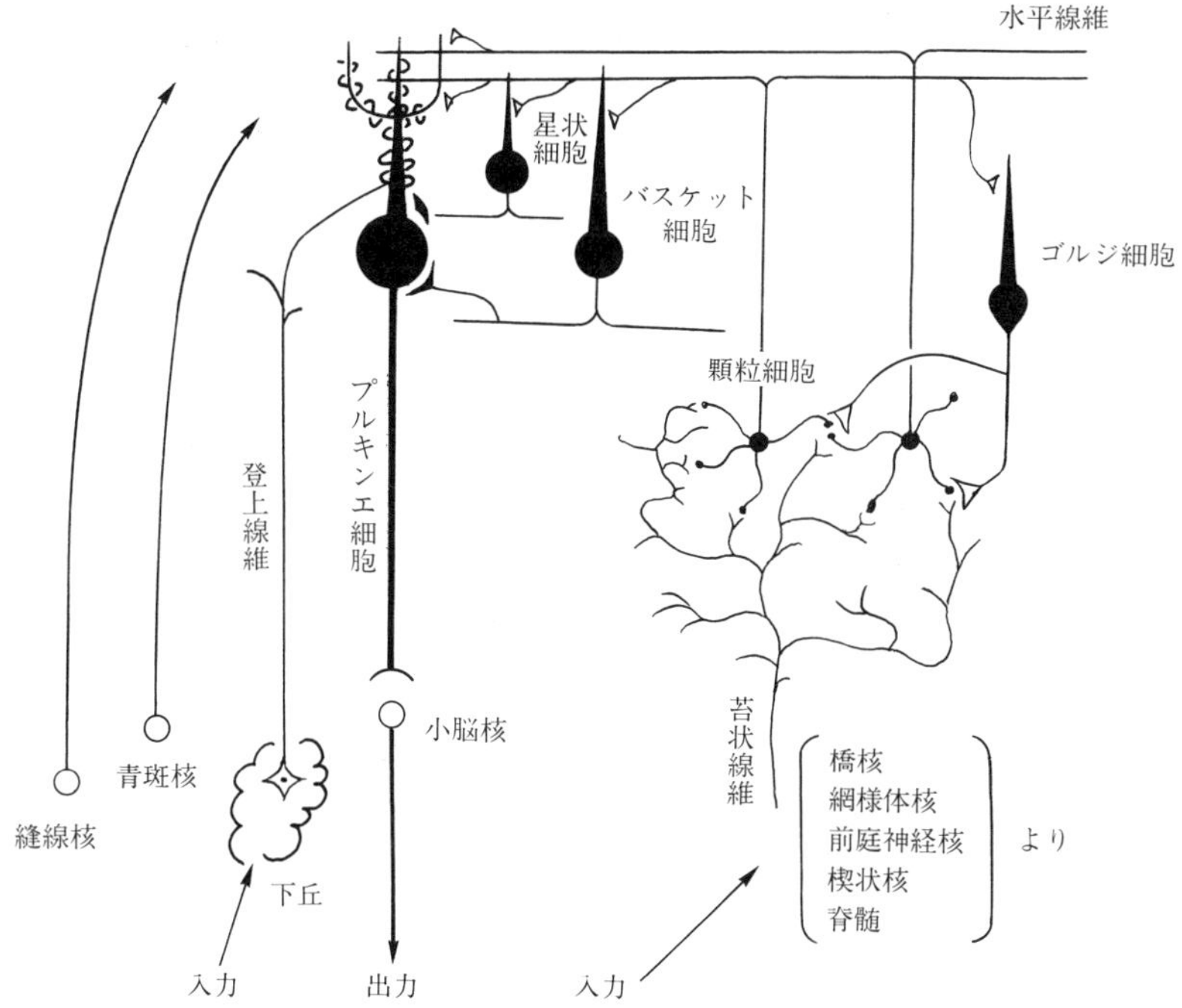


**図8·3**　小脳皮質の神経回路

バスケット細胞と星状細胞は水平線維からの入力で興奮し、両者はその出力でプルキンエ細胞を抑制する。つまり水平線維を介する苔状線維系の入力のうち、直接プルキンエ細胞に接続するプラス入力と、抑制細胞を介する間接的なマイナス入力とのバランスが、最終的な出力であるプルキンエ細胞の活動レベルを決定することになる。一方、ゴルジ細胞は顆粒細胞の入力で活動が高まるが、その出力は顆粒細胞が苔状線維から入力信号を受ける部位に送られ、その入力を抑制する。これは負のフィードバック回路であって、顆粒細胞の過剰な興奮を抑えるしくみと見なされる。

## 三　小脳をめぐる神経回路網

上記のように、小脳皮質の構造と神経回路はどの部位でも一様になっているので、小脳の内部では共通な動作原理が働いて、情報が処理されていると考えられる。つまり小脳は入力情報を演算処理して出力する計算センターにたとえることができる。したがって、小脳としての具体的な機能は、どこから入力をもらって、どこへ出力を送り出すかによって決まることになる。

入・出力の構成から小脳を分類すると、三つの部分に大別される。第一の部分は内耳の前庭から頭部の位置や動きに関する情報をもらい、その情報を処理した結果を脳幹の前庭神経核に送る（図8・4A）。この部分は前庭小脳と呼ばれているが、その出力は姿勢調節や眼球運動の調節に関与している。

第二は、脊髄から全身の皮膚、筋肉、関節の感覚情報を入力として受け取る部位であり、脊髄小脳と呼ばれている（図8・4B）。脊髄小脳で処理された情報は脳幹の網様体核と前庭神経核に送られ、そこから脊髄に出力される。この系は身体のバランスをとったり、自動性の高い運動の調節を行ったりする機能を有する。

第三は大脳皮質から広範に入力を受け取る部位で、大脳皮質小脳である。大脳皮質から送られた情報は、

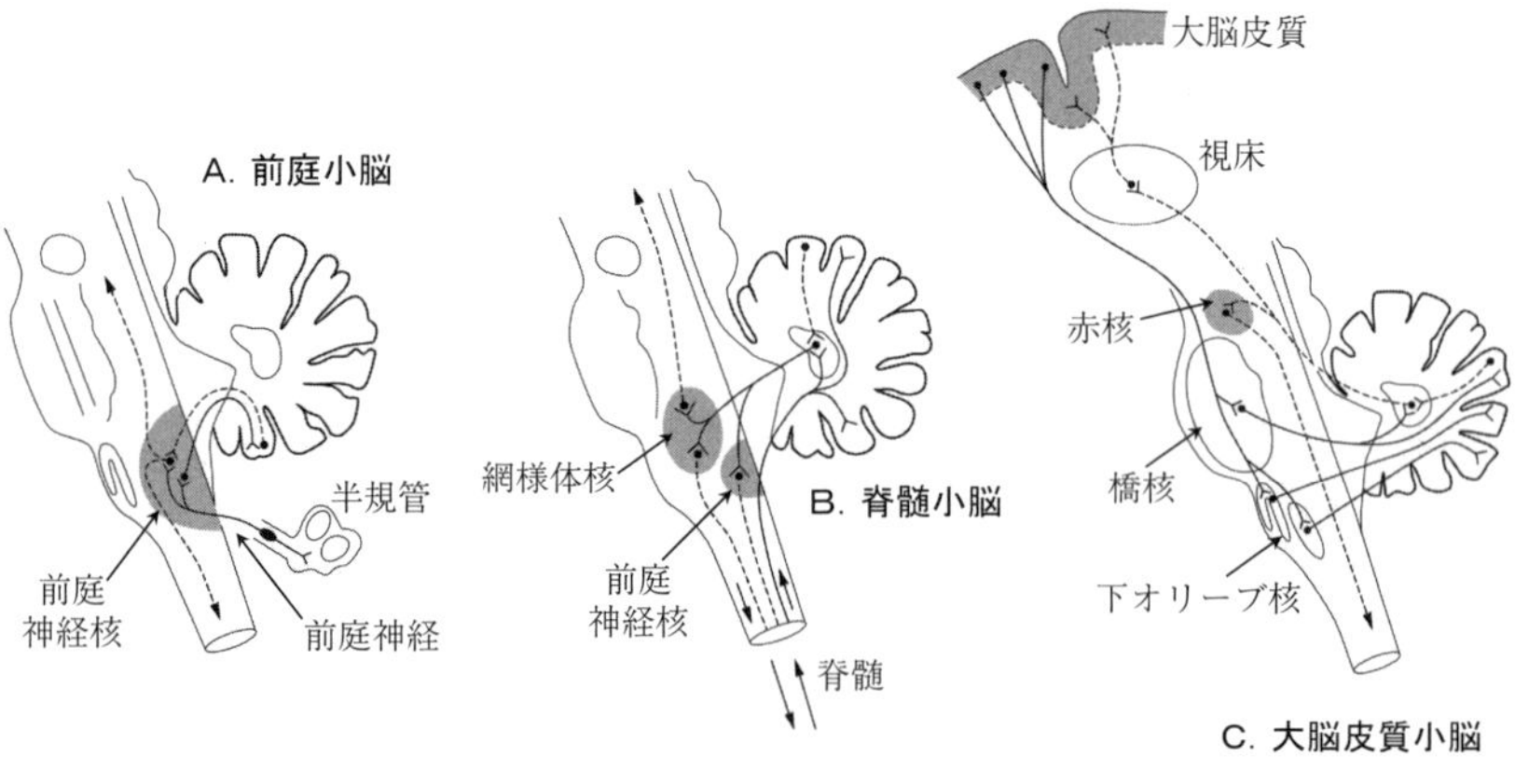


**図8･4**　小脳の3領域における神経回路の入力と出力
前庭小脳は前庭神経から入力を受け，前庭神経核に出力を返す。脊髄小脳は脊髄から入力を受け，小脳核を介して網様体核と前庭神経核に出力する。大脳皮質小脳は橋核と下オリーブ核から入力を受け，小脳核を介して視床と赤核に出力を送る。

脳幹の橋核と下オリーブ核を経由して小脳皮質に至る（図8・4C）。橋核は大きな核で、小脳へ数多くの線維を送り、小脳の外側（小脳半球）の大部分に入力する。それでこの入力を受ける部位は橋小脳とも呼ばれる。そこで情報処理された出力は、間脳に位置する視床に送られ、そこを経由して、大脳の一次運動野と運動前野に送られる。このような回路によって、大脳と小脳はたえず情報のやり取りをし、交信している。その交信によって、随意的な運動の調整や組み立てが行われると考えられている。

　次に出力系という観点から小脳を見ると、小脳は縦割り構造になっており、前後方向に線引きをして区分することができる（図8・5）。そのように縦割りにしたとき、外側を小脳半球、内側を小脳虫部、その間を中間部と呼ぶ。小脳皮質からの出力は、小脳核に送られる（一部は前庭神経核にも送られる）。小脳核とは小脳の内部に埋もれている細胞集団である。小脳核には外側にある外側核、内側にある内側核、その中間に位置する中位核の三種類がある。小脳皮質と小脳核の接続は、図8・5の縦割り構造に従って、小脳半球から外側核へというふうになされる。

　小脳からの出力系の全体像を一括すると、図8・6のようにまとめられる。小脳皮質のプルキンエ細胞からの出力

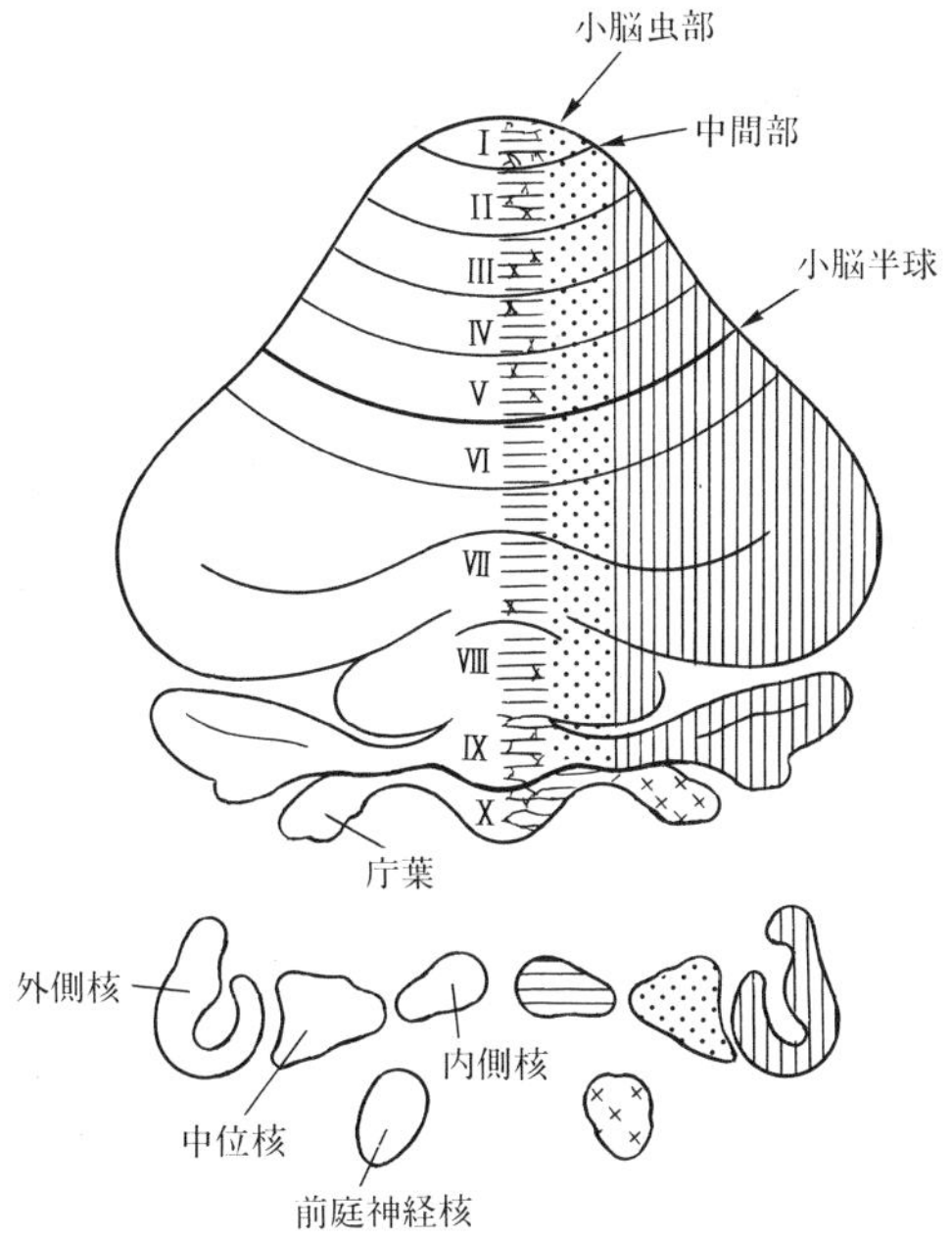


**図8·5**　小脳皮質の縦割り構造と小脳核への連絡

外側の小脳半球は外側核へ，内側の虫部は内側核へ出力する。小脳核は実際には小脳皮質の内部に埋もれているが，図説のために外へ出して描かれている。

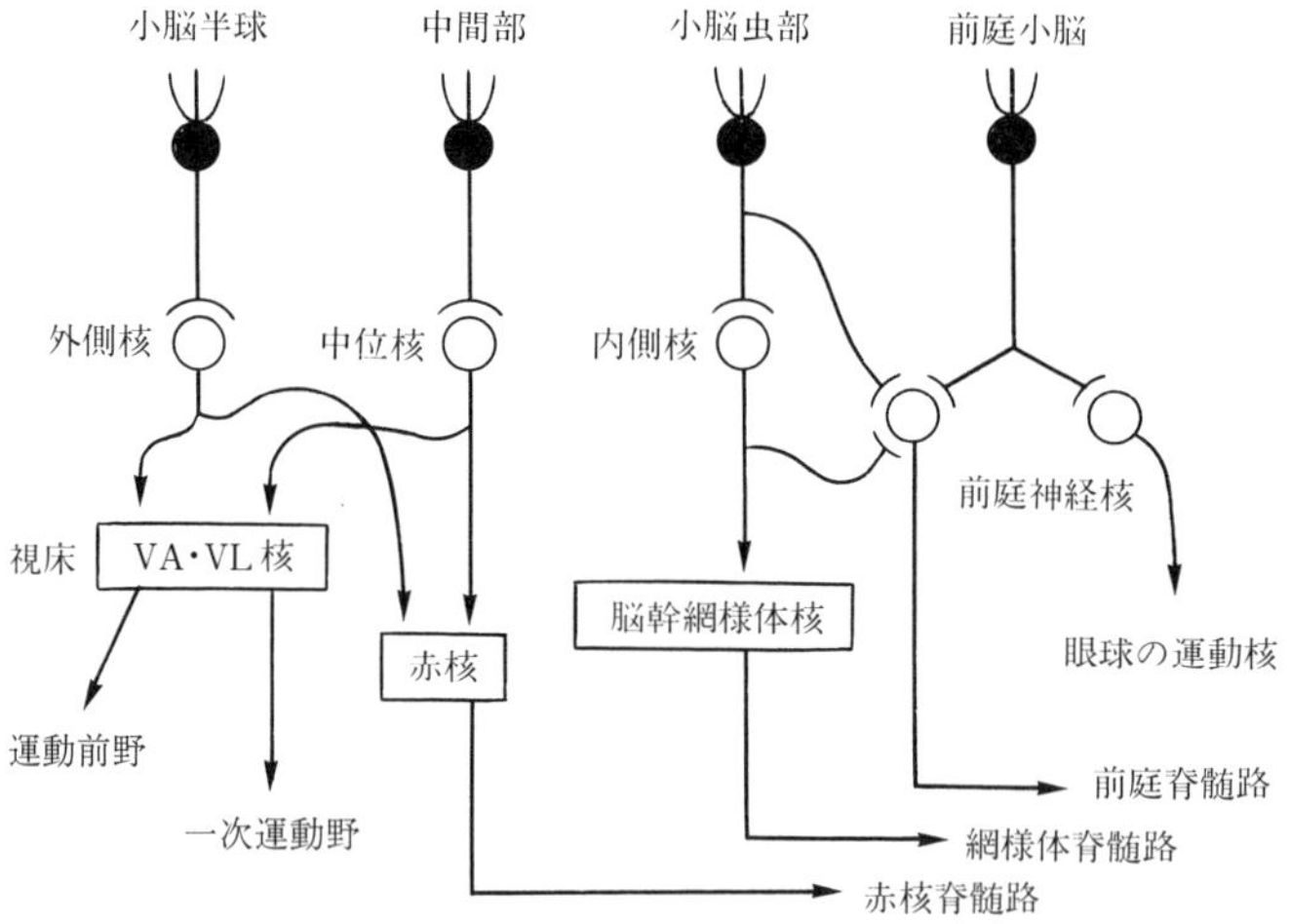


図 **8・6**　小脳からの出力系のまとめ

（図の黒丸）は、小脳核を経由して視床ないしは脳幹の神経核に送られ、そこから大脳や脊髄の働きを調節するという仕組みになっている。

## 四　小脳が傷害されると何が起こるか

ヒトの小脳だけが損傷されることは通常ほとんど無いので、この疑問に答えることは容易ではなかった。しかしその典型的なケースは、後頭部を弾丸が貫通したときに生ずる。第一次世界大戦の戦場でそのような小脳の損傷を受けた患者を多数調べて、ホームズは小脳症状という概念を確立した。最も目立つ徴候は、運動調節の障害と姿勢調節の異常である。

小脳が壊れても、麻痺が生ずることはないが、筋の緊張が低下して、四肢がだらりとした状態になる。何らかの運動を行おうとするとき、その運動を開始するまでに多くの時間を要する。つまり運動のスタートが遅れるのである。さらに、運動の調節がうまく行かず、動作を正しく行えなくなることが特徴的である。姿勢に関しては、頭部が一方に傾いたり、上体をまっすぐに保てなくなり、座っていてさえも姿勢の維持が不安定となり、起立すると倒れてしまうなどの症状がみられる。

運動の調節における問題点をもう少し詳しく検討すると、以下の要素に分けられる。①運動の大きさを調節できない。目標に到達しようとしたとき、運動が大きすぎて目標を通り過ぎたり、小さすぎてとどかなかったりする。この状態を〝推尺異常〟という。②動作を実行する際に、複数の筋を協調的に使えなくなる。たとえば物体をつまもうとするときに、指は屈曲しても手首が適正に伸展しないためにうまくいかないなどの問題が生ずる。③複合的な要素を持つ動作を同時進行的に、滑らかに行えない。たとえば眼前のコップをつかもうとするときに、まず肩を動かして腕を内側に引き寄せ、肘を伸ばし、次に指を動かすというように、一つ一つの要素を時間的に分離して行う。④運動の速度調節がうまく行かず、突発的な動きと遅い動きが混在するようになる。⑤運動が目標点でうまく停止せず、何度も修正する。⑥上肢の動作、特に物をつかもうとするときに、ふるえが起こって手が行きつもどり

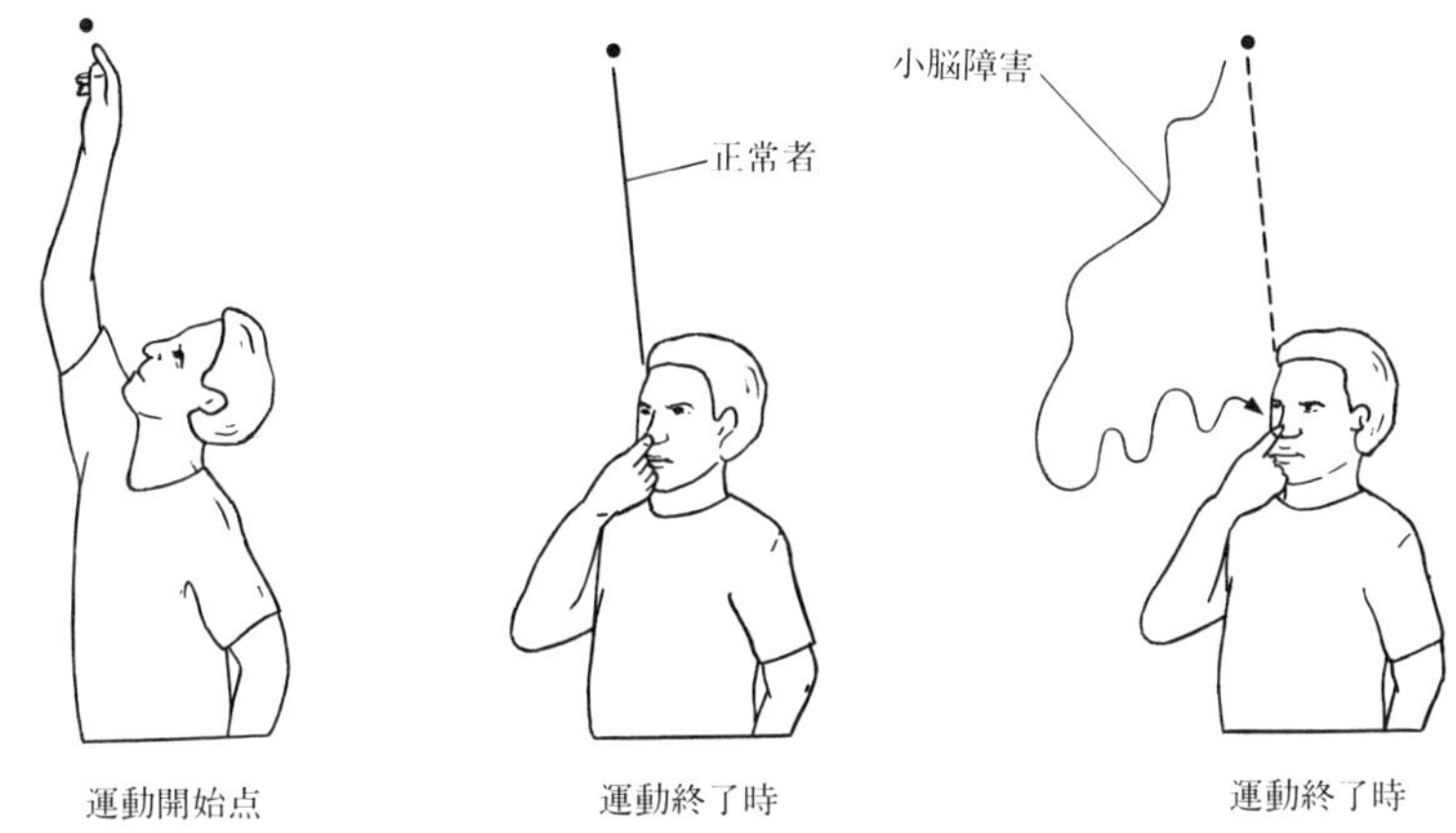


図8·7　小脳の機能異常を調べるテスト

つをくり返す。⑦眼球運動や歩行にも特徴的な異常が生じ、話し方も突発的な発語と遅い発語が混在し、とぎれとぎれになる。

以上のような徴候は、小脳の機能を考えるときに、重要なヒントを与えてくれる。ここで小脳の働きの異常を検出する簡単なテストを紹介する。腕を伸ばして空中の一点を指差した位置をスタート点とし、次に速やかに鼻の先端に触って下さいという（図8・7）。これは指-鼻試験と呼ばれているテストで、正常者ではほとんどまっすぐに開始点から鼻まで指が運ばれるが、小脳に傷害があると、図右のように目標から離れたコースをたどり、しかも目標の近くにきて指がふるえるために、目標に到達するまでに困難をきたすのである。

## 五　小脳の動作原理

### A　計算センターとしての小脳

小脳はどのような動作原理で働くのであろうか。前項で述べたように、小脳の構造はどの部分も均一であり、あたかも計算機の基板のような姿をしている。小脳の回路の配線図も解明されているので、残る問題は回路がどのような原理で働き、どうやって機能を果たすかを知ることである。実はこれは難問であり、現在その解決の手がかりがようやく得られはじめたところである。

小脳の働きをモデルで表現することは、動作原理を知るために有用である。これまでに多くの魅力的なモデルが提唱されており、その詳細については他書に譲るが、計算論を専門とする理論家と、実験的神経科学者の協力によって、今後小脳の動作原理について、根本的な理解が深まろう。(2)

### B　学習する小脳

小脳には二系統の入力系がある。一つは苔状線維系からの入力を多数の顆粒細胞が受け取り、プルキンエ細胞に伝える系である。この入力系の特徴は、入力の多様性である。一個のプルキンエ細胞に入力する顆粒細胞の数は平均約一八〇〇個にも及ぶ。前述のように、入力側の顆粒細胞は水平線維となって多数のシナプス入力を送るし、受け取り側のプルキンエ細胞は樹状の突起をいっぱいに張りめぐらして、シナプスの受け口を大量に持ち合わせている。結局、顆粒細胞と接続するシナプスの数は、プルキンエ細胞一個あたり八万個にも及ぶ。

この顆粒細胞からプルキンエ細胞へのシナプス接続において、信号伝達の効率（どれだけの入力に対してどのくらいの大きさの出力が生ずるかという関係）が変化することが解った。特にプルキンエ線維に強い脱分極という変化が発生すると、その後にシナプスの伝達効率は低下することが実験的に確かめられている。この変化はいったん起こると長期間持続するので、可塑的変化と呼ばれている。

小脳へのもう一つの入力は登上線維系であり、これはプルキンエ細胞に直接接続して、強い脱分極を生ずる。そのような状態にあるときに、顆粒細胞からの入力があると、そのシナプス接続の伝達効率は下がることになる。この現象は、登上線維からの入力が入ったという事象をきっかけにして、プルキンエ細胞へのシナプス入力の効率という小脳の反応性が変わったということを意味する。この現象について原理的に考えると、登上線維からの入力信号を教師にして、顆粒細胞→プルキンエ細胞の信号伝達系が変わった、つまり学習したと解釈することができる。このような意味あいで、小脳は学習するといえる。

## C　前庭動眼反射の調節

小脳の動作原理を考えるときに、前庭動眼反射の調節は格好のテーマである。

前庭動眼反射とは、頭部の動きによる視線のずれを自動的に補正する眼球の動きである。頭がたえず動いているにもかかわらず視線を一定に保つことができるのは、この反射性の眼球運動のおかげである。たとえば頭部が右へ二〇度回転するときに、眼球を左へ二〇度動かして、網膜上の像を一定に保つように作用する。この視線の安定化をもたらす脳のしかけは、脳幹に仕組まれている。図8・8にそれを図示する。

頭部が回転すると、それを感知するのは内耳の半規管である。このとき半規管の受容器は頭部の動きの加速度を感知する。その信号が前庭神経から出力される

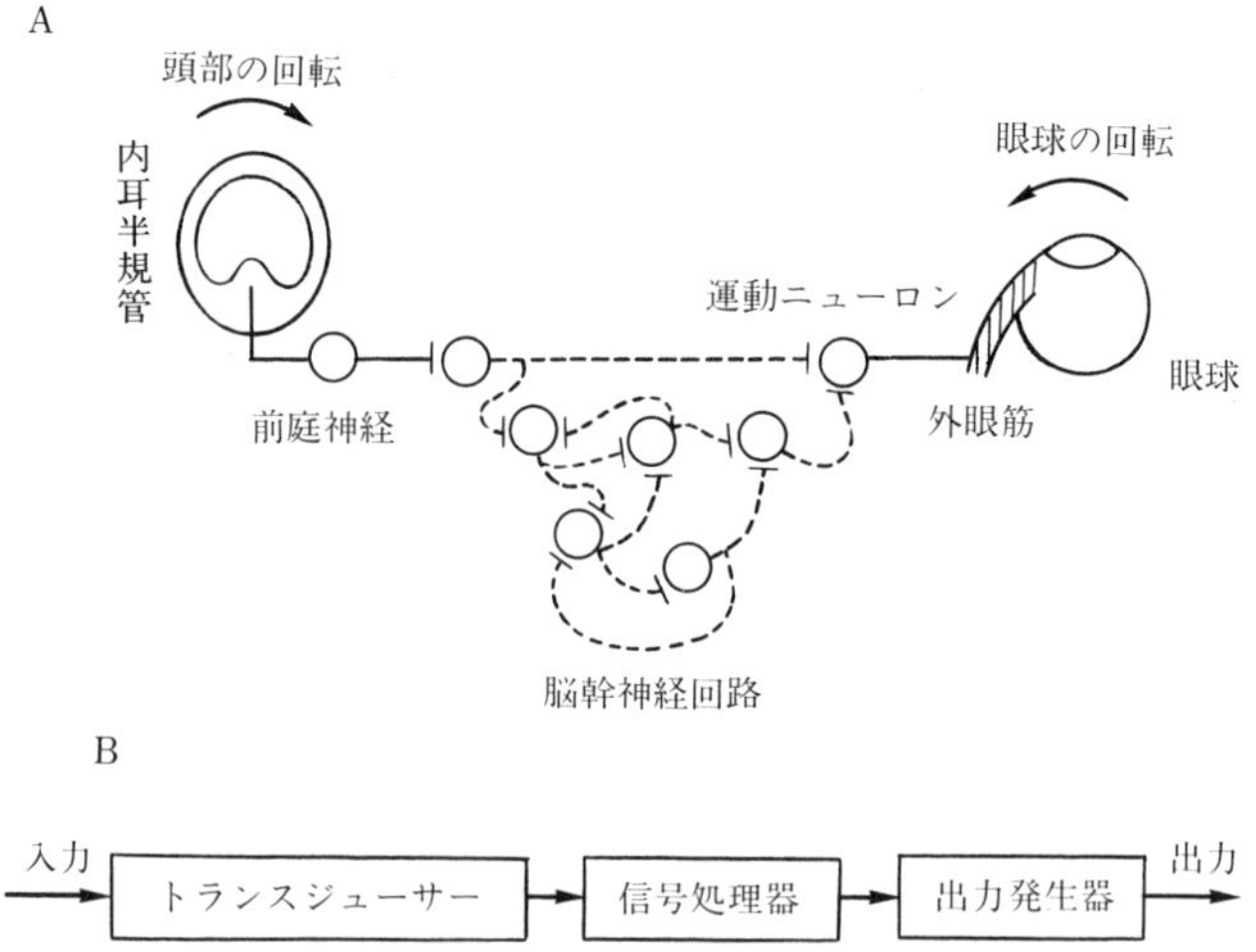


**図 8・8**　前庭動眼反射の動作原理

A は前庭動眼反射の構成要素を示し，B はその働きを機械系におきかえて流れ図で示したもの。

ときには、速度信号に変換されている。その信号をもう一度積分する作業は脳幹の神経回路で行われ（図8・8A）、位置信号が作られる。眼球を動かす外眼筋の運動細胞には速度と位置の信号が送られることとなり、それに従って外眼筋が活動し、眼球が回転する。前庭動眼反射の入力から出力までの過程をフローチャートで表すと、図8・8Bのようになる。

さて、この前庭動眼反射系がうまく働くためには、その系に対してどのような調節系が必要であろうか。つまり頭部の動きによって、ある入力が入ったときに適正な出力が発生するという入力-出力特性をどうやって実現できるであろうか。前庭動眼反射系には、出力信号をフィードバックして入出力関係を自動的に調節するような回路が存在しないので、外部からの調節が必要である。その外部調節系として、小脳が重要な働きをする。

小脳のうち前庭小脳と呼ばれている部分は前庭神経から入力を受ける。小脳皮質の顆粒細胞は半規管からの入力によって頭部の動きの速度情報を得ているのである（図8・9）。顆粒細胞はプルキンエ細胞に接続し、次にプルキンエ細胞の出力は前庭神経核に抑制性の接続をする。脳幹にある前庭神経核においては、プルキンエ細胞からのマイナス入力と、前庭神経からのプラス入力が入っており、両者のバランスが前庭神経核からの出力の大きさを決定し、それが眼球を動かす運動細胞に送られる。このような神経回路によって、前庭小脳は前庭動眼反射の大きさを制御しうることになる。

　その際の前庭小脳の働きについて、伊藤正男氏は魅力的な仮説を提唱し、その動作原理をうまく説明した[3]。そのキーポイントは、登上線維入力によって顆粒細胞からプルキンエ細胞へ入力するシナプスの伝達効率が変化するという、可塑的な変化の役割を重視することにある（前項参照）。登上線維は下オリーブ核から入力するが、下オリーブ核には視覚入力があり、網膜上の像の動きを伝えることができる。もしも前庭動眼反射がうまく動作せず、眼の動きが正しくないときには、頭部が動くたびに網膜上の視覚像はずれることになる。そのエラー情報が登上線維からプルキンエ細胞に送られ、顆粒細胞からの入力シナプスの伝達効率を変えて、プルキンエ細胞の頭部の動きに対する応答性を変えることになる。この補正作用によって、頭部の動きに対する眼球の動きの関係が適正に調節されるというものである。このような小脳の働きは、前庭動眼反射という、自動性の高い運動に対する調節をしているものであるが、もっと自動性の高い手足の運動に対しても、同様な原理による小脳の働きによって調節が行われている可能性が考えられる。

　最近の小脳研究の発展を詳しく知るためには、二冊

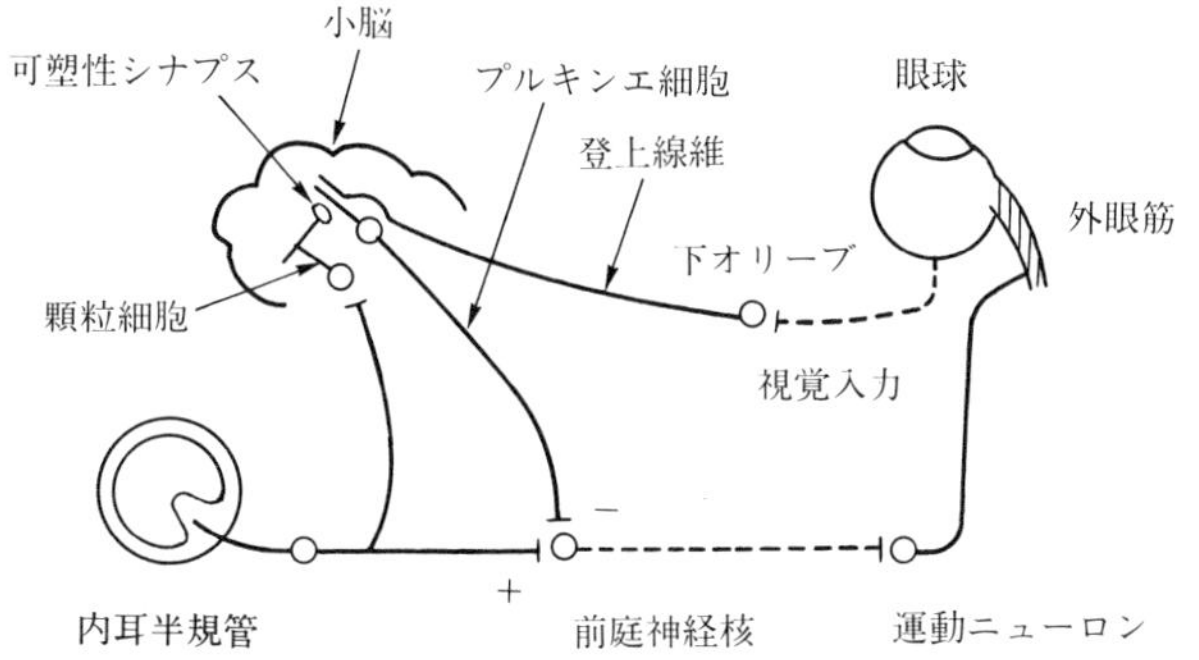


**図 8・9**　前庭動眼反射に対する小脳の制御系

の良書を参照されたい(4、5)。

## 文献

(1) J.C. Eccles, M. Ito, J. Szentatothai : The Cerebellum as a Neuronal Machine, Springer-Verlag, Berlin (1967)
(2) 川人光男：脳の計算理論、産業図書（一九九六）
(3) M. Ito : The Cerebellum and Neural Control, Raven Press, New York (1984)
(4) S.M. Highstein and W.T. Thach: The Cerebellum: Recent Developments in Cerebellar Research, New York Academy of Sciences, New York (2002)
(5) J.S. Barlow : The Cerebellum and Adaptive Control, Cambridge University Press, Cambridge (2002)

# 第九章　大脳基底核の働き

大脳基底核とは、大脳の両半球の間で、大脳皮質の内部に深く埋もれて存在する、いくつかの細胞集団（神経核）である（図9・1）。それらは大脳の表面から遠く離れていることと、神経回路が複雑であること、すなわち基底核の間で相互に、あるいは脳の他の部位と複雑な連絡をしていることもあって、その働きは長い間謎とされてきた。それを研究することが難しかったからである。しかし、大脳基底核が運動の発現に関与するという概念は、臨床医学の世界では長年通説とされてきたし、最近の脳研究によって、大脳基底核は運動の適切な発現あるいは運動学習に重要な働きをしていることがわかってきた[1,2]。

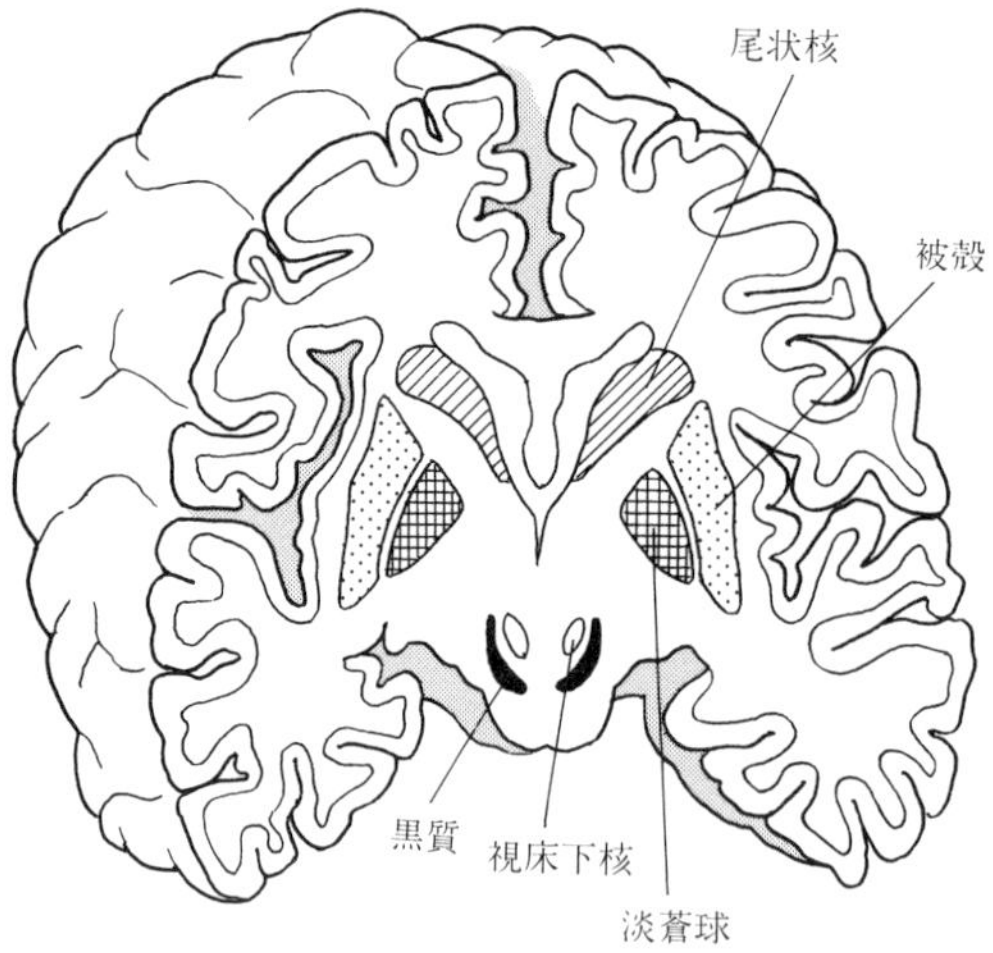


**図9·1**　大脳基底核の所在部位
大脳の横断面によって，大脳皮質の内部に深く埋まっている様子を描いている。

## 一　壊れたときにわかるありがたさ

大脳基底核が壊れると、人にとっては大変不都合な、実に困った徴候が現れる。その徴候は不随意運動という表現でまとめられているが、〝手足や身体がひとりでに動いてしまい、止めることができない〟という状況である。実際に起こる不随意運動は多様で、全身のいろいろな部分が動き出す。手や腕が不規則に、急速にあちこちへ動いてしまったり、顔面の筋が不規則に収縮したりするケースもあるし、上肢がゆっくりと、波打つようにくり返し動き出すケースもある。下肢が動き出す例では、まるで踊り出すように移動を始めるので、〝舞踏病〟と呼ばれている。さらに極端な例では、野球のボールを投げるときのような急激な動作がひとりでに起こってしまい、どうしても止められないという徴候もある（バリスムス）。

反面、四肢の筋がかたくなって動きづらくなり、運動の発現が極端に減少したり、手がたえずふるえて止めることができなかったりする状況を呈することもある（パーキンソン病）。このように大脳基底核のどの部位が壊れたかによって、生ずる徴候はさまざまではあるが、いずれにしてもきわめて悲惨な状況に陥ることになる。大脳基底核の働きのありがたさは、壊れたときにはじめて思い知らされるといえよう。

## 二　大脳基底核の構成

大脳基底核は大きく分けると入力部と出力部、そしてそれらを結ぶ介在部に大別することができる。脳のほかの領域から情報を収集する入力部は、線条体と呼ばれる部位で、解剖学的には尾状核と被殻という二つの核から成っている。脳の他部位に出力を送る出力部は、淡蒼球の内側と黒質の網様部という二つの部位である（図9・1と9・2）。入力部と出力部をさまざまに結び付ける介在部は淡蒼球の外側と視床下核という二つの領域によって構成されている。

そのほかに、入力部の働きを調整する仕組みがあり、これはドーパミンという化学物質を媒介とする調節を行っている。それを行う調整入力は、黒質という核の

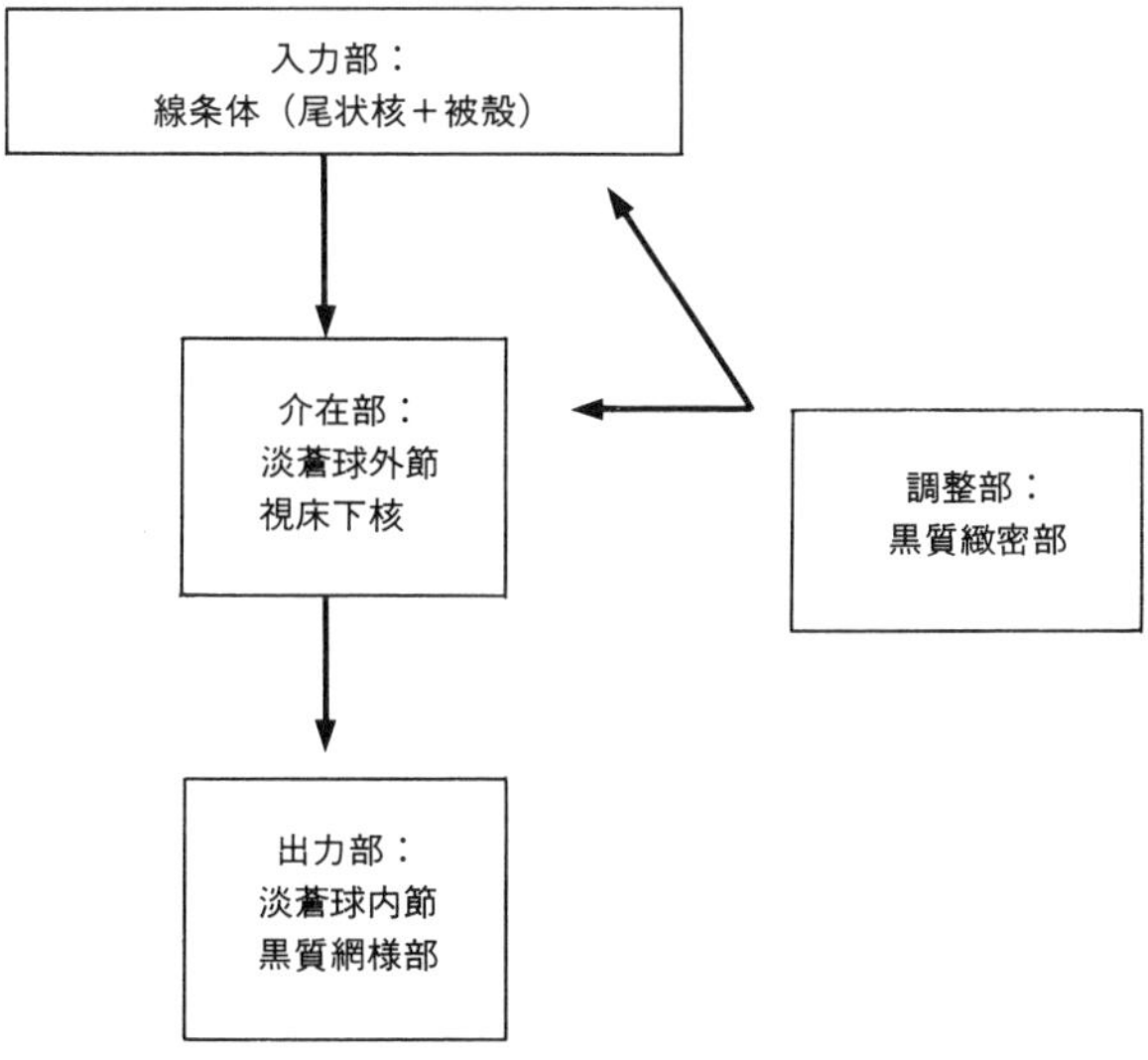


図9・2　大脳基底核の構成

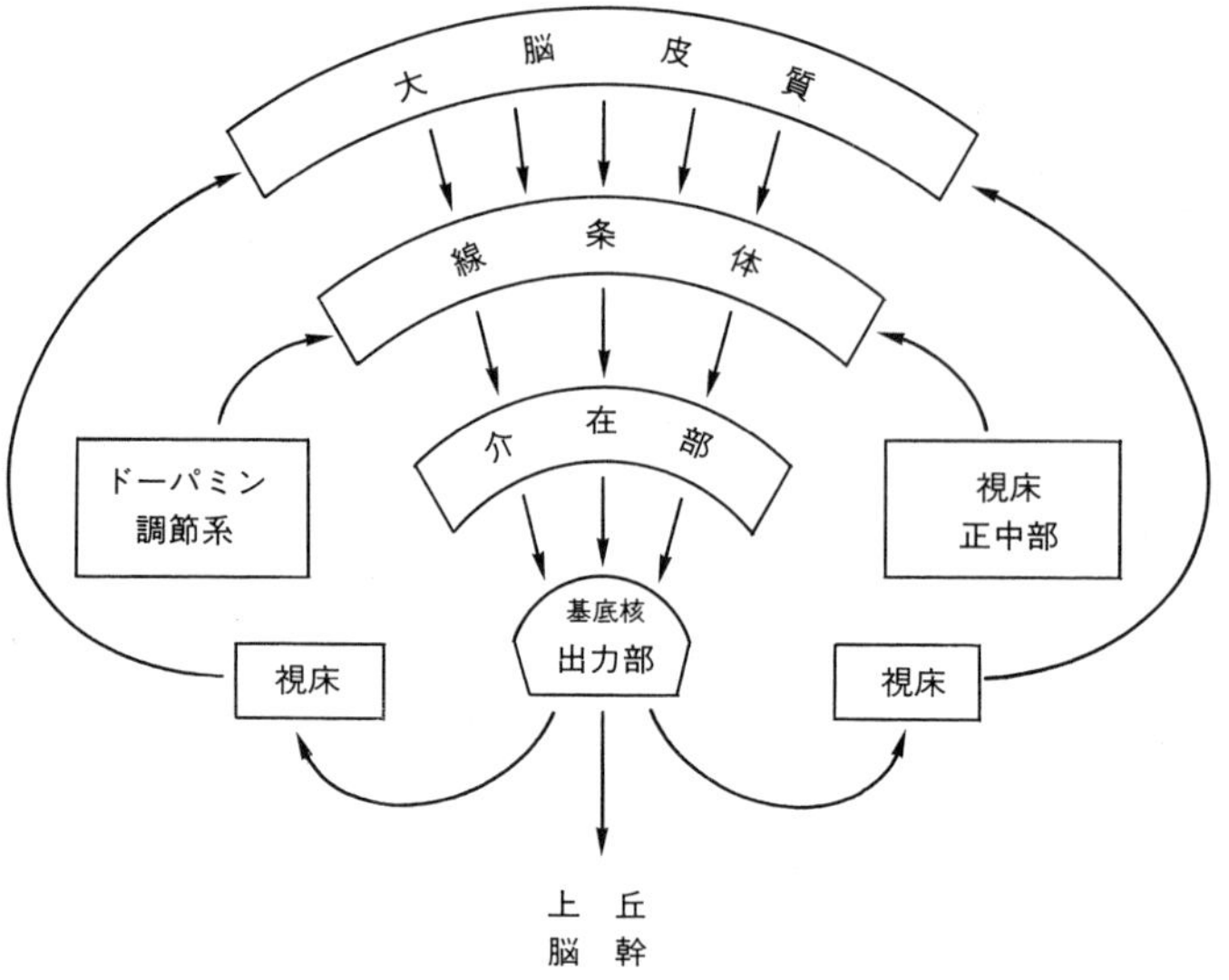


図 9·3　大脳基底核の入出力

緻密部に存在するドーパミン細胞から送られる。

次に大脳基底核を中心とする脳の回路網を見てみよう（図9・3）。大脳基底核は、大脳皮質の広範な領域から大量の情報を集めている。その収集部位である線条体は、大脳皮質の前頭葉、頭頂葉のみならず、後頭葉、側頭葉からも入力を受ける。そこには、視床の正中線に近い部分からも入力が入る。その入力の受け方は、ドーパミン調節系によって制御されている。大脳基底核の出力部は視床に送られ、視床を介して大脳皮質の働きを制御する。大脳の前頭葉へ行く出力が主要であるが、側頭葉などにも送られる。他方、大脳基底核からの出力部位として、上丘や脳幹の脚橋被蓋核などもあり、それぞれ眼球運動や歩行運動などの制御に関与する。

このように大脳基底核は大脳皮質から入力を収集し、その情報を処理して、出力を視床経由で大脳皮質に送るので、脳全体からみるとループ状の神経回路を形成するとみなされる（図9・4）。それでこの回路を大脳皮質-基底核ループと呼ぶ。そのループは構造化されていて、運動関連領野から入力を受け取るループはその出力を運動領野へ送り、前頭前野から入力を受け取る部分は前頭前野へ出力を返すように、ある程度の独立性をもって構成されている。

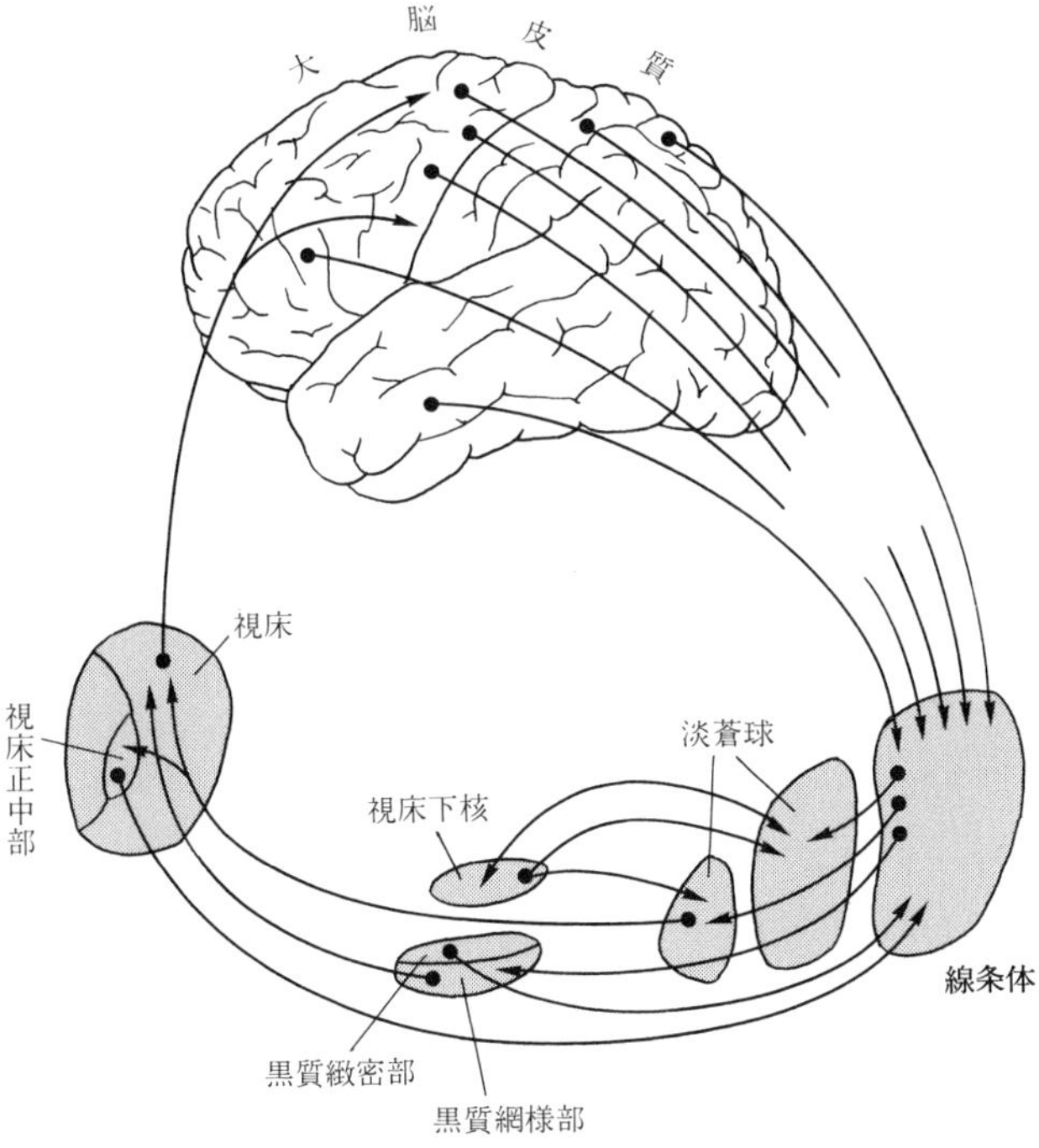


図9·4　大脳皮質，基底核，視床によって形成される機能ループ

## 三　大脳基底核の動作原理

### A　入力情報の収集

大脳基底核の入力部である線条体には、大量の入力線維が大脳皮質から送られてくる。その入力源は運動野と連合野の広い範囲にわたっており、それらと視床の正中部からの入力が、線条体の細胞に接続をする。その接続の場であるシナプスは、細胞一個あたり一万個というおびただしい数になる。線条体の個々の細胞には多数の異なった入力線維の情報が収束する。その反面、線条体の細胞は、簡単には興奮せず、少しばかりの入力には反応しないという特性をもっている。このために線条体細胞が興奮して出力信号を発生するのは、多くの入力が同時に入るか、きわめて強い入力が入ったときだけに限られる。線条体細胞の活動する状態をモニターして、その発火信号を

スピーカーで聴いていると、通常は〝雨だれ〟のように、ポツリポツリと間欠的に発火する信号音が聴ける。しかし外界から何らかの刺激が与えられるか、動物が運動するなどの変化が生ずると、それに対応して鋭く反応し、一過性に高頻度で発火する様子が観察される。

線条体細胞がこのような入出力特性をもっていることと、多数の入力が収束することから、線条体は情報のフィルターとしての働きをするのにふさわしい構造といえる。すなわち多数の入力情報の中から特定の、意味のある情報を取り出す仕組みと解釈される。また、線条体の入力に対する反応特性は、ドーパミンによって調節されているので、特性が可変なフィルターとして作用することになる。

### B　出力作用の原理―脱抑制と抑制強化

大脳基底核から信号を外へ伝える出力細胞は、すべて抑制性である。したがって、大脳基底核はその出力のターゲットにブレーキをかけており、そのブレーキの効き具合で調節作用をすることになる。大脳基底核の出力細胞の活動状態をモニターしてみると、細胞は常時盛んに活動していることがわかる。その連続的な発火の様子をスピーカーで聴くと、まるで〝どしゃぶりの雨〟のような音がする。そのような高い発火レベルで信号を送り、出力線維の末端から抑制性物質のGABAを放出し、相手を抑制しているのである。

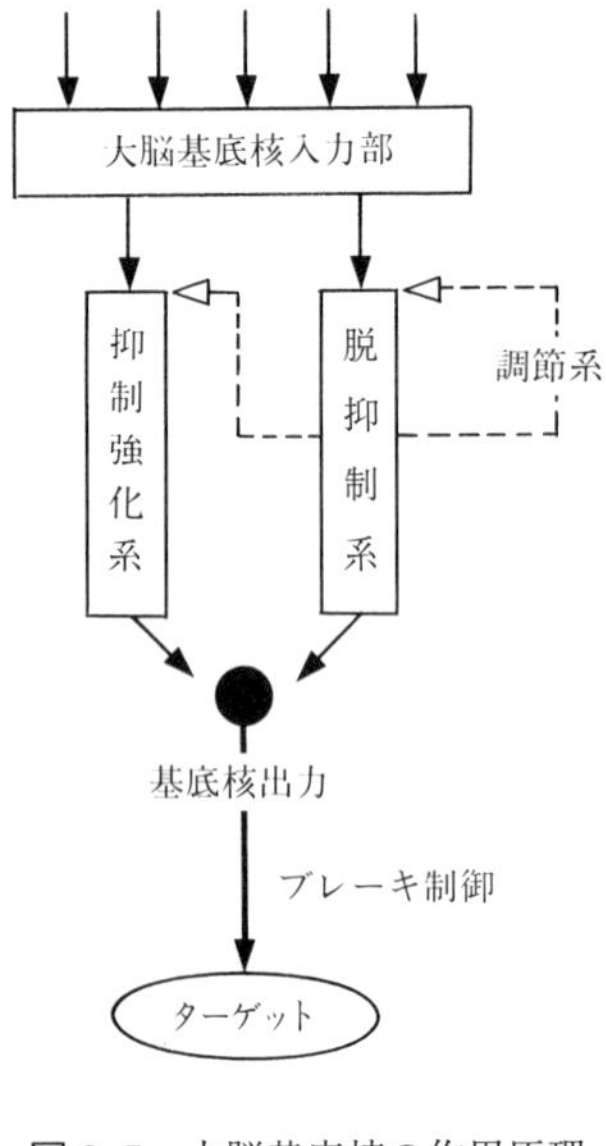

図9·5　大脳基底核の作用原理

このような定常的抑制が、大脳基底核の出力作用の出発点になっているが、基底核出力の直前に二つの作用系が存在する（図9・5）。それらは抑制出力を取り除き、ブレーキをはずす作用と、抑制性出力をさらに強める作用という、相反する働きをする作用系である。前者を脱抑制系、後者を抑制強化系というが、この二つの系のどちらが強く働くかによって、大脳基底核出力によるブレーキ制御は除かれたり、強められたりする。脱抑制系と抑制強化系にはそれぞれ調節系が働いて、それぞれの入力信号の強さが調整されている。

それらを実際の大脳基底核の構造にあてはめると、脱抑制系は直接系という、抑制強化系は間接系という神経回路によって実現されている（図9・6）。直接系においては、線条体の出力細胞が直接に大脳基底核の出力部の細胞に接続し、それを抑制する構造になっている。前述のように、大脳基底核の出力細胞は抑制性なので、その抑制出力を取り除くという意味あいで、脱抑制となる。他方、間接系においては、図9・6のように線条体の出力細胞が淡蒼球へ送られ、そこから視床下核を介して大脳基底核出力部へ至る。この系においては、線条体の出力細胞と淡蒼球の出力細胞が抑制性、視床下核細胞が興奮性なので、結局、大脳基底核の出力細胞に対してはプラスの方向に働き、つまりその抑制作用を強化することになる。

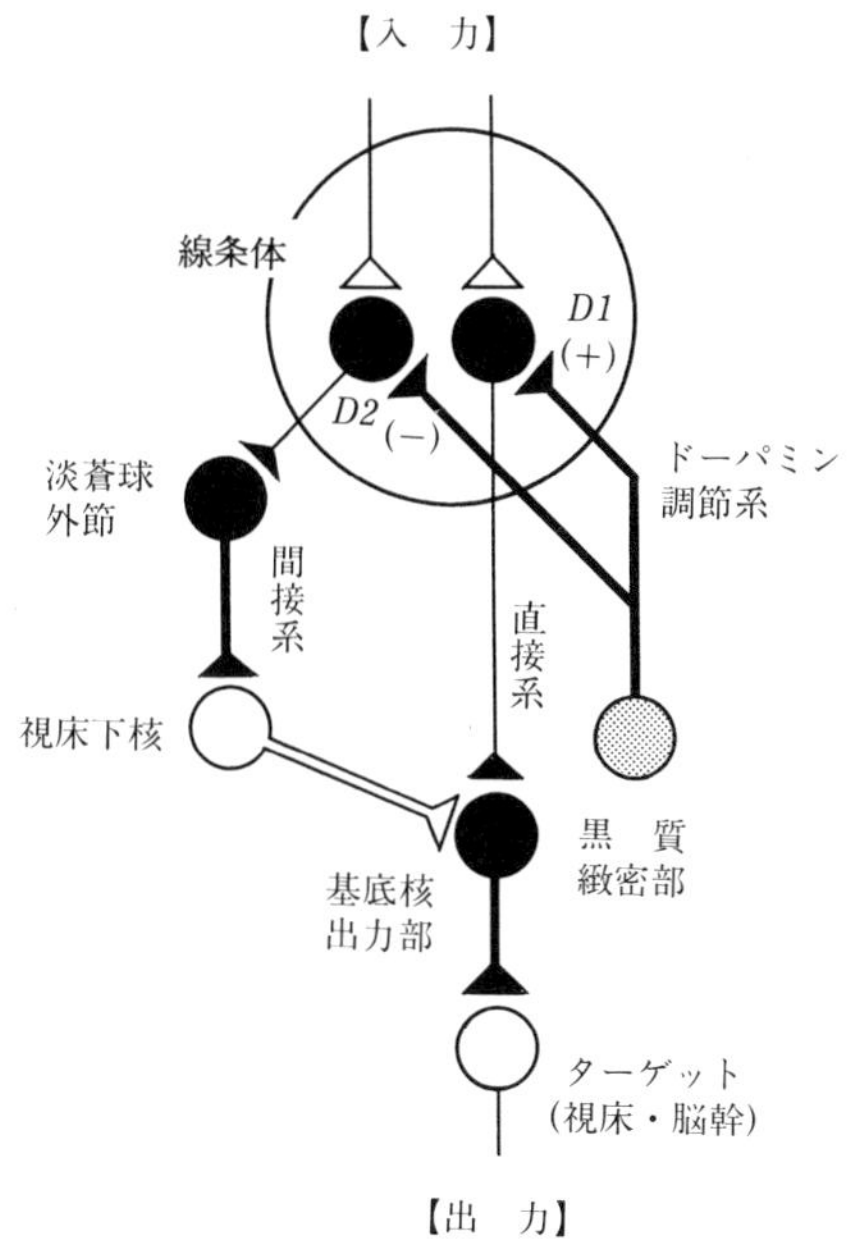


**図9・6**　大脳基底核の神経回路
黒丸は抑制性，白丸は興奮性の出力を示す。ドット入りの丸はドーパミンを含んだ細胞による調節系を示す。

直接系と間接系のどちらが強く働くかを調整できる調節入力も存在する。それはドーパミンを含んだ細胞集団による調節系で、それらの細胞体は中脳の黒質のなかで、緻密部と呼ばれる領域に存在する。そこから送り込まれるドーパミンは、線条体で二種類の受容体によって受け止められる。それらは$D_1$受容体と$D_2$受容体であるが、$D_1$、$D_2$を介して、直接系はプラス、間接系はマイナスの方向に作用を受ける傾向にある。このようにして、脱抑制と抑制強化のどちらをどれだけ優勢にするかを決められることになる。

## C　大脳皮質との機能連関の原理

大脳基底核が大脳皮質とどのように機能的な結びつきを行い、作用するかを原理的に考察してみよう（図9・7参照）。大脳皮質の一次運動野と高次運動野は、それぞれ視床の特定の部位と相互に結合し、興奮性回路のループで機能単位を作っているとみなされる。それらの機能単位は個々の運動ないしは動作を形成すると仮定する。その発現は、常に大脳基底核出力部の抑制性制御下にある。その抑制によって、機能単位が勝手に動き出さないようにブレーキがかかっている。その抑制をはずすか、あるいはさらに抑制を強めるかは、直接系と間接系の働きのバランスによって決まる。

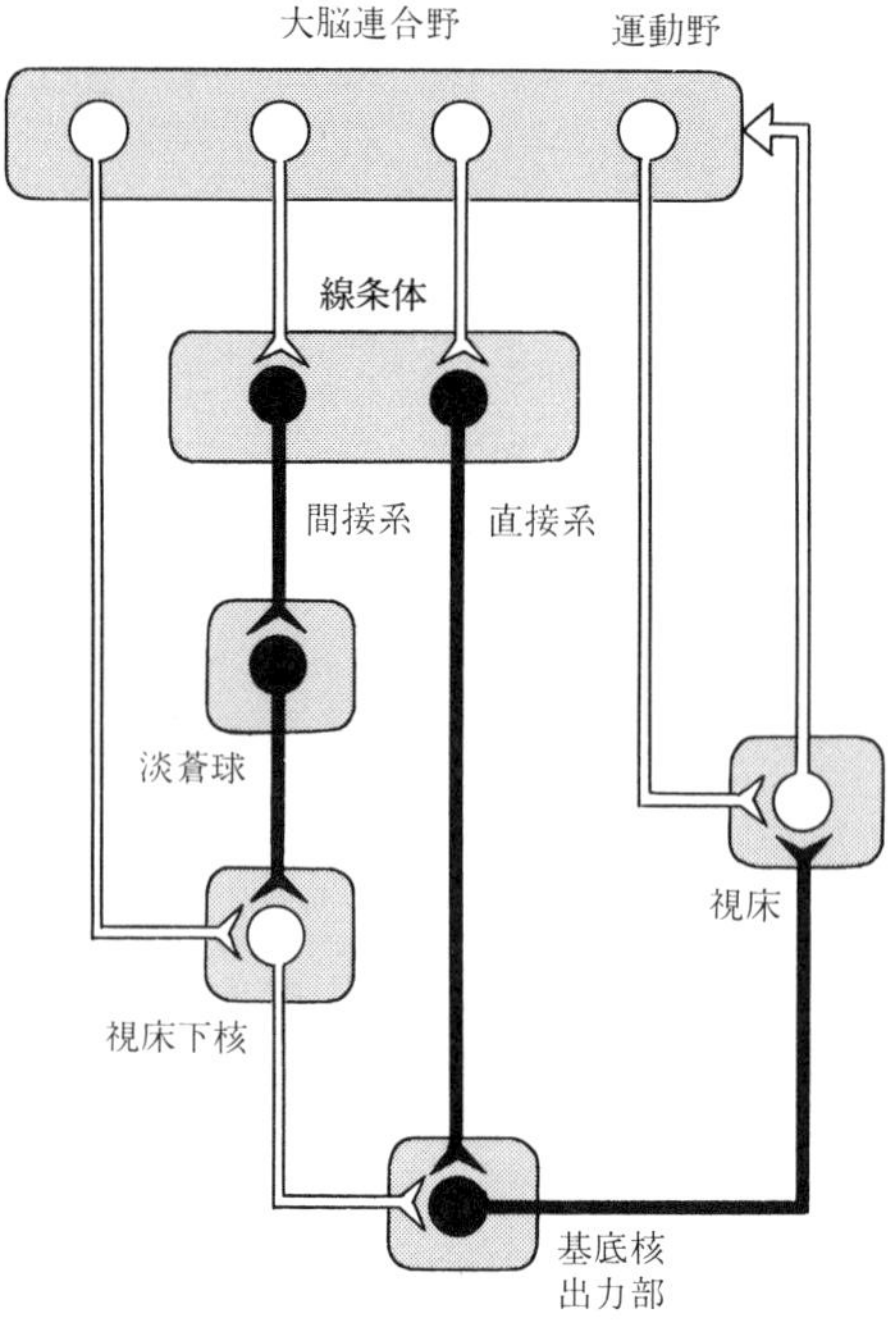


図9・7　大脳皮質と基底核の機能連関を構成する神経回路

運動の発現を開放しようとするには直接系の作用を高め、逆に強く抑止しようとするときには間接系の作用を高めれば、それぞれが実現できることになる。線条体は大脳皮質から大量の入力を受け取っているので、その入力情報を統合し、それによって直接系と間接系の作用のしかたを決めることができる。

このような動作原理が実際に働いていることを示す状況証拠が、霊長類を対象とする最近の研究によって少しずつ得られつつある。また、パーキンソン病を治療する目的でヒトの脳の開頭手術を行い、大脳基底核の細胞活動を実際に観察した記録によれば、大脳基底核出力部の細胞活動が異常に亢進していたという。この報告も、上記の動作原理の正しさを指示するものといえよう。

以上は運動や動作の遂行に関係した機能の説明であるが、そのような働きのほかに、前頭前野が関与する行動全体の制御に関しても、大脳基底核は同様な動作原理で働くと思われる。

## 四　眼球運動の制御に対する働き

大脳基底核は手足の運動発現を制御するだけではなく、眼球運動の制御にも関与している。視対象に向かってすばやく視線を転換する際に生ずる、急速眼球運動を例にとって、大脳基底核の関与を考えてみよう。

物体が急に視野に現れると、そこへ視線を移すように、急速な眼球運動が生ずる。この、かなり自動的な眼球運動の生成には、上丘が中心的な役割をする。網膜上の視覚情報は上丘に送られ、そこで処理された眼球運動情報が脳幹の眼球運動中枢に送られて、急速眼球運動が発現する。

高等動物においては、この眼球運動の発現に随意性を持たせる必要がある。視覚情報を適切にとらえるためには、見たいものだけを見て、あとはじっと視線を固定していることも必要である。そのためには、上丘が勝手に動き出して、収拾がつかないほどに眼球が動いてしまわないように、抑制をかけておき、ときに応じて抑制を開放するような機構が必要である。この役目をするのが大脳基底核である。[3]

大脳基底核の出力部のなかで、上丘に出力するのは黒質の網様部である。その出力信号は常時上丘に送られていて、上丘の活動を抑制している。その抑制を除く脱抑制と、抑制を強化する二つの系が大脳基底核に備わっている。前述のように、線条体（眼球運動に関しては尾状核）から直接黒質に行く経路は脱抑制、視床下核は抑制強化の働きをする。

随意的に急速眼球運動を発する場合には、大脳の前頭眼野ないし前頭前野から尾状核に信号が伝えられ、尾状核が活動する。尾状核の出力は黒質網様部の活動を抑制し、その抑制から開放された上丘が活動を開始して、眼球運動を発生するための信号が脳幹に送られ、眼球運動が発現するという仕組みになっている（図9・8）。

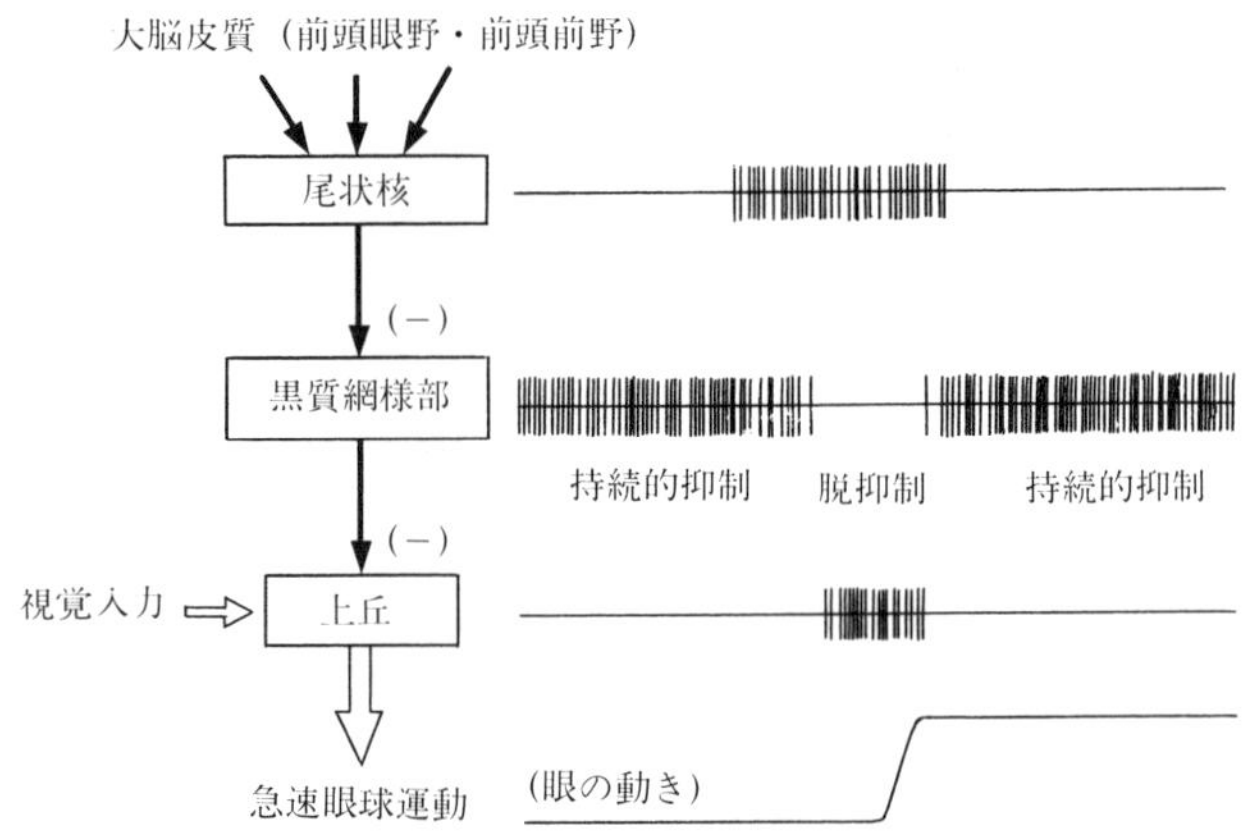


**図 9・8**　急速眼球運動の発現における大脳基底核の働き
まず尾状核が大脳皮質の入力を受けて活動し，黒質の細胞活動を抑制する。すると上丘が黒質からの抑制から解放されて活動し，眼球運動の指令を出力する。

## 五　大脳基底核機能のまとめ

これまで述べてきたことから、大脳基底核は運動が適切に発現するように調節する仕組みとして理解される。その働きは、随意的な性格の強い運動に対しても、生得的な、自動性の高い運動（たとえば急速眼球運動や歩行など）に対しても有効になされる。大脳基底核は大脳皮質からの情報を広範に受け取り、出力を運動関連領域に送るという脳の回路を駆使することで、自己の状態と自己をとりまく外界の情報を受容し、その状況に適合した運動の発現を促し、それに合わない運動を抑止することを達成するシステムとみなされる。

さらに、最近の研究では、感覚情報と運動発現を連合することを学習する機構としての働きが注目されている[4]。特定の感覚情報を認知したときに、あるいは新しい状況に遭遇した際に、適切な運動を選択して行うことを学習し、それが行動のレパートリーとなるように、脳の内部にある神経回路の特性を変えることに大脳基底核が関与するという学説である。その機構としては、行動の結果得られた報酬の情報が、ドーパミン細胞に伝えられ、線条体に投射するドーパミンの調節作用が、大脳皮質から線条体に入力するシナプス入力の特性を変えることで、適切な運動ないし行動を学習するという学習モデルが提唱されている[5,6]。今後の神経科学の研究によって、大脳基底核の働きはもっと詳しく、正確に理解されるであろう[7]。

## 文献


(1) M.R. DeLong and A.P. Georgopoulos: Motor functions of the basal ganglia, *In* The Nervous System (ed. V.B. Brooks) 1017-1061, American Physiological Society, Bethesda, MD (1981)

(2) 彦坂 興秀：随意運動における大脳基底核の役割、脳とニューラルネット（甘利俊一・酒田英夫 編）、二〇三-二一七、朝倉書店（一九九四）

(3) O. Hikosaka, J. M. Sakamoto, S. Usui : *J. Neurophysiol.*, **61**, 780-798 (1989)

(4) 木村 實：行動の学習と大脳基底核、脳と計算論（外山敬介・杉江 昇 編）二四二-二五九、朝倉書店（一九九七）

(5) J.C. Houk, J.L. Davis, D.G.Beiser: Models of Information Processing in the Basal Ganglia, MIT Press, Cambridge (1995)

(6) K. Samejima, Y. Ueda, K. Doya, M. Kimura: *Science*, **310**, 1337-1340 (2005)

(7) J. P. Bolam, C. A. Ingham, P. J. Magill: The Basal Ganglia VIII (Advances in Behavioral Biology), Springer, New York (2005)

# 第十章　帯状皮質運動野

大脳皮質の内側に深く埋もれたところに、運動発現に深く関連する領野が存在する。大脳を内側から見ると、脳梁（右と左の大脳半球を結び付ける神経線維の束）の上に帯状溝という深い溝が前後に長く延びている（図10・1）。その溝の中央部で、帯状溝の上壁から下壁にまたがった位置に帯状皮質運動野がある。このように脳の内部にあって表面からは見えない位置に存在することや、この部分が壊れても、一次運動野傷害後のような手足の麻痺をきたすことがないことから、帯状皮質運動野の存在は近年まで知られていなかった。しかし大脳のこの領域を電気刺激すると、さまざまな運動が誘発されるし、ヒトの脳の傷害部位がこの領域を含むと、動作や行動に変化をきたすことから、運動発現との関係が想定されてきた。この領域が運動野の一つに間違いないと決定された決め手は、最近の解剖組織学的な研究と生理学的な研究から生まれたといって良かろう。帯状皮質運動野は大脳の一次運動野に出力を送るし、脊髄に直接出力もする。さらに、運動遂行に際して帯状皮質運動野の細胞が明らかに活動することもわかったので、大脳運動野としての位置づ

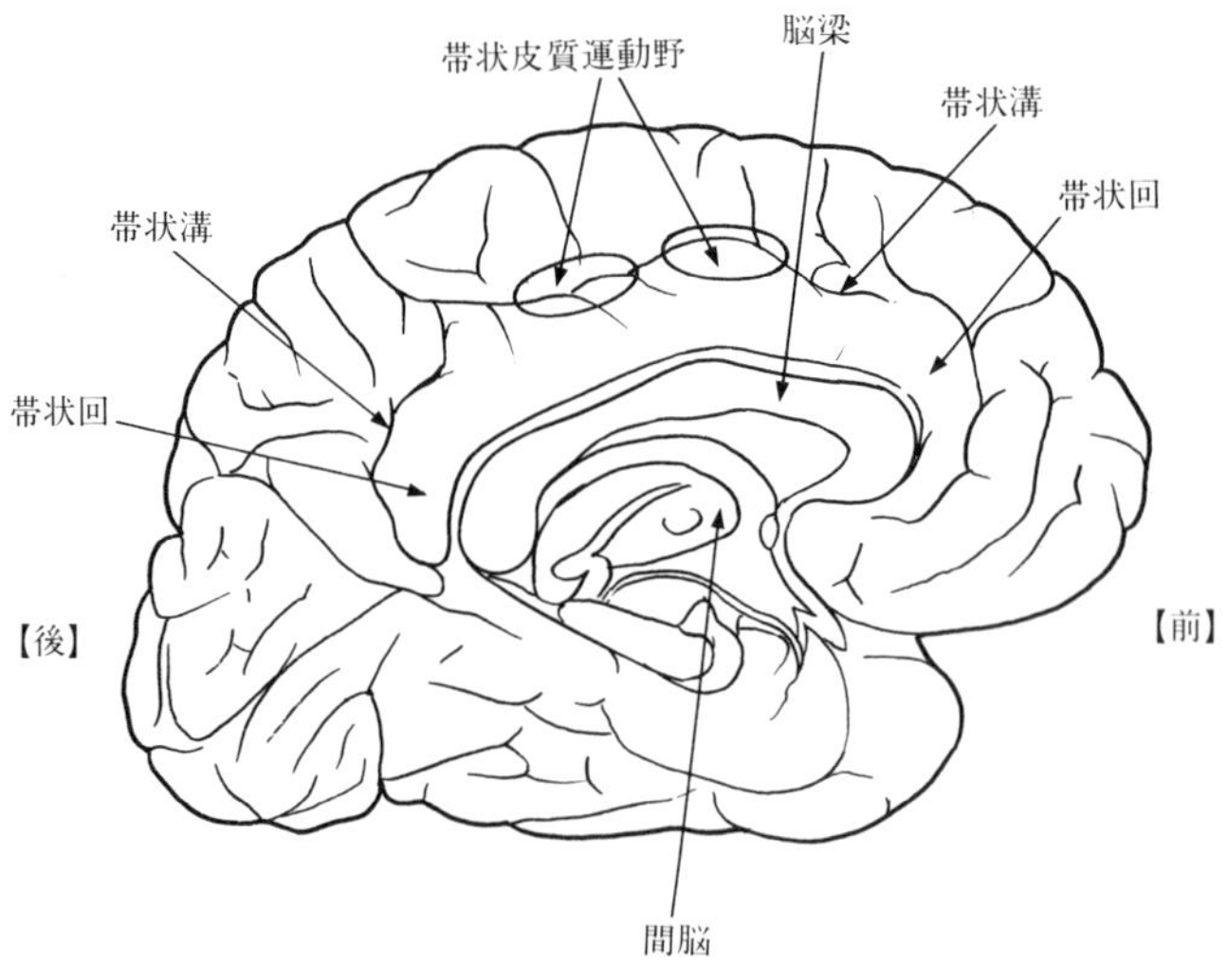


**図 10・1**　帯状皮質運動野の所在部位
大脳半球内側面の帯状溝に埋もれて存在し，表面からは見えない位置にある。

けが確定するに至った[1]。

帯状皮質運動野のすぐ下には帯状回がある。帯状回は帯状溝の下で、大脳の内側に面した領域であり、前後に長く、広い面積を占めている。帯状回は大脳のなかで辺縁系と呼ばれる部分に属する。帯状回は情動の表出や内的欲求の発現に重要な役割を有し、また注意の方向づけや、自律神経系の統合的調整などにおいて大切な働きをすると考えられている。実は帯状皮質運動野と帯状回は密接に結びついているので、帯状皮質運動野の存在意義を考えるにあたっては、帯状回を介する大脳辺縁系からの情報をもとにした運動発現の制御機構という視点が欠かせない。

## 一　帯状皮質運動野の所在

帯状皮質運動野は帯状溝の中に埋もれており、表面からはほとんど見えない位置にある。その所在部位が詳しく知られているサルの脳について、正確な位置を示してみよう。ヒトの脳についても、脳の大小の差はあれ、相対的な位置関係は同様である。図10・2はサ

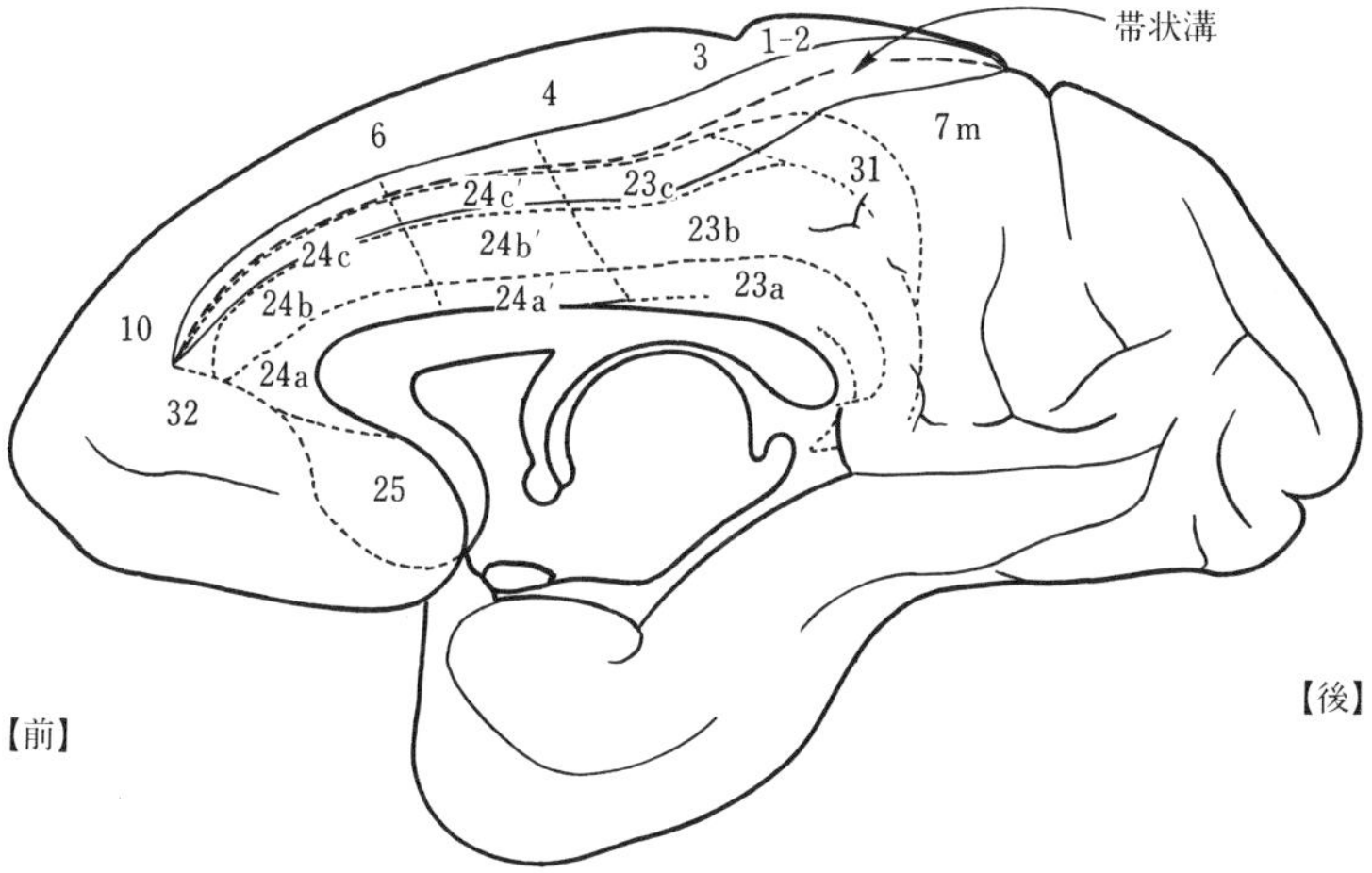


**図10･2**　サルの帯状溝と帯状皮質運動野
帯状溝の上・下壁に存在し，前方は24野，後方は23野に相当する。
（Vogtらによる脳地図，1987）より

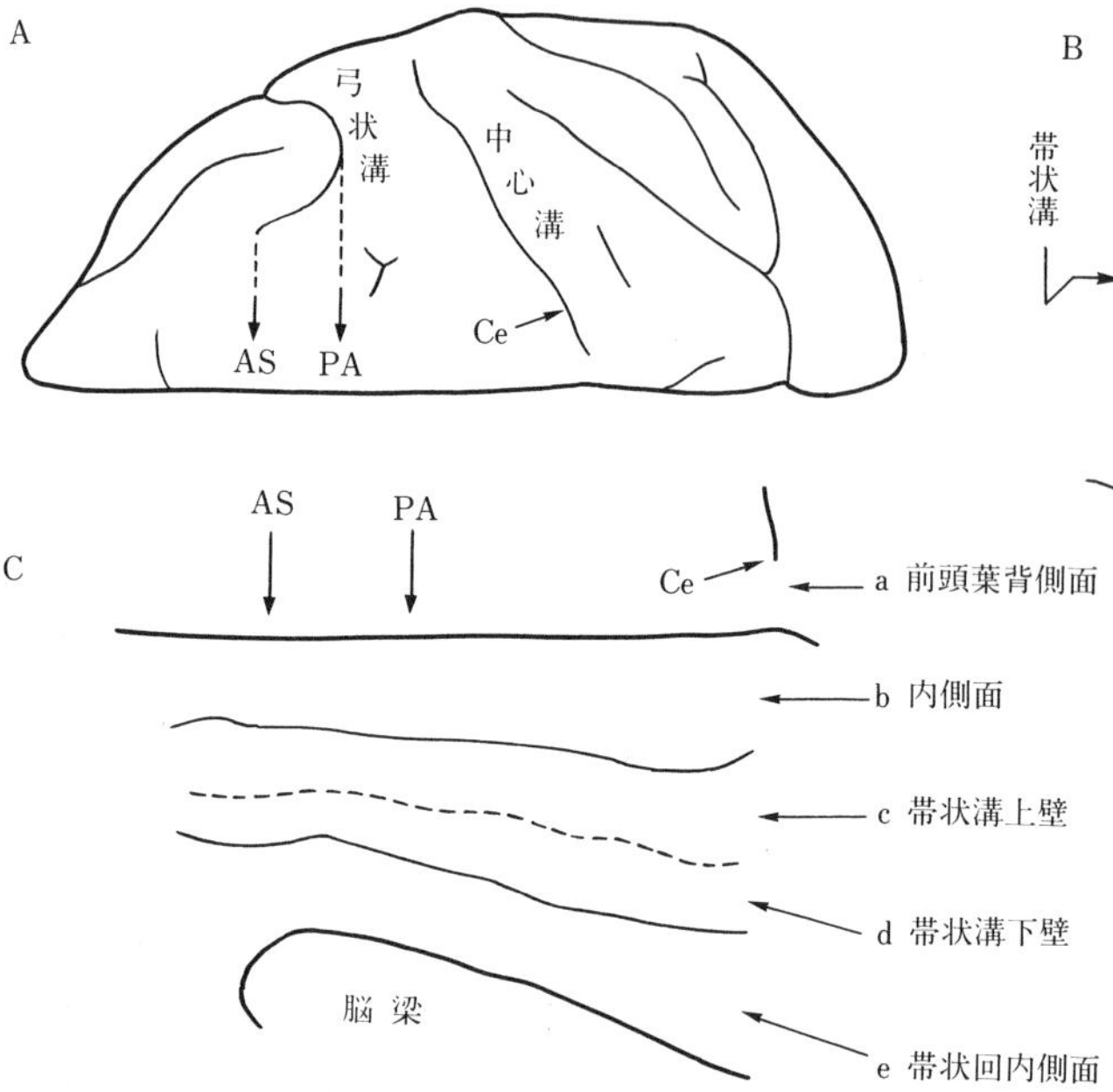


**図 10·3**　前頭葉内側壁の展開図
Ce：中心溝上端，PA：弓状溝後端，AS：弓状上端。

ルの脳の内側面において、帯状溝を少し開いた形で領野の分類を示している。これはフォークト（Vogt）によるマップである。[2] 解剖学者の細胞構築に基づいた分類では、帯状皮質運動野の前方領域は24野、後方領域は23野に相当する（詳しくは24c′と23c）。

ここで、大脳皮質の内側に存在する複数の運動野がどのような位置関係にあるかをまとめて図示してみよう。そのためには、脳の内側をひろげた展開図がどうしても必要である。図10・3のA図は大脳を上から見た図である。前頭葉を横断すると、大脳の内側はB図のようになり、帯状溝の上・下壁はcとd、帯状溝より上方の内側面はb、帯状回はeに位置する。次にaからeまでをひろげた展開図をつくり、前後方向に伸ばして前頭葉の内側を示すと、下方の図Cのようになる。図10・4は前頭葉の外側と内側の展開図を連結した図である（図の左側が脳の前方となる）。図の1と2は、帯状皮質運動野の後

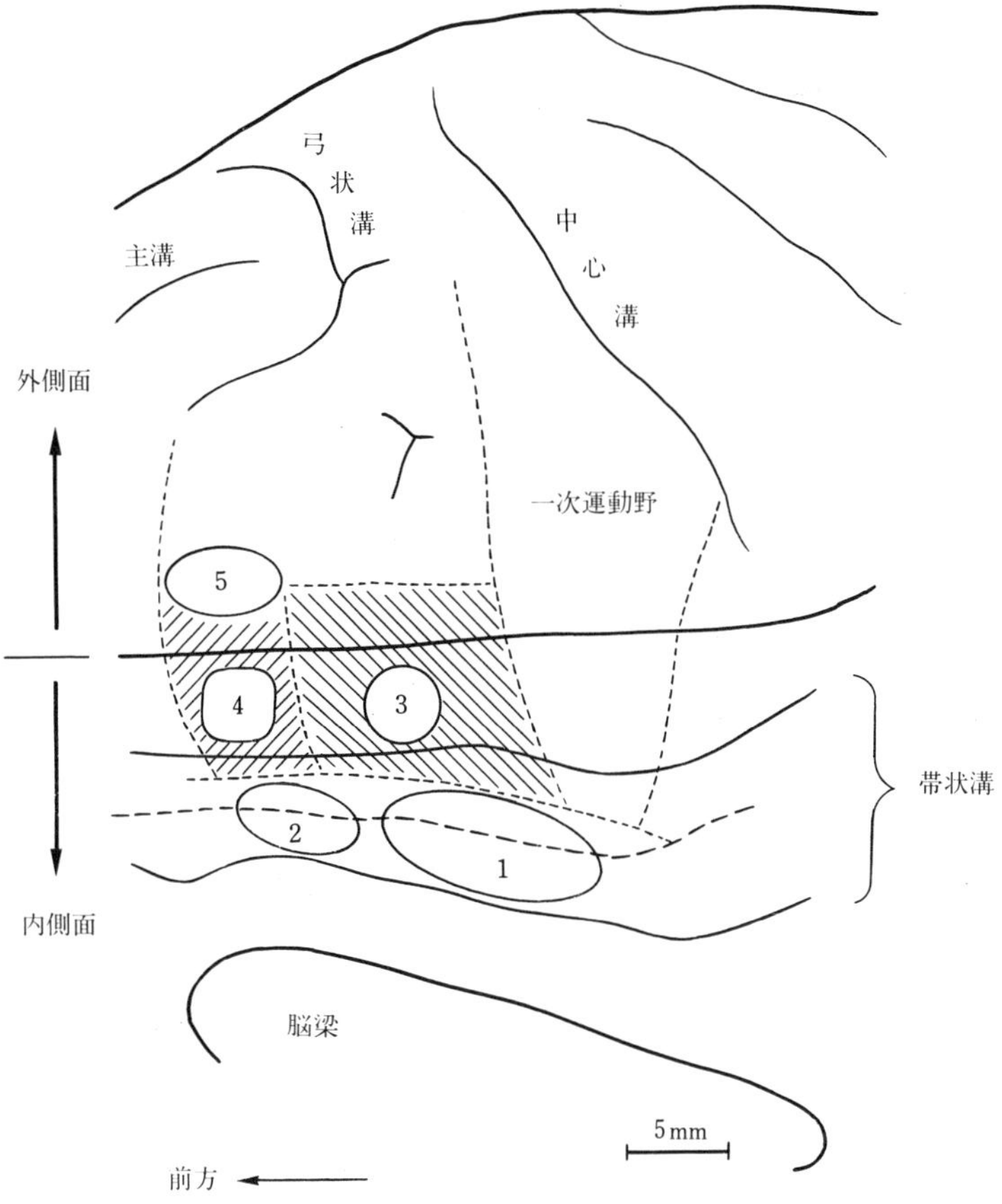


**図 10·4**　大脳の内側にある運動野の位置関係

大脳の外側と内側を広げ，さらに帯状溝を展開した図。1：帯状皮質運動野後方領域，2：帯状皮質運動野前方領域，3：補足運動野，4：前補足運動野，5：補足眼野

方領域と前方領域を示している。3は補足運動野、4は前補足運動野に相当する。5は補足眼野となる。

## 二　帯状皮質運動野の入出力と脳内の情報の流れ

帯状皮質運動野の情報源はどこであろうか。まず大脳皮質を探索した研究によって、連合野から、有力な入力が送られてくる部位が判明した。図10・5に示すように、大脳皮質の①帯状回、②前頭葉の底面（眼窩面）、③扁桃核と海馬周辺の皮質、④前頭前野外側面、⑤側頭連合野前部、⑥頭頂連合野の下部などから、広範な入力を受けることがわかった。その他、視床の前方領域からも入力を受ける。以上をまとめると、帯状皮質運動野は大脳辺縁系からきわめて豊富な入力を受け取り、さらに前頭前野から行動全体の遂行状況に関する情報、側頭・頭頂連合野から周囲の状況に関する情報を受け取る位置にあるといえる(2)。

他方、帯状皮質運動野から出る出力の行き先をみると、運動との関連が浮かび上がってくる。すなわち大脳の一次運動野、補足運動野、前補足運動野、運動前野に投射することが組織学的研究によって知られている。その他、脳幹や脊髄にも出力を送っている。

これらの知見をもとにして帯状皮質運動野を中心とした脳内の情報の流れを描くと、図10・6のようになる。このような神経回路の構成をみると、大脳辺縁系の情報によって情動・内的欲求や身体の状態を取り入れ、それらを統合・処理して、前頭前野の情報も参照しながら、個体が必要とする運動・行動の情報を複数の運動野へ送り込む系としての、帯状皮質運動野の働きが推理される(3)。

## 三　無動無言症と動作の開放現象

ヒトの前頭葉の内側が損傷されたときに、麻痺もなく、筋力も低下していないのに、じっと動かず、言葉も発しなくなる状態を呈することがある。反射運動は生ずるし、外から強く促されると運動はするが、みずから動作を起こすことがまったくなくなるケースがある。このような状態を無動無言症というが、帯状皮質

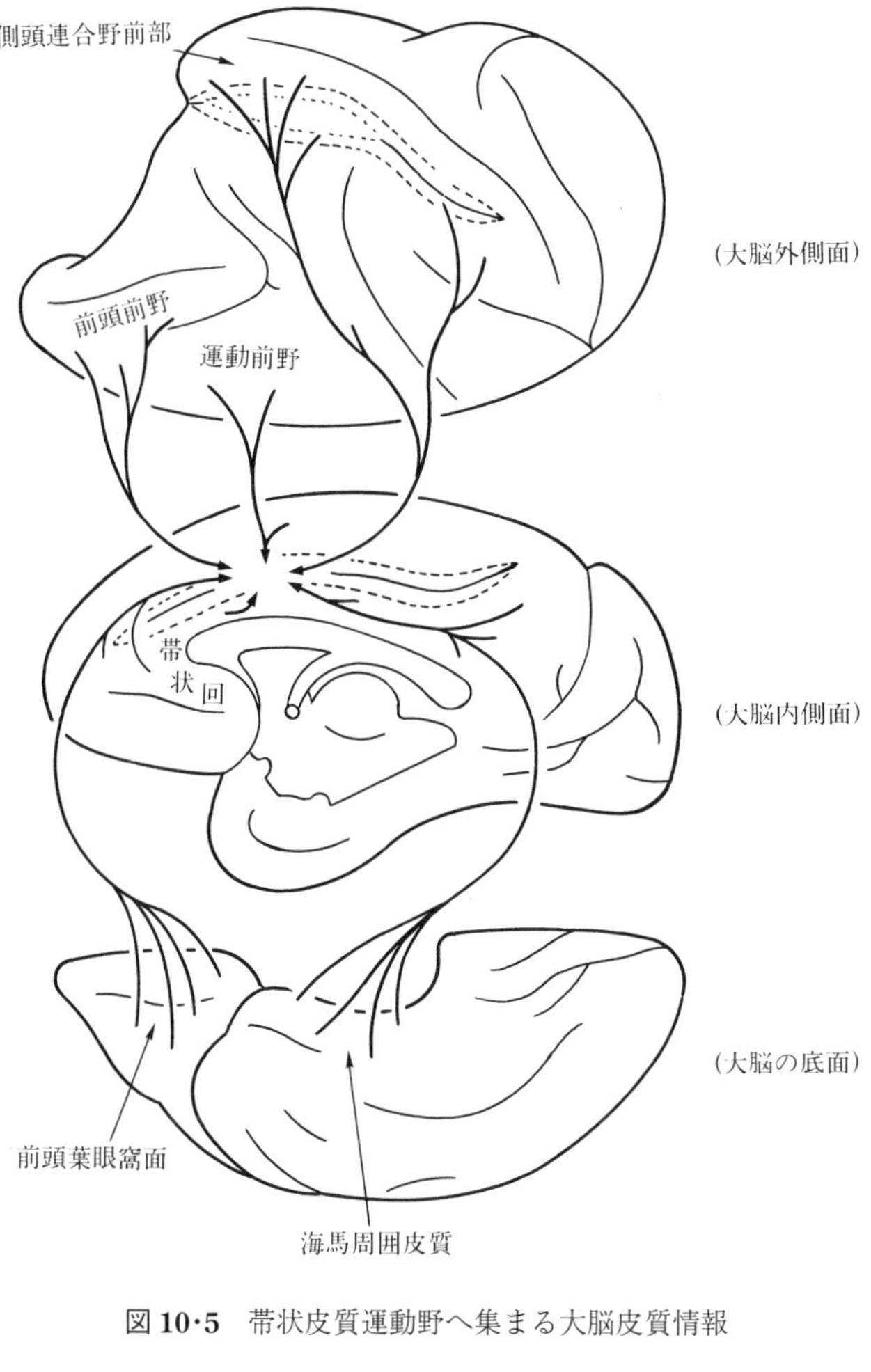


**図 10·5**　帯状皮質運動野へ集まる大脳皮質情報

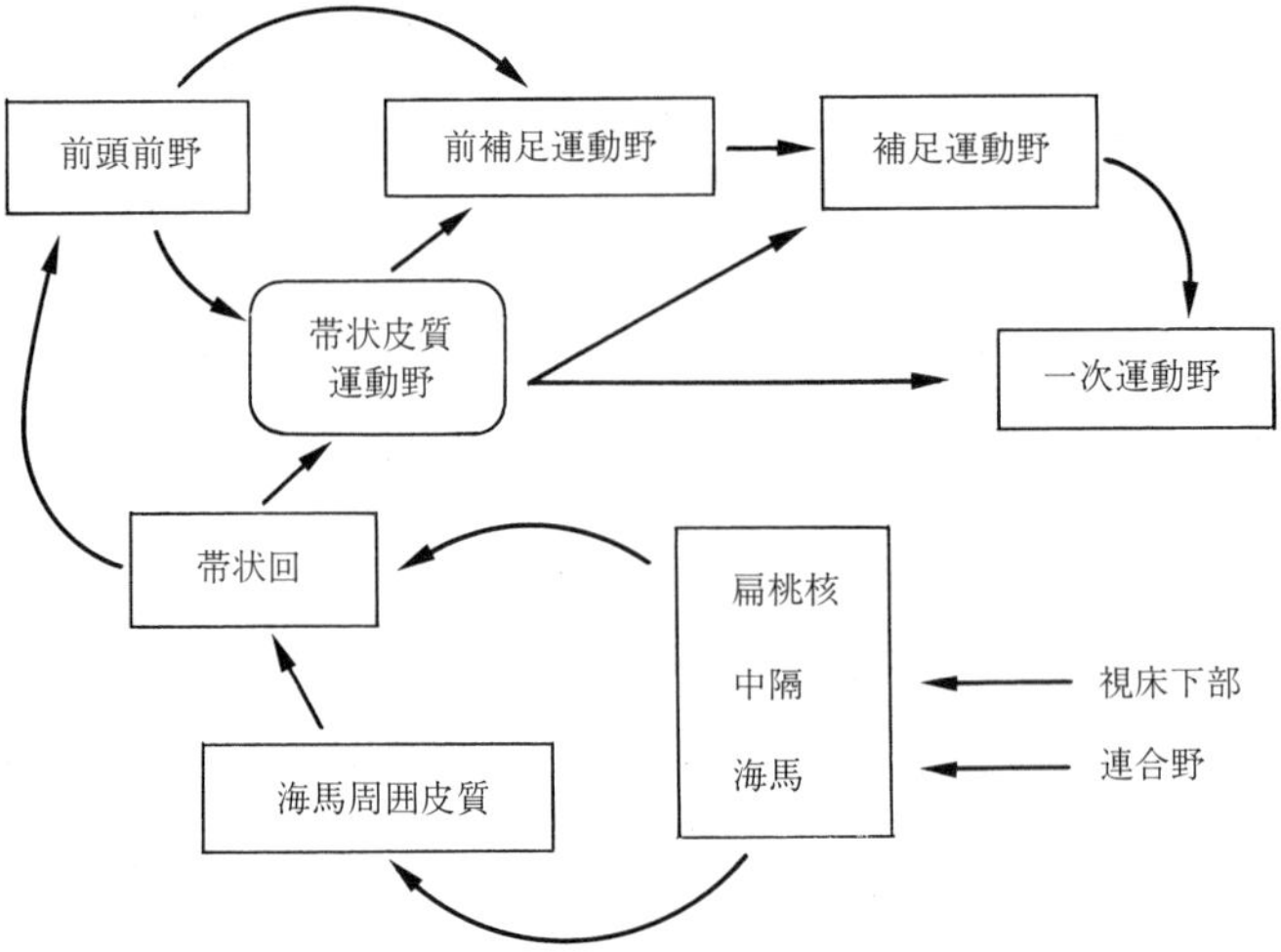


**図 10·6** 帯状皮質運動野を中心とした，脳内の情報の流れ

運動野を含んだ領域が損傷されて起こったという記録が報告されている。逆に、日常行いなれている動作が勝手に開放され、行おうと意図することもないのに行ってしまう場合もある。これも帯状皮質運動野や補足運動野を含めた、内側の運動野が広範囲に損傷されて起こる例が報告されている。これらの臨床例は、自発性の運動開始や内的な動機づけによる運動発現の過程に関して帯状皮質運動野が何らかの役割を有する可能性を示唆している。

## 四　ヒトの脳活動イメージング法で知られたこと

ＰＥＴ法やｆＭＲＩ法を用いてヒトの脳活動を描画した報告によると、単なるボタン押しやレバー操作など視覚信号などを合図に行うような単純な動作遂行時には、帯状皮質運動野には目立った活動は見られない。しかし、以下のような条件が課せられると、活動が見られるようになるという。

カラー画面上に、赤色で書かれた「赤」や緑色で書かれた「緑」という文字を読んでいくときよりも、赤色で書かれた「青」という文字や緑色の「赤」を次々と読むときのほうが、時間が多くかかり、ときには間違えたりする。このような課題をストループ課題というが、このような課題を遂行するときには、帯状皮質運動野の活動が高まったという報告がある。そのような所見は、複数の情報に矛盾があるとき、その矛盾を乗り越えて動作または行動を発現するときの活動をとらえていると解釈される。

これとは別の研究グループは、強い情動を伴う状況設定を行って、そのような条件下で一連の動作を行う過程をイメージとして思い描くことを被験者に要求した。そのような状況においては、帯状皮質運動野に著明な活動増加が認められたという。これらの脳機能画像による研究はいまだ初期的な段階であり、現状では帯状皮質運動野の働きに関するヒントを与えてくれるに過ぎないが、今後はもっと実験条件の設定を系統的に行い、厳密な仮説の検証を行えるように実験の工夫・改良を重ねていけば、より説得力のある、興味深い知見が得られよう。

## 五　細胞活動から見た帯状皮質運動野の働き

### A　前方領域と後方領域の違い

まず手始めに、比較的単純な動作遂行時における細胞活動を調べる研究が行われた。感覚刺激に反応して開始するという、単純な動作であっても、動作開始に先行する活動は帯状皮質運動野に存在することが確かめられた。つまり、皮質運動野としての特性をやはり有していることがわかった。特に帯状皮質運動野の後方領域では、動作が視覚・聴覚・振動感覚のいずれを開始信号とする場合でも、活動の見られる例が多かった。これに対して前方領域の細胞は、感覚信号で開始する動作時には活動が明らかでなく、しかし動作を自発性に開始するときには、開始時点よりずっと先行して活動する細胞活動が目立った[4]。

### B　報酬の価値判断に基づいた動作の選択

帯状皮質運動野の特徴を表す活動はどのような状況で出現するであろうか。その際に、帯状皮質運動野の細胞活動は、どのような使われ方をするだろうか。すでに前項で説明したように、帯状皮質運動野は、大脳辺縁系と運動系の接点に位置することが解剖学的研究から示唆されている。このことから、帯状皮質運動野は内的欲求に基づいた、自発性の行動発現に関与することが推理される[5]。

動作の選択という局面を考えてみよう。指示に従って、命ぜられるままに選択を行うときよりも、自己の決定に基づいて自ら選択をするときに、帯状皮質運動野は活動が高まるのではなかろうか。この推論が正しいかどうかを確かめるために、次のような研究が最近行われた[6]。この研究においては、随意的な動作選択の過程として、報酬の価値判断に基づいた運動の選択という過程を実験モデルとして取り上げている。それは次のような実験設定である。

日本ザルを訓練し、光信号を合図として、ハンドルを回す、あるいは押すのどちらかの動作をさせた。動作の選択はサル自身が行った。当初はある一つの動作(たとえばハンドルを回す)をすると正解で、それをくり返し行うと一定量のジュースが与えられたが、そのうちにジュースの量を少しずつ減少させた。この段階になると、現在の動作を選択しつづけると報酬は減る一方となり、サルは自ら判断して、別の動作、ハンドルを押すという動作に切り替えると、元の一定量のジュースがもらえるように実験条件を設定した。この実験の進行の様子を図10・7に示す。このように行動しているサルの帯状皮質運動野から神経細胞活動を記録した。

特徴的な活動は、帯状皮質運動野の前方部分で顕著に観察された。報酬が減少して、次に別の動作を選択しようとしている、まさにそのときに一致して活動を示したのである。通常の報酬が一定量出ているときにはまったく活動変化を示さなかった。減少した報酬に特異的に反応する細胞は、報酬の減少だけではなく、次の動作を切り替えるということが活動変化の必要条件になっていた。さらに、要求される動作が切り替わったことを音の手がかり信号によって明示的に教えた場合には、細胞は反応を示さなかった。

現在行っている動作から別の動作に切り替えるときに特異的に活動する細胞活動は、四つのタイプに分類

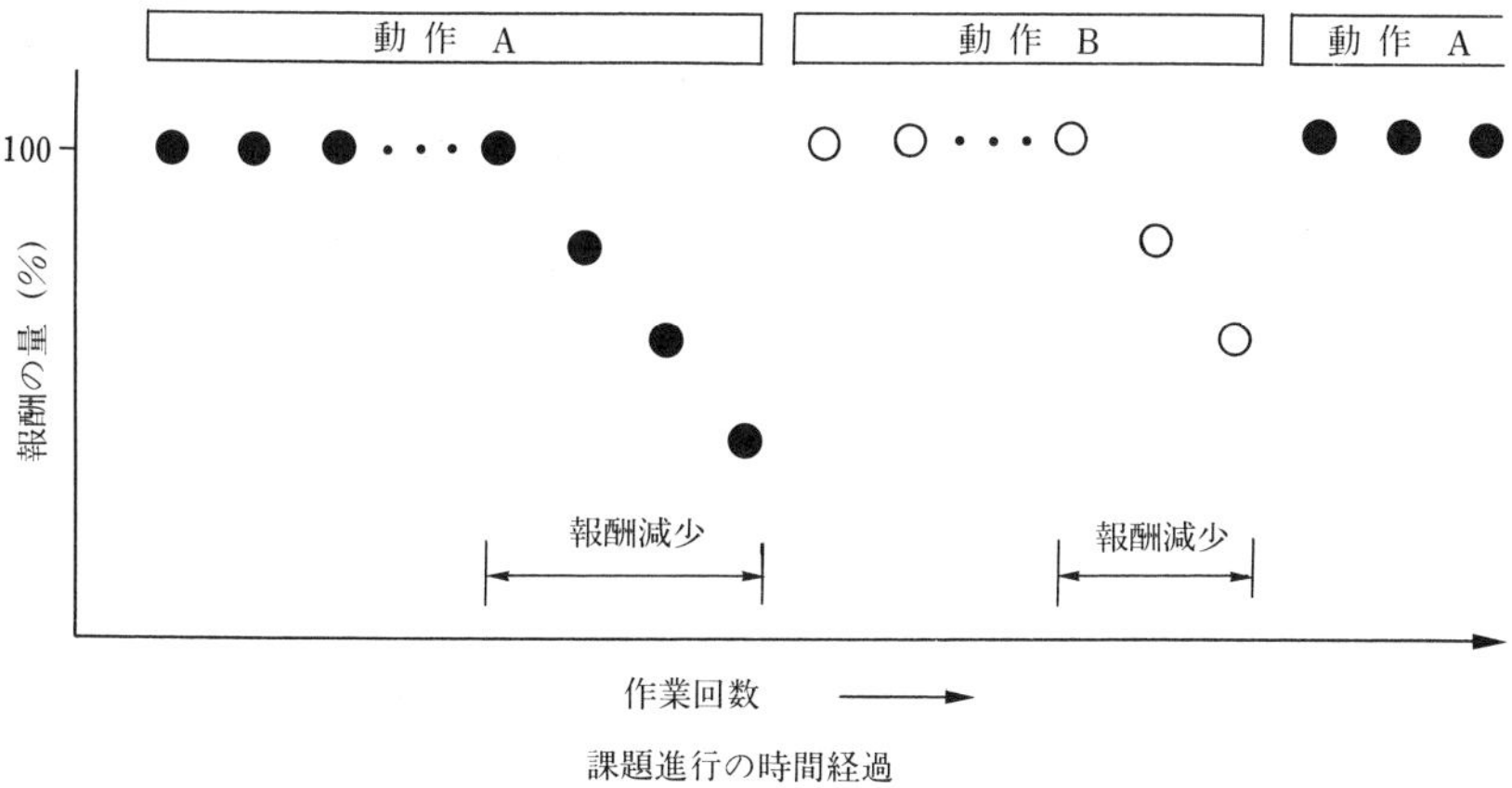


**図10·7**　帯状皮質運動野の特性を調べるための実験で用いた作業課題の時間経過

された（図10・8）。報酬が減少したときに、その減少した報酬の出現直後に数百ミリ秒反応するタイプの細胞（図のタイプA）があり、他方、切り替えるべき運動の開始に向かって次第に活動を高めるタイプの細胞が見出された（タイプD）。時間的にそれらの中間に位置して、Aの後に続き、Dに至るまでの時間をつなぐ形で出現する、タイプB、Cの細胞も見つかったのである。これら四つのタイプの活動をリレー式につないでいくと、報酬減少という情報を受容してから、次の動作を選択するまでの過程を順次再現することができる。そのような細胞活動は、帯状皮質運動野の前方に特徴的であり、後方部には少数しか見られなかった。

　このような細胞活動は、報酬の価値判断に基づく運動の選択に帯状皮質運動野の前方領域が関与することを示唆している。もしこの仮説が正しければ、その部位の機能を脱失させれば、運動の選択が正しく行れなくなるはずである。それを確かめるために次の実験を行った。サルが上記の課題を行っている際に、抑制性伝達物質GABAのアゴニストであるムシモールを微

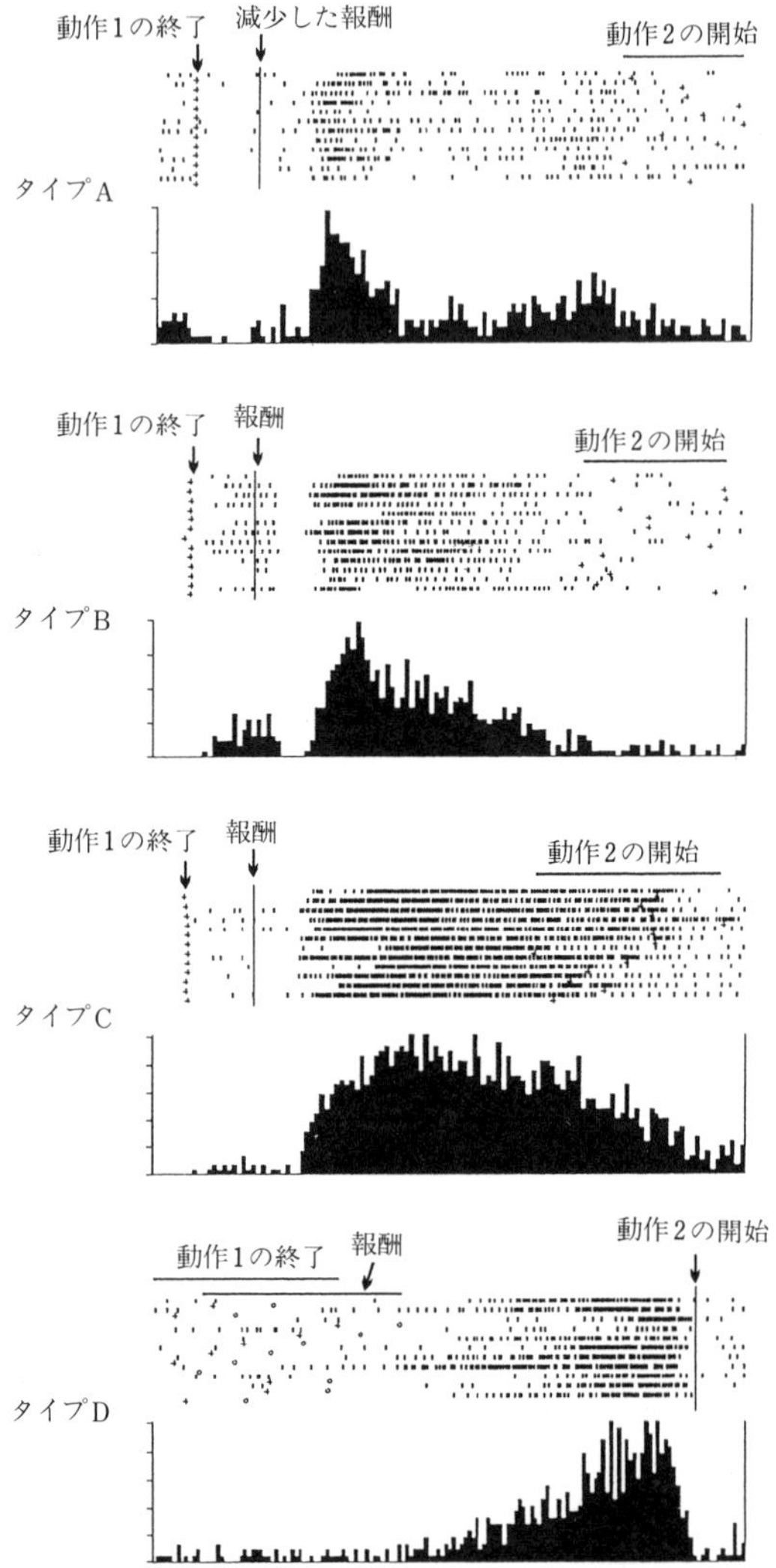


**図 10·8**　報酬情報に基づいた動作選択に関与する帯状皮質細胞の活動
報酬が減少したという情報を受容し，それに基づいて次の動作は別の動作を選択するという過程に特異的に出現する細胞活動で，時間的に四つのタイプに分けられる。タイプAからタイプDへ，情報は順次伝えられるとみなされる。

量注入した。その結果、帯状皮質運動野前方部を機能脱落させると、課題を正しく行なえず、誤りが多くなり、ついには全く行えなくなった。

特徴的な所見としては、報酬が減少しても動作を切り替えることをしなくなり、ほとんど報酬がなくなっても同一の動作をくり返し行ったり、または逆に報酬が減ってもいないのに運動を切り替えてしまう誤りをしてしまうことが観察された。しかしそのときに、音による指示を与えて、動作の切り替えを明示すると、正しく切り替えることができた。このような徴候は、帯状皮質運動野尾側部への注入では見られなかった。以上の実験結果から、帯状皮質運動野の前方部は報酬に関する情報に基づいた動作の随意的選択過程に重要な働きをしていることがわかった。このような研究は、内的欲求と価値判断に依拠した、自発性の行動発現が脳のどのような仕組みによって行われるかという大きな疑問に対して、部分的にではあるが、具体的な解答を与えるものであり、脳による随意運動発現機構を知るいとぐちとなろう[7]。

## 六　最近の研究の発展

脳活動描画法の適用によって、ヒトの帯状皮質運動野の機能的分類にも進展がみられ、吻側部はＲＣＺ領域、尾側部はＣＣＺ領域とされている[8]。今世紀の初頭には、行動選択における矛盾(conflict)を察知し、処理することが帯状皮質運動野を含む前部帯状皮質の機能として重視されていた[9]。しかし最近の研究では、この説には否定的な見解が多く[10]、むしろ状況変化や要求の変化に対応して、自己の行動のしかたを変えることに役割を有するという説が有力である。霊長類動物における細胞活動の研究では、帯状皮質運動野の吻側部は、行動の過程のモニタリング機能、そして運動意図の開始を促す過程との関連でも注目されている[11]。

## 文　献

(1) B.A. Vogt and M. Gabriel : Neurobiology of Cingulate Cortex and Limbic Thalamus, Birkhäuser, Boston (1981)

(2) B.A. Vogt and D.N. Pandya : *J. Comp. Neurol.*, **262** : 271-289 (1987)

(3) R.J. Morecraft and G.W. Van Hoesen : *Brain Res. Bull.*, **45**, 209-232 (1998)

(4) K. Shima, K. Aya, H.Mushiake, M. Inase, H. Aizawa, J. Tanji : *J. Neurophysiol.*, **65**, 188-202 (1991)

(5) T. Paus : *Nature Rev. Neurosci.*, **2**, 417-424 (2001)

(6) K. Shima and J. Tanji : *Science*, **282**, 1335-1338 (1998)

(7) 丹治　順、嶋　啓節、星　英司：神経研究の進歩、医学書院、五〇巻一号、九八－一〇六（二〇〇六）

(8) N. Picard, P.L. Strick: *Curr. Opin. Neurobiol.*, **11**, 663-672 (2001)

(9) M.M. Botvinick *et al.* : *Psychol. Rev.*, **108**, 624-652 (2001)

(10) P. Nachev : *Curr. Opin. Neurol.*, **19**, 586-592 (2006)

(11) E. Hoshi and J. Tanji : *J. Neurophysiol.*, **94**, 640-656 (2005)

# 第十一章　頭頂葉の働き

頭頂葉の大部分は大脳の連合野と分類される領域で占められており、そこは頭頂連合野と呼ばれている。図11・1は頭頂連合野の位置とBrodmannによる分類を示しているが、上方は7野と5野、下方は39野と40野とされている。頭頂連合野は感覚情報をとりまとめ、さまざまな行動に利用するための処理をしている領域である。[1]ここでは後頭葉の連合野から視覚情報を豊富に受け取り、その意味を抽出して利用するための処理を行っている。視覚情報の中で、空間情報や、物の動きの情報を処理する働きが重要である。また、触覚や運動感覚などの体性感覚を前方の体性感覚野から受け取り、処理を進めている。さらに、視覚情報と体性感覚情報を取りまとめて、総合的な情報を作り出す働きもある。

頭頂連合野の最も重要な働きは、自分の身体の位置と、周囲の物体や背景の位置や動きを認知することである。しかし頭頂連合野の情報は、運動の発現や調節に欠かせないものであり、運動前野へ送られて利用されることを前提としているともいえる。[2]

## 一　大脳皮質の5野と7野

大脳皮質の中心溝のすぐ後ろは、皮膚の触覚・圧覚や筋肉、関節の動きを感知する領域で、体性感覚野と呼ばれている。体性感覚野はBrodmannの分類では1野、2野、および3野となっており、そこは手足や顔などの一部に入った感覚信号を受け取り、感知する領域である。それらの体性感覚野の情報を集め、取りまとめて統合するのが5野の働きである。

5野が障害されると、自分自身の手足がどこにあるのかが分からなくなり、いちいち眼で確かめることが必要となってしまう。5野の神経細胞の活動をひとつずつ詳しく解析した酒田の研究によると、神経細胞は受容野、すなわち入力情報を受け取る身体の範囲が広く、まとまった情報を伝えることが特徴であった。また、手足の肢位や姿勢の情報と、皮膚の触覚情報を統合した情報を送ることができ、たとえば、両腕の相互関係を察知したり、どの腕をどのような位置に伸ばして、どのように物体に触っているかを、一個の細胞が活動として表現できるという[3]。

5野のすぐ後ろの広い領域は、解剖学的には7野と分類されているが、ここは前方からは5野を介する身体情報が伝えられるとともに、後方からは豊富な視覚情報が伝えられ、統合される部位である。特に視覚情報は、後頭葉の連合野から送られてきた大量の情報を

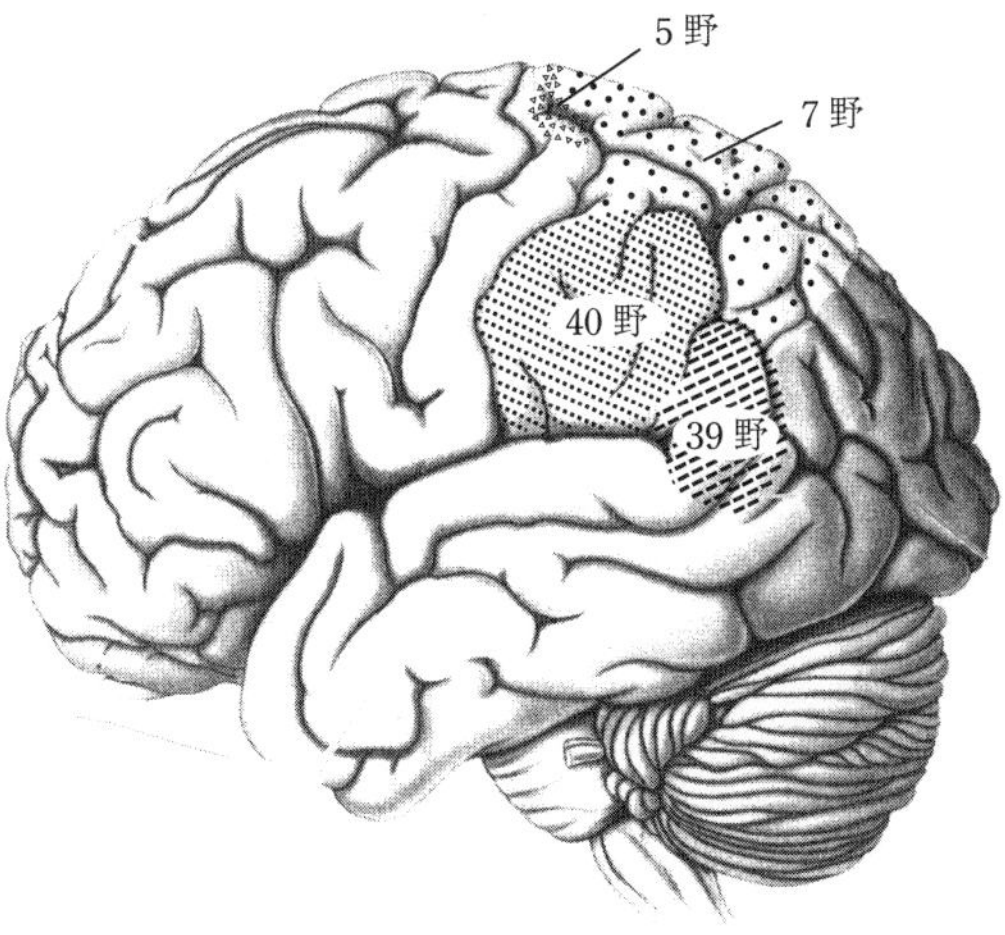


**図11·1**　頭頂連合野の領域
Brodmannの分類による領域区分を示す。

処理することで、次のような多彩な内容を有している。すなわち、①物体がどの方向に、どのような速度で動いたか、②視野全体がどのように動いたか、③空間における物体の位置はどこにあるか、④遠近の感覚と、物体の三次元的な動き、⑤自己と物体、および複数の物体の位置関係、などの情報を認知する役割をになっている。それらの働きの実態は、細胞レベルで調べられたことによって、かなり詳しいことが分かっている[4]。

7野の情報は、さらに39野、40野へと送られて、より広範囲でもっと複雑な情報へと変換されていく。ここでは身体情報と視覚情報のほかに、聴覚情報も含めた、高度な内容が形成されていき、ヒトでは言語の情報も加わることになる。

## 二　頭頂葉から前頭葉へ

頭頂葉で処理された情報は、自分自身と、自己を取りまく周囲の世界を認知することに使われるが、同時にその情報は、個体が外界に働きかける動作を行うた

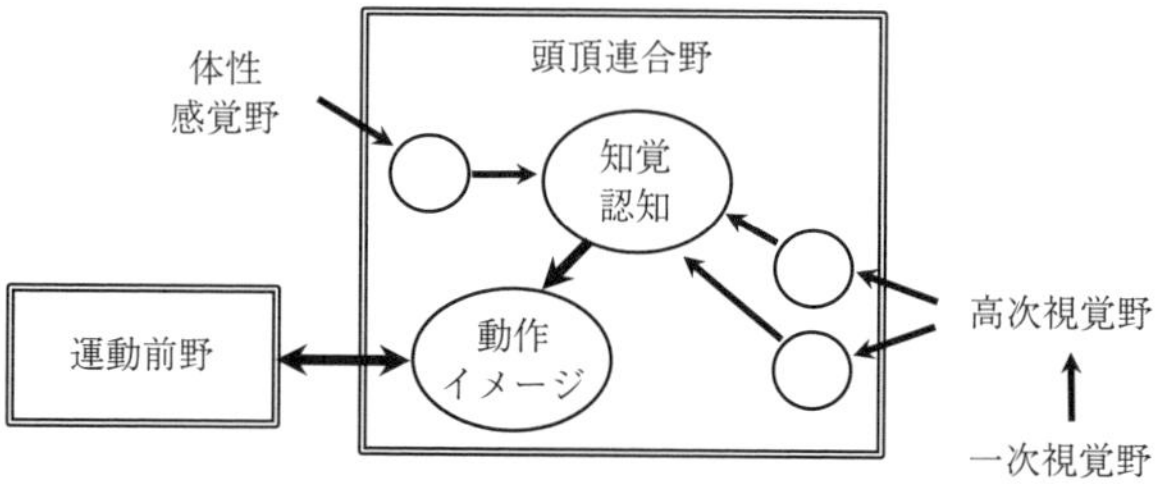


**図 11·2**　頭頂連合野の脳内の位置づけ

高次視覚野と体性感覚野を情報源として視覚空間と身体を認知し，運動前野と密接に連絡する。

めに欠くことのできない情報でもある。そのために、頭頂葉の情報は常に前頭葉へ送られる。その情報を受け取る部位の中心は運動前野である（図11・2）。

眼前の物体に到達しようとするとき、あるいは対象物を把握しようとするとき、まず、物体の空間的な位置の情報が必要で、これが正確でないと、運動は始まらない。次に行おうとする動作についてのイメージが形成される[5]。どの方向に、どの程度の距離に腕を伸ばし、どんな大きさの、どのような形を把握しようとするかという情報がまとめられ、運動前野へ送られる。その情報をもとにして、そのときの要求に適合した腕と手の動作の情報が形成される。結局のところ、視覚誘導性の動作は、頭頂連合野と運動前野の連携プレーによって実現するということができる。次の段階において、実行される動作の様子は頭頂連合野に送り返されるので、頭頂葉は動作の一部始終をモニターすることになる。それによって、動作が意図したとおりに行われているか否かを実時間で知ることができるし、不具合があれば、途中で修正する可能性も生ずることになる。

## 三　頭頂葉が損傷したとき

頭頂葉に損傷を受けた患者さんに何が起こるかについては、すでに一九〇〇年代の初めから調べられており、論文が書かれている。最も顕著な徴候は、物体の空間的位置関係が分からなくなるという、空間的定位の障害で、ホームズ(Holmes)は二つの物体の相対的位置関係が分からなくなる例を最初に報告した。その後、立体感を喪失した例についても報告している。知覚の障害としては、右頭頂葉の障害で左側の物体や像を無視する、半側無視、あるいは視空間失認についても、多くの報告がある。たとえば、鏡を見ながら自画像を描くときに、左半分を描かなかったり、あるいはひげを剃るときに、左側を剃らなかったりする例が報告されている。

一方、能動的な機能の喪失という観点から、バリント(Bálint)が最初に記述した徴候として、精神性注視まひ、視覚性運動失調、および視覚的注意障害の三つの症状がある。この三症状はバリント症候群と呼ばれている。それぞれ、脳の傷害と、反対側の物体に眼を向けられない、動作の目標に正しく手が届かない、複数の物体に注意を向けられない、と要約される現象をいう。具体的な例としては、見えている物体に対して、それを正しく操作できないことがある。たとえば、線の傾きが左右どちらに向いているかについては、ほぼ正確に(右三〇度などと)答えられるのに、郵便ポストの受け入れ口に封筒を入れようとすると、角度が合わないので入れることができない症例などが知られている。

また、自分の身体の存在を意識しなくなる、身体失認という症状も知られている。さらに、最後になったが、失行という症状は頭頂葉の損傷で見られることが少なくない[6]。失行については、次章で改めて取り扱うこととする。

### [付記]　頭頂葉と運動前野を結ぶ神経回路の詳細

後頭葉において、一次視覚野で受け止められた視覚情報は、多数の高次視覚野において処理されるが、そこから頭頂葉へ向かう情報の流れは、空間視や立体感覚、そして見えた物体の動きに関する情報を精密にとらえながら、頭頂葉へと向かう。その経路は、物体や背景、そして個体がどちらへ動くかを伝えるという意味で、“where”経路と呼ばれている。あるいはどのように動くかという意味で、“how”経路とも呼ばれている。いずれにしても、側頭葉へ向かう“what”経路、すなわち形や色を見分ける経路とは区別されている。頭頂葉における情報の処理の仕方は、最近詳細に研究されている[7]。

頭頂葉で処理される情報がきわめて豊富で多岐にわたることに対応して、さまざまな情報を重点的に処理する領域が、頭頂葉の中で細分化されている。その実態に関する研究はサルで特に進んでいるが、原理的に同様の処理機構がヒトでも行われている。図11・3に示すように、サルでは頭頂間溝という溝の中に埋もれた形で、多数の領域が区別されている。

頭頂葉の特定の部位で処理された情報は、前頭

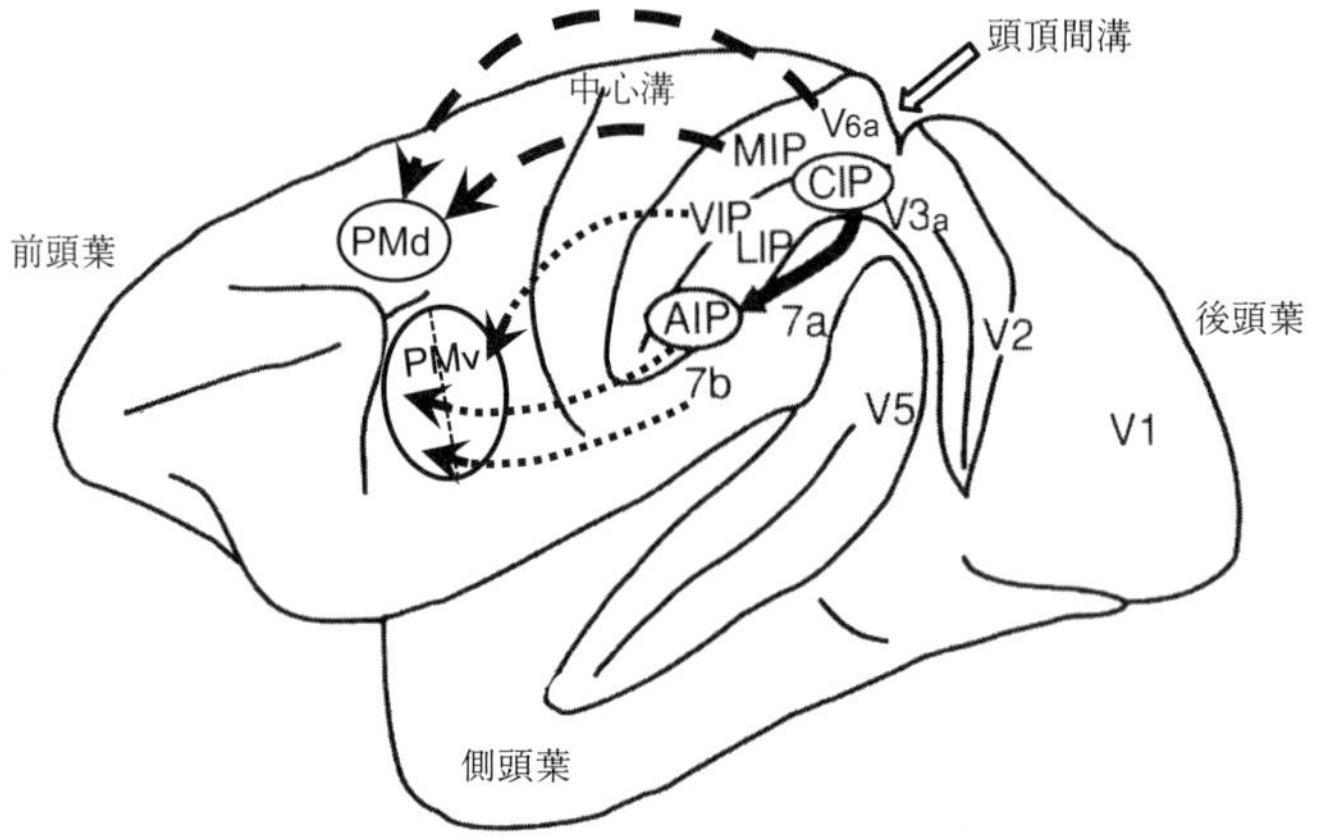


**図 11·3**　頭頂葉と運動前野の連絡の詳細

背側の運動前野（PMd）には，頭頂間溝の後部にある MIP および V6a 野が投射する。他方，腹側の運動前野（PMv）には，頭頂間溝の前部にある AIP と 7b 野が密接に連絡する。PMv の前方には AIP 野が連絡し，PMv の後方には VIP 野が連絡する。

頭頂間溝（intraparietal sulcus, IP と略する）の内部の所在位置によって，それぞれの領域は前方（AIP），後方（CIP），内側（MIP），外側（LIP），腹側（VIP）部と呼ばれている。V1 は一次視覚野を，V2 ～V5 は高次視覚野を示す。

葉の運動前野のなかで限定された、特有な領域に送られる。つまり頭頂連合野と運動前野とは、互いに細分化された領域が密接な情報のやり取りをしていることになる（図11・3）。図示されているように、背側運動前野（PMd）と腹側運動前野（PMv）とは、頭頂葉の情報源を異にしている。視覚情報に依存した動作の制御を行うために、このような精密な脳の回路を使っていることになる。

## 文　献

(1) 酒田英夫：頭頂葉、医学書院、東京（二〇〇六）
(2) M. Jeannerod: The neural and behavioral organization of goal-directed movements, Oxford Univ. Press, Oxford. (1988)
(3) 酒田英夫：科学、五十三巻四号、二二九–二三七（一九八三）
(4) H. Sakata, H. Shibutani, K. Kawanol, T. Harrington : *Vision Res.*, **25**, 453-463 (1985)
(5) R.A. Andersen, C.A. Buneo: *Ann. Rev. Neurosci.*, **25**, 189-220 (2002)
(6) 秋元波留夫：失行症、東京大学出版会、東京（一九七六）
(7) 田中啓治：脳神経科学、六五〇–六六八、三輪書店、東京（二〇〇三）

# 第十二章　失　行

骨格筋などの運動器官が立派でも、運動をうまく行えない理由は数多くある。麻痺やけいれん、ふるえなどの不随意運動があったり、筋の緊張異常、あるいは小脳が傷害されて起こる失調などである。このような運動実行系の障害が無く、また言語や状況理解などの認知能力に問題が無くても、なおかつ目的とした動作がうまく遂行できない場合がある。そのような状態を〝失行〟という[1]。行いたい目的は明らかなのに、動作によってそれを達成できないという、もどかしい状態が起こりうる。そのような失行にはいくつかのタイプがあるので、この章では分けて紹介するが、分類のためには専門用語を使わざるを得ないので、耳慣れない違和感をしのんで読み進んでいただきたい[2]。

## 一　肢節運動失行

A君は、ある日手にぎごちなさを感じ、作業がうまくいかないことに気づいた。ハサミで紙を切ろうとしても、今までのように望み通りの方向に切れず、ポケットに手を入れることもできなくなった。次の週には、手袋をはめたり外したりすることも不自由となってしまった。しかし、握力を測ってみると、以前とあまり変わりはなかったし、歩いたり走ったりすることに支障はなかった。A君のような例を肢節運動失行という。体性感覚野が傷害されると、このような徴候をきたすことがある。5野ないし運動前野の後方部分の損傷でも、このタイプの失行は起こる可能性がある。

## 二　観念失行

Bさんは、認知障害はなく、物品を見たとき、それが何であるか、どのような意味をもったものかを十分理解しているし、そして道具を見たときには、それを何のために使うかを説明できる。運動の実行能力にも異常はない。それにもかかわらず、日常使い慣れた物品を使用することが大変困難である。のこぎりを持たされても、それを使うことができない。のこぎりを変な角度と位置で握ってしまうために、歯がとんでもない方向に向いてしまうのである。消しゴムを渡されても、握ってしまったり、口へ持っていったりして、使うことができない。消しゴムは文字を消すためのものと理解しているのに、それを使用できないのである。一方、Cさんは大のタバコ好きであったのに、マッチを擦って煙草に火をつけることができなくなった。また、手紙を封筒に入れて、糊で封をし、切手を貼るという一連の行為を順序良くすることができなくなった。

Bさんにおいては、物品を目的に沿って使用する動作をイメージすることが障害されているという解釈が妥当であろうし、Cさんにおいては、複数の物品を順序良く使用する行為の障害とみなされる。いずれも、観念執行と呼ばれる状態であり、頭頂葉に病巣の存在する場合に観察される例が多いとされている。

## 三　観念運動失行

Dさんは最近様子がおかしいことに、家族が気付いた。日常ありふれた作業をするように頼んでも、一向にやってくれなかったり、別の仕事をやってしまったりするのである。しかし別の日に、それと同じことを自分から、頼まれずにやっていることも目撃されている。しかも、頼まれた仕事自体は理解しているし、反抗する意図をもっているわけでもない。つまり、言われたことを行おうとしても、行えないということである。また、「ナイフで果物をむく動作をやって下さい」「タバコを吸うしぐさを真似して下さい」などの動作や、「さよならをして下さい」などの身振りを、指示に従ってできないことが多い。言語の意味は理解していてもできないのである。動作の実行を誰かにやってもらい、その動作を見たとおりに行う、「模倣」もできないことが多い。このような状態を観念運動失行という。

そのような状態が起こりうる脳の損傷部位としては、左半球の頭頂葉という考え方が最も一般的である。リープマン（Liepmann）は、左半球の深い部分（白質）で、大脳皮質相互の情報を送る線維の束が損傷されることを重視した。[3] その説によれば、頭頂葉でまとめられた動作の時間的・空間的パターンのイメージが、運動の実行系である前頭葉の運動関連領野に送られる連絡が断たれてしまう状態が、観念運動失行をもたらすと説明される。他方、ゲシュビン（Geschwind）は、言語命令と動作遂行の関係において、大脳の言語中枢と動作発現の中枢との連絡を重視する説を唱えている。つまりその連絡の離断ということに失行の説明を求める[4]。

## 四　高次運動野との関係

ヒトの一次運動野の前方に存在する運動前野が損傷されたならば、動作の構成や準備、そして感覚情報に基づいた動作の誘導や選択が障害されるであろう。それは本書の第五章で述べた運動前野の理解からして当然と言わざるを得ない。それならば、運動前野の障害によって、失行が起こるはずである。

しかし、実際に脳の前頭葉が損傷された患者さんで、失行が認められたという臨床報告は案外に少ない。それはなぜであろうか。その主な理由は、実際に生ずるヒトの脳の損傷の位置と大きさによると考えられる。まず第一に、運動前野だけに限局した病巣が生ずることは多くなく、むしろ稀である。第二に、運動前野が損傷されるケースでは、近くに隣接した一次運動野も同時に損傷されることが大部分と思われる。その場合、明らかなマヒが生じてしまい、運動自体が行えなくなるので、運動前野の障害による症状は見ることが出来なくなるのであろう。

他方、大脳皮質前頭葉の内側にある補足運動野が傷害されると、動作発現のさまざまな局面で異常がみられるが（本書の第6章参照）、失行とは呼ばず、区別されている。また、前頭前野が損傷されたことによって生ずる異常な行動も、失行とはいわず、行為の異常ないしは行動異常という。

## 文　献

(1) 山鳥　重：神経心理学入門、医学書院（一九八五）
(2) 河村　満：*Clinical Neuroscience*, **21**(4), 388-391 (2003)
(3) H. Liepmann : *Apraxie. Erg. Ges. Med.*, **1**, 516-543 (1920)
(4) N. Geschwind : *American Scientist*, **63**, 188-195 (1975)

# 第十三章　前頭前野

大脳皮質の前頭葉の前方を広く占有している連合野を前頭前野という。前頭前野は図13・1に示すように、ヒトで特に発達しているが、サルやチンパンジーなどの霊長類動物でも、かなり広い領域を占めている。しかしネコやイヌではずっと狭くなり、ラットなどではごく小さくなってしまう。したがって、前頭前野は霊長類を特徴づける脳活動が行われる場とみなされている[1]。前頭前野を必要とする脳の機能は多く、多面的であるが、そのなかで行動の統合的な制御という働きは、多くの高次機能のなかでも中心的な位置を占めている[2]。

前頭前野のなかでも、その外側の領域は、特に行動の制御系としての働きが重視されている[3]。ここでいう行動とは、外界に対して、目的と意味をもって行われる、ひとまとまりの運動と定義しておこう。行動に目的がある以上、行動が成立するためには、自己と外界についての認知が確立していることが前提となっていることを確認しておきたい。

## 一 脳の情報は前頭葉の連合野に集約される

前頭前野は脳のきわめて広範な部位から情報を集める位置にある（図13・1）。最も顕著なのは大脳皮質の連合野から集まる入力である。大脳皮質には視覚・聴覚・体性感覚情報を統合する領域として、多くの連合野が、頭頂葉・側頭葉や後頭葉前方に存在する。それらの連合野から、情報は皮質間連合線維によって前頭前野に運ばれる。さらに、大脳の内側面の連合野や、側頭葉の内側で海馬や扁桃核で処理された情報を集める連合野も前頭前野に情報を送る。

他方、視床からの情報も、視床の背内側核を中心とした部位から豊富に入力される。したがって、個体の周囲を取り巻く外界の状況がどのようなものかをまとめた情報はもとより、自分自身の状態や、自己の情動、欲求、さらには脳全体の覚醒水準に至るまでの情報が、前頭前野に送られてくるのである。集約された膨大な情報を前頭前野がまとめ、その中から必要な情報を選

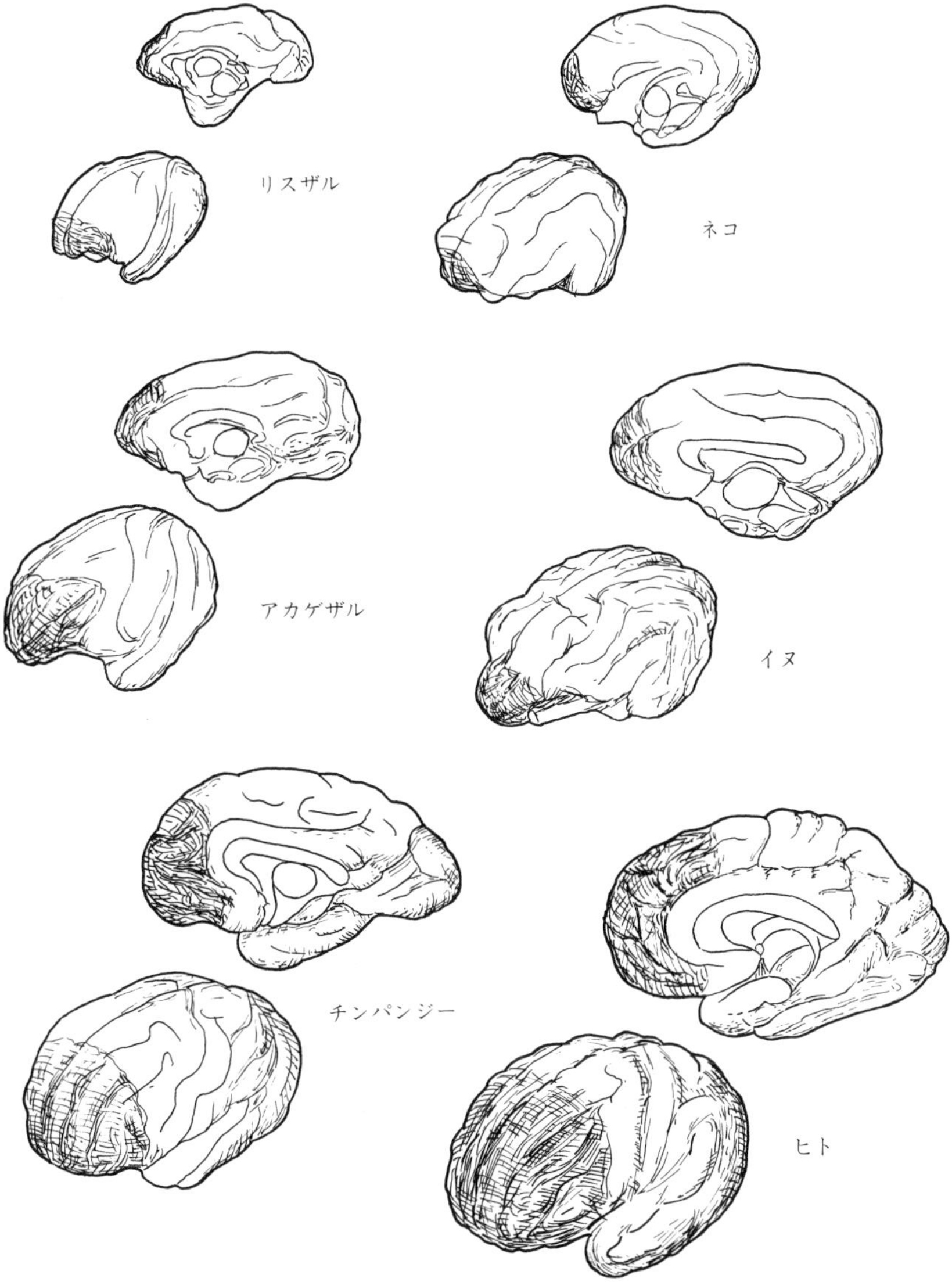


**図 13・1**　ヒトと動物の前頭前野
メッシュの部分が前頭前野である。

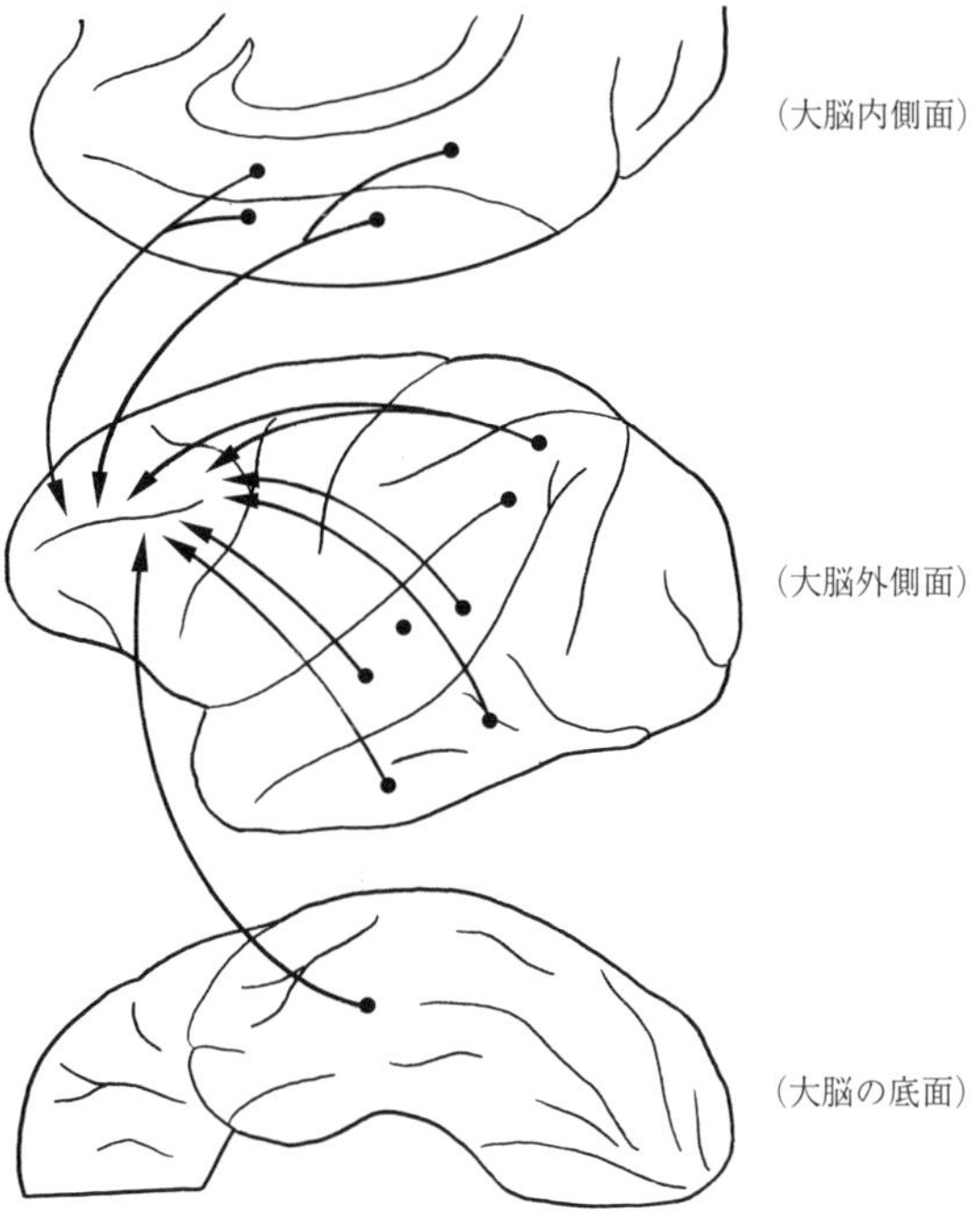


図 13・2　前頭前野へ集まる大脳皮質入力

択して、さらにそれを目的に合わせて処理する。

## 二　前頭前野は知の最高位中枢か？

かつて前頭前野は知能の座であるとされてきた。情報の知的処理や知的洞察など、最高レベルの知的作業がここで行われるとの考え方が一九三〇年頃までは優勢であった。しかし近年、この説には異論が続出した。前頭葉に傷害のある患者にさまざまな知能テスト（ＩＱテスト）を行うと、必ずしも低下していないことが判明した。ロボトミーによって前頭葉を切除された患者についても調べられたが、切除手術によってもＩＱが低下するとはいえないという結論がだされた。つまり、通常、神経心理学的テストによって測定されるようなカテゴリーの知能に関しては、低下は見られないことになる。それでは前頭葉が傷害されると、どのような問題が生ずるのであろうか。

前頭葉に損傷を受けた例として最も有名なのは、火薬充填用の鉄パイプで前頭葉を打ち抜かれてしまったフィニアス・ゲージの症例である（図13・3）。

この事故で脳の前頭葉にひどい損傷を受けながら、彼は奇跡的に生き延びた。その後、二つの大きな問題が生じた。一つは性格の変化で、気まぐれ、移り気で、

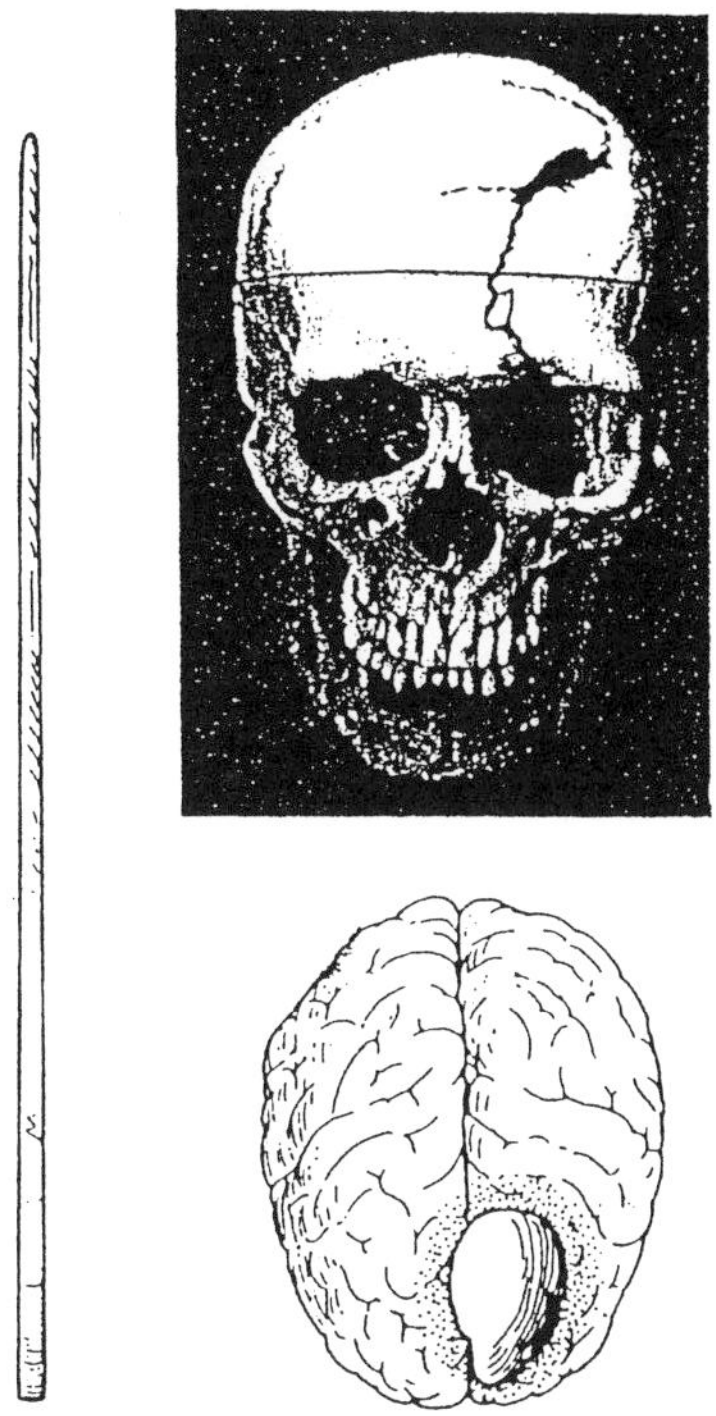

**図13·3** 前頭葉の傷害例

図の左に示した鉄棒がフィニアス・ケージの頭蓋を突き抜けた。それによって左半球の前頭葉に，図のような大穴があいたと想定される。その頭蓋骨は今でも保存されている。

しかも他者との意思の疎通性に欠け、社会生活に著しい支障をきたすようになった。他方、行動に計画性が無くなり、次々と何かをやりかけては中途で止めるといった、衝動的な行動が目立ったという。

その後、前頭葉の損傷例の報告が続き、その損傷部位や程度によって多様な徴候を示すことがわかってきた。一般に性格や情動の変化は前頭葉の底面(眼窩面)や内側が大きく傷つけられると生ずることが多く、行動面の変化は前頭葉の外側面の損傷で生ずることが多いこともわかってきた。しかしいずれにしても、感覚の受容や運動の遂行自体には障害は起こらないが、周囲に対して適正に注意を払わなくなったり、無関心あるいは無意欲となったり、逆に意味もなく反応したり、脈絡もなく行動したり、いったんやり始めた動作をいつまでもくり返したりする例が報告されている。

## 三 機能テストで知られたこと

前述のように、前頭葉に損傷を受けても知能指数に有意な低下はみられないことが定説となった。しかし一般的に用いられている知能テストではＩＱの低下はみられなくとも、機能テストの内容とやりかたを変えると、機能低下が明らかに認められる。たとえば、「ひらがなの〝か〞で始まる名詞をできるだけたくさん言ってください」あるいは、「木を使って作ることのできる物にはどんな物がありますか」という問いに対して、限られた時間内に出せる答えの数は低下することが多い。「丸が入った模様かデザイン画をたくさん描いてください」という要求に対する応答でも同様である。このような例においては、自らが情報を発信するという機能の側面が低下していることを思わせる。

前頭葉が損傷されても、記憶障害は目立たない。しかし記憶のある側面においては、機能低下が検出されることがある。たとえば、まず物体Aを見せ、しばらく時間を置いてから物体AまたはBを見せて、それらが最初に見せたものと同一物体であったかどうかを判定させる〝遅延応答課題〟で誤りをおかしたり、あるいは、いくつかの物体のリストを次々と見せて、その後でリストに含まれていた物体XとYはどちらが先に出てきたかを問う〝新近性テスト〟で誤答したりする。これらの課題ができなくなるのは、記憶の保持の障害ではなく、記憶した情報をアクテイブに組織化することの障害とみなされる。

もう一つ重要と考えられている機能テストに、〝条件つき連合学習〟課題がある。その典型的な例を図

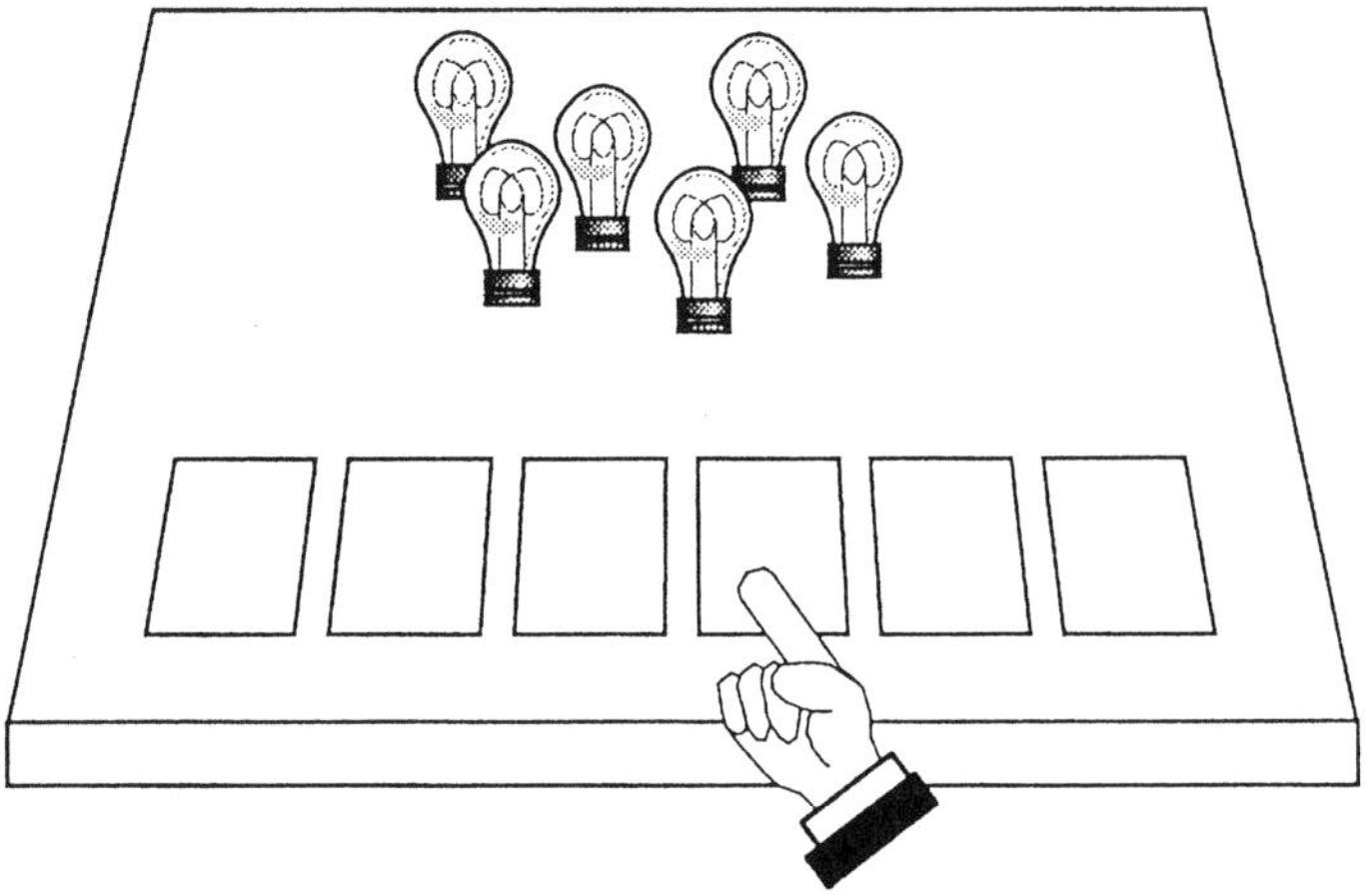

**図 13･4**　条件つき連合学習の例

6 個のうち 1 個の電球が点灯したら，それに対応するカードを 1 枚選んで指差しする。

13・4に示すが、この課題では六つの豆電球が不規則に並べられており、その前方に六枚の白いカードが一列に並んでいる。点灯したどれか一つの電球と、カードの中の一枚とが無作為的に対応しており、被験者は、どの電球が点いたときにどのカードを取れば正解かを学習することが課題である。ランプが一つ点灯すると、被験者はカードの中の一枚を指差しして答え、実験者はその答えが正しいか誤りかを伝える。誤りの場合には、被験者は正答になるまで別のカードを指差しして答える。このような課題は、空間的な条件つき連合学習という。この課題の変形として、非空間的なものもある（たとえば、色や形を手がかりにする）。前頭前野損傷患者では、空間的、非空間的のどちらであっても、条件つき連合学習が傷害される。これらの課題では、認知情報をうまくふりわけ、行動の選択へ結び付けるという過程が要求として重視されており、そのような過程の行われる場としての前頭前野の機能が推定されている。[4]

## 四　行動のプログラミングと組織化

前頭前野が損傷されると、行動のプログラミングがうまくいかなくなるということを明確に指摘したのはルリア（Luria）である。[5] ルリアの理論によれば、行動の経過を計画し、それを正しく実行するためには、計画に適合するように行動を調整したり、実行したことが当初の意図と合致しているかどうかを比較照合し、合致していないときはその誤りを修正しなければならない。この企画→行動の調整→行動結果の確認→行動結果と企画の照合→行動の調整という過程の連鎖が、前頭前野に損傷があると正しく行われなくなると考えたのである。

行動の企画という観点に関連して、前頭前野機能テストとしてよく用いられているものにウィスコンシンカード分類テストと呼ばれているものがある。これはカラー図形の描かれた多数のカードを分類させるテストである。カードの図形には四種類の違った形が四色で、一個から四個までの数だけ描かれている（図13・

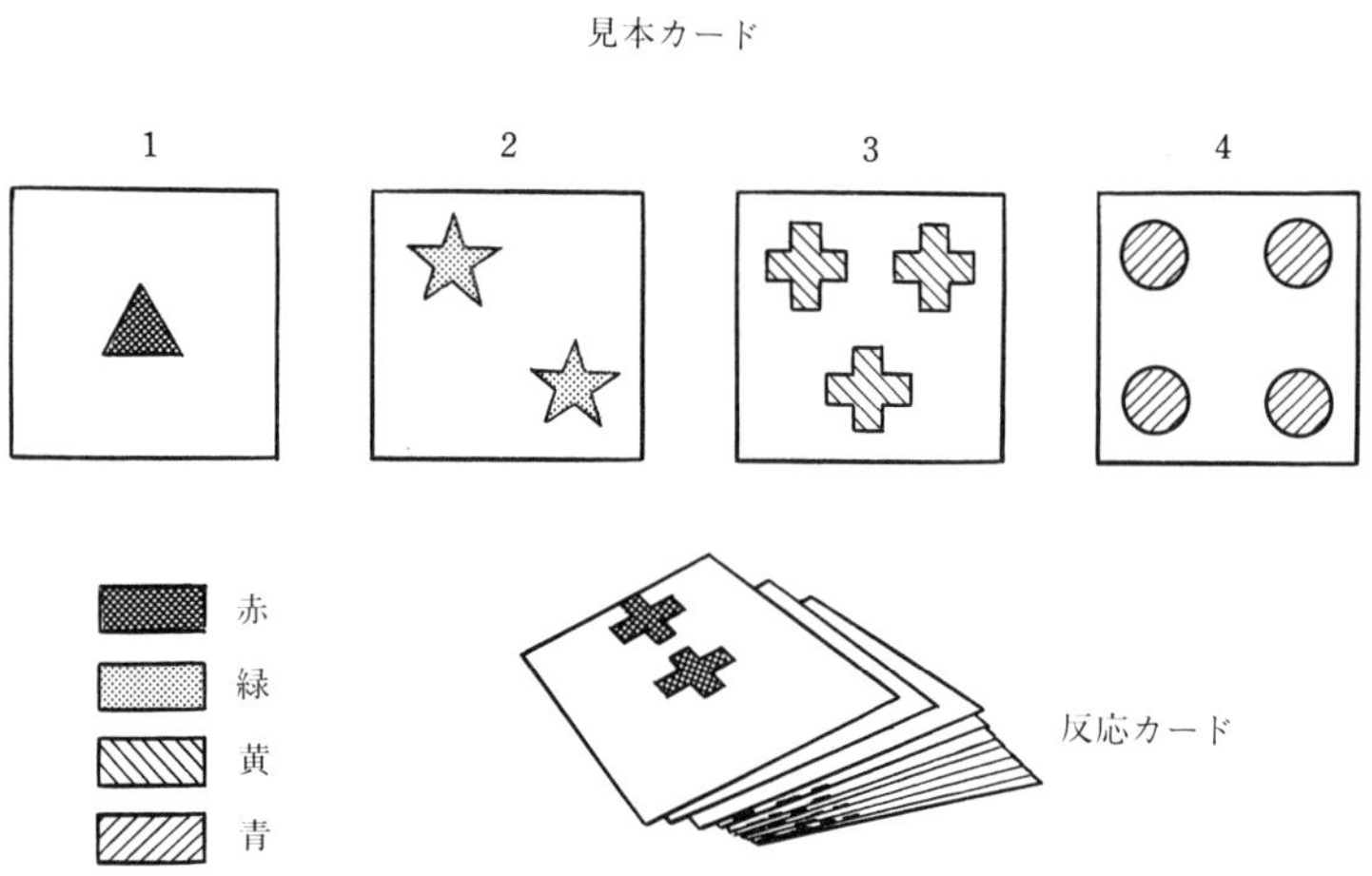


**図13・5**　ウィスコンシンカード分類テスト
（Milner, 1964）より

5)。一組のカード（反応カード）を手に持ち、ある基準に従って分類し、見本カードの下に次々と置いていく。その基準はカードの色・形・数のいずれかである。反応カードを一枚ずつめくり、見本カードと合っていると被験者が判断した場所に置いていくが、色・形・数のどれを基準とすれば正しいかは被験者が判断する。実験者は分類が正解かそうでないかだけを告げる。被験者はその判定を聞いて、分類のしかたを修正したりしなかったりするわけである。当初に決められた分類基準は一定であるが、十回正解が続くと、実験者は被験者に告げずに分類の基準を変える（たとえば色から形へと）。新しい基準で正解が十回得られるまでその基準は続き、十回正解すると、また基準が変更される。

前頭前野に損傷のある患者にこのテストを行うと、分類の基準が変わっても以前の分類基準に固執し、誤反応が続いても分類の基準を変えようとせず、したがって正しく分類できないことが多い[6]。この障害は、行動の結果についての情報を適切にフィードバックできないために生ずるという解釈もできる。したがってこ

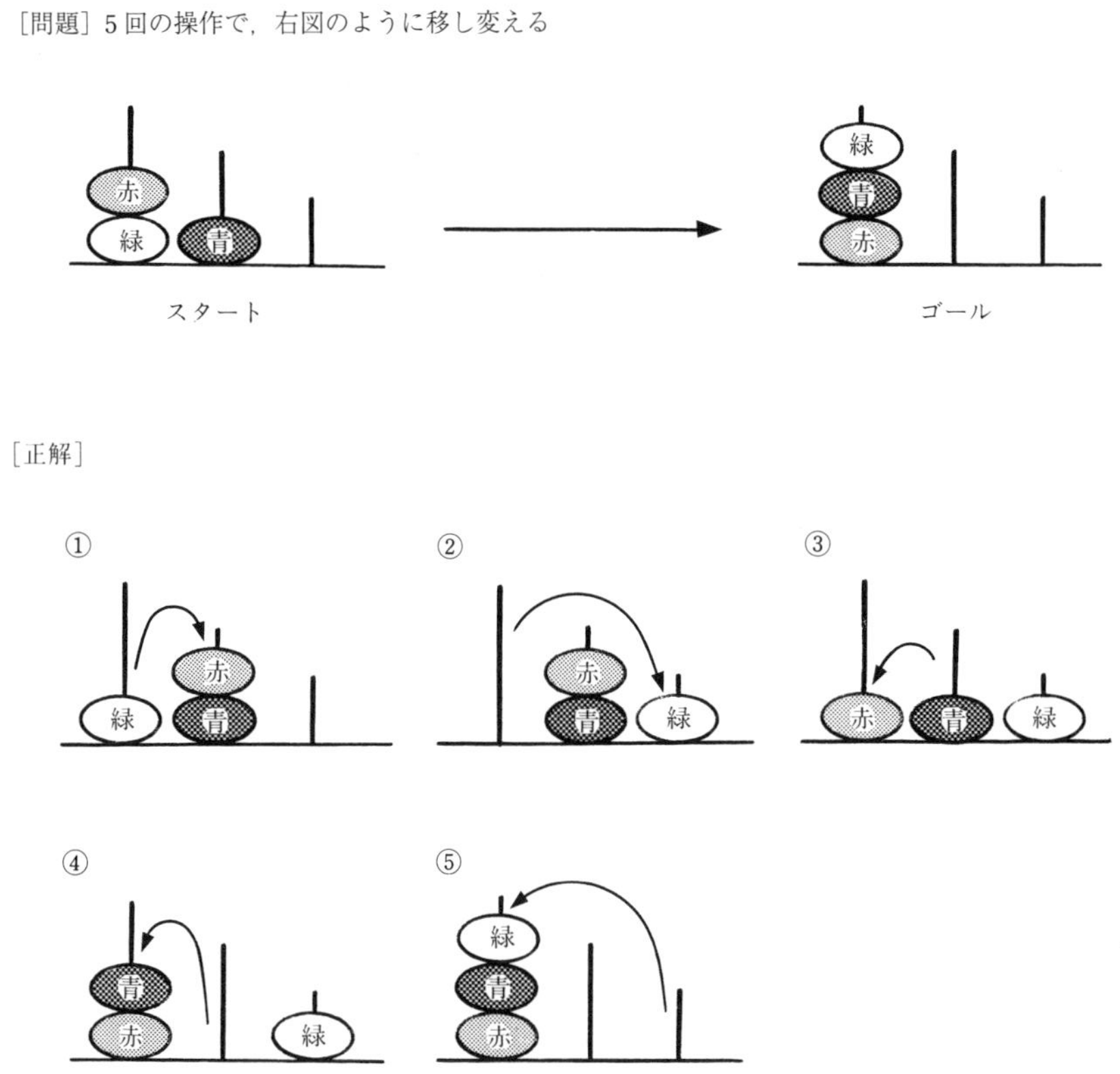


**図13･6**　ロンドン塔テスト
（Shallice, 1982）より

のカード分類テストは、行動プログラミングにおける企画能力のテストというよりは、行動結果のフィードバックによる計画の評価と行動の調整（ないし変更）過程のテストとして理解するほうが良かろう。

行動プログラミングあるいは行動の組織化のテストとしては、ロンドン塔パズルと呼ばれるものがシャリス（Shallice）らによって考案されている。[7] このテストでは、図13・6のように三色の円盤に穴をあけ、三本の棒に通して配置する道具を用いる。三本の棒はそれぞれ三個、二個、一個の円盤を通せるような長さとなっている。初期の位置

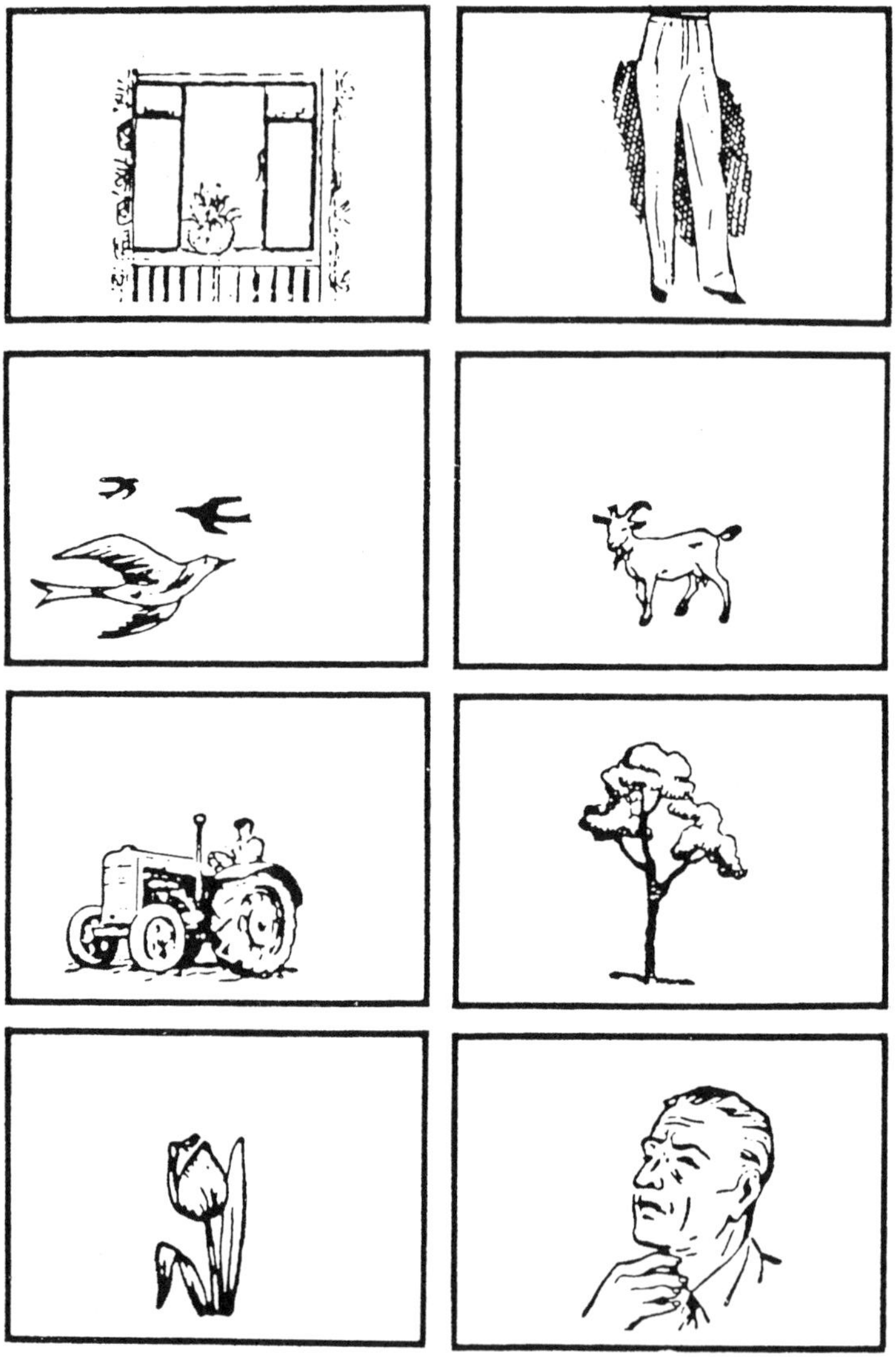

図 13·7　行動の組織化ができるか否かをテストする課題

カードを1枚ずつ，1回だけ8枚全部指差しする。ただし空間的には不規則な順列で指差しする。　　　（Petrides と Milner, 1982）より

から最小の移動回数で目標の位置に移すことが要求される。たとえば図のスタートの位置から、ゴールの位置のように三色の円盤の配列を変えることを、五回の操作で行う課題を与える。このような課題においては、三色の円盤をそれぞれどのように移動すれば最終目標に到達できるか、あらかじめ作戦をたて、移動の手順を企画し、それに基づいて動作を実行しなければならない。前頭前野が損傷されている患者ではこの課題で正解することが著しく困難であるケースが多い。

ペトリデス（Petrides）とミルナー（Milner）は別の観点から行動の組織化をテストする課題を考案した[8]。このテストでは、被験者の前に六ないし十二枚程度の絵入りカードを並べる（図13・7）。被験者は自分の決めた順序で、そのカードを一枚ずつ指差していく。同じカードを二回以上重複することなしに、すべてのカードを（鳥→ズボン→チューリップ→窓→木というように）一回だけ順不同に指差していくことが要求される（縦一列とか左右のくり返しといった単調な空間パターンは避けるようにとの要求も出される）。このようにカードには絵が印刷されていることもあるが、単語が書かれている場合もある。いずれにしても、前頭前野に損傷のある患者ではこの課題がうまくできない例が多い。患者のおかす誤りとしては、以前に指差したカードを、再び指差ししてしまう誤りが多いことが指摘されている。このような課題を適切に行うためには、行動を組織化しながら企画することが必要である。そのためには、時間的順序の企画と識別や、いつ、どの動作をしたかという自己の行動のモニタリングとその記憶も欠かせない。このようなテストから、統合的な行動の組織化という機能が前頭前野の働きとして浮かび上がってくる。

## 五　高次運動野をあやつる前頭前野

前頭前野が行動の統合的な司令系として働くとするならば、その働きの基盤となる神経回路はどのようになっているだろうか。この観点から前頭前野の出力を調べてみると、前頭前野の外側の領域から大脳の高次運動野へ豊富に出力を送っていることがわかった。運動前野、前補足運動野、帯状皮質運動野のいずれにも

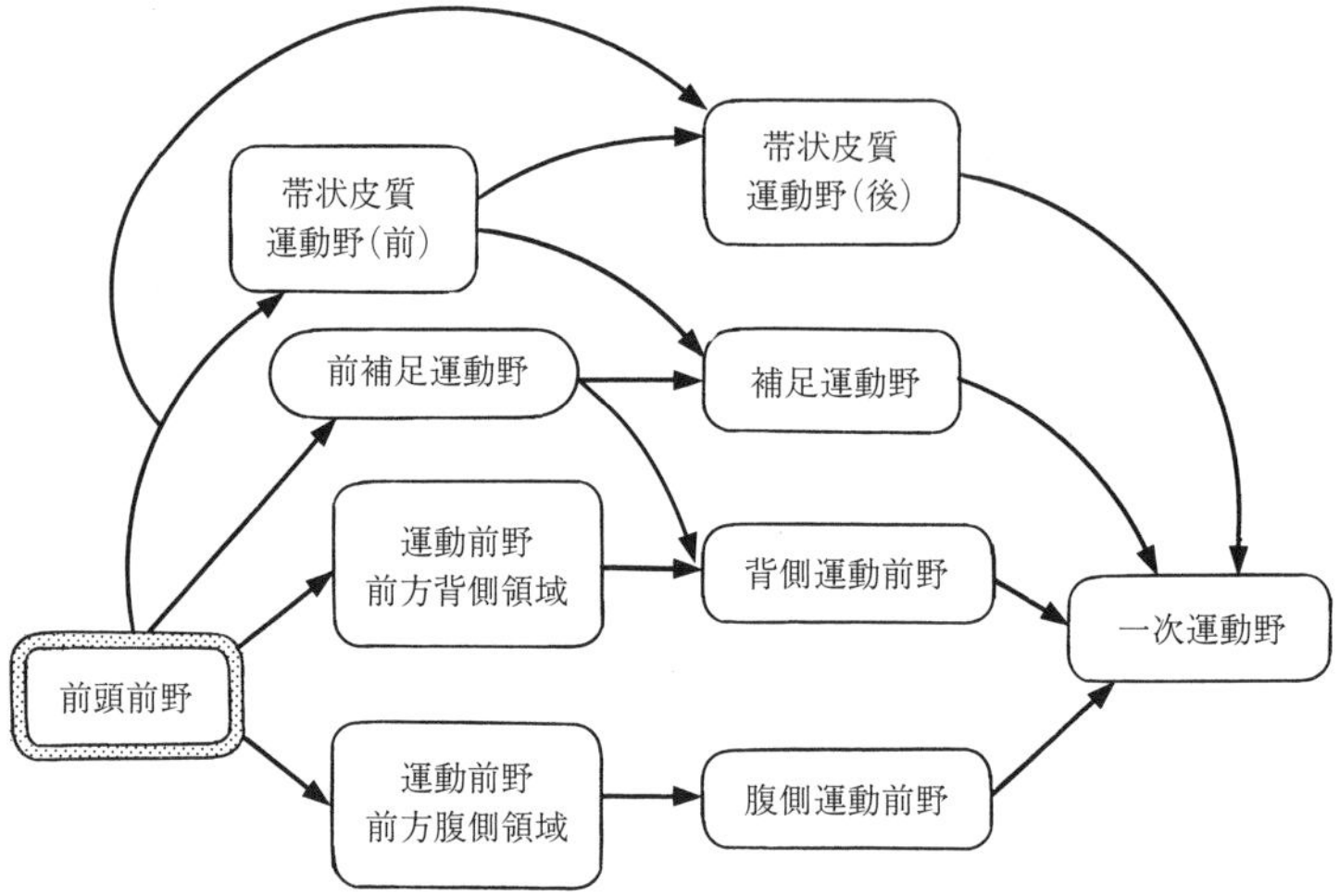


**図 13·8**　前頭前野から一次運動野へ向かう情報の流れ
出力はまず高次運動野へ送られ，そこからリレーされた出力が一次運動野へ向かう。

出力が送られている。

図13・8に示すように、前頭前野から運動野への出力には四つの情報の流れがある。その第一は腹側運動前野の前方部にいったん送られ、そこから腹側運動前野の後方部を経由して一次運動野に送られる出力系である。背側運動前野にも、それに対応する連絡系がある。第三は、前頭前野から前補足運動野に行き、そこから補足運動野に至り、一次運動野へとつながる系である。第四は帯状皮質運動野の前方部と後方部へつながる出力系である。これらの皮質間出力によって、前頭前野から出た出力情報が高次運動野で多様に処理され、次々とリレーされて一次運動野へ送られると解釈されるが、観方を変えると、前頭前野はすべての高次運動野をあやつり、その働きを支配していると推理することもできる。

## 六　動物実験で前頭前野の働きを知る

ヒト以外の動物にも前頭前野はあり、特に霊長類では良く発達している。動物でその働きを知ることは、前頭前野機能の原理的理解を進め、その働きがどのような細胞、あるいはミクロの構造や物質の働きに支えられているかを理解するために、きわめて重要である。それでは動物において前頭前野の機能をどうやって知ることができるだろうか。言語機能をもたない動物でその働きを知るにはそれなりの工夫が必要である。

〝遅延応答〟という課題がある。図13・9のようにサルやチンパンジーの前に左右二つの容器を置き、そのいずれかに餌を入れたところを見せる。その後の短時間、容器を見せないようにする（遅延期間）。次に動物に応答をゆるし、先ほど餌を入れたほうの容器の蓋に向かって手を伸ばせば、餌を与えるというテストである。[9]このとき餌を入れる容器は左右順不同とする。これに類似した課題として〝遅延交代応答〟がある。この場合もやはり図13・9のような設定を用いるが、この課題では、餌を入れる容器は右—左—右—左と交

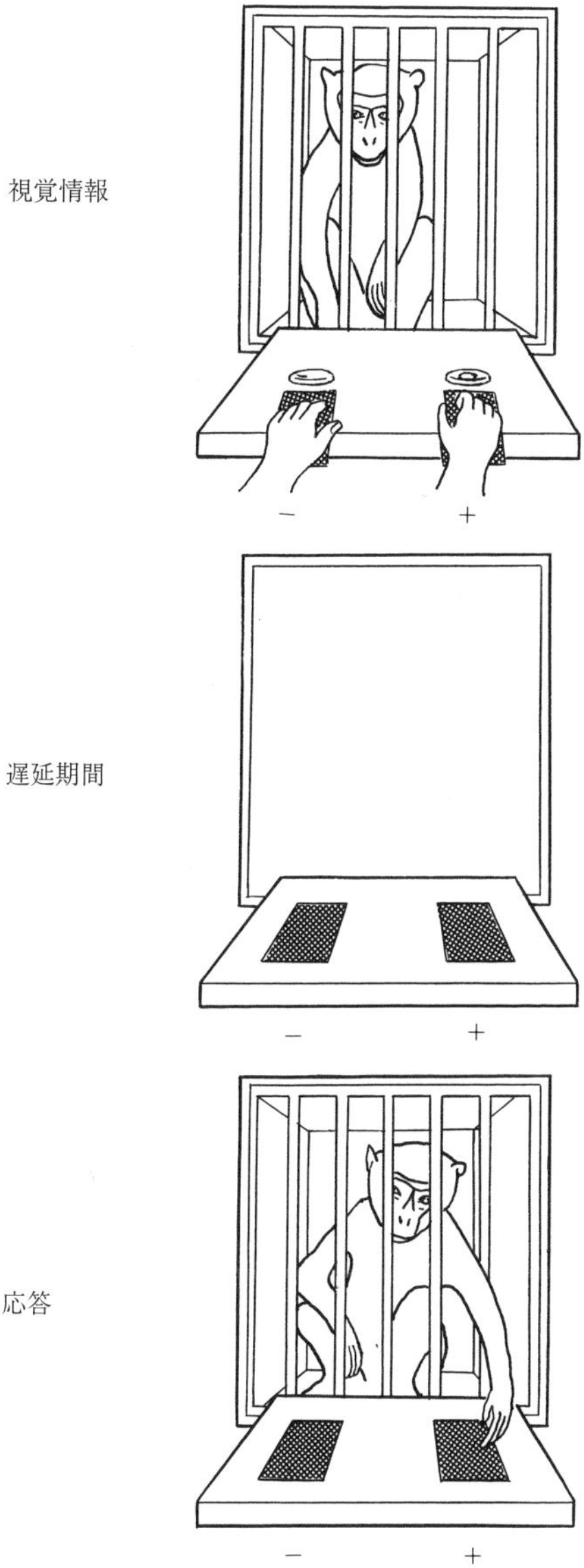


**図13·9**　遅延応答テストの様子

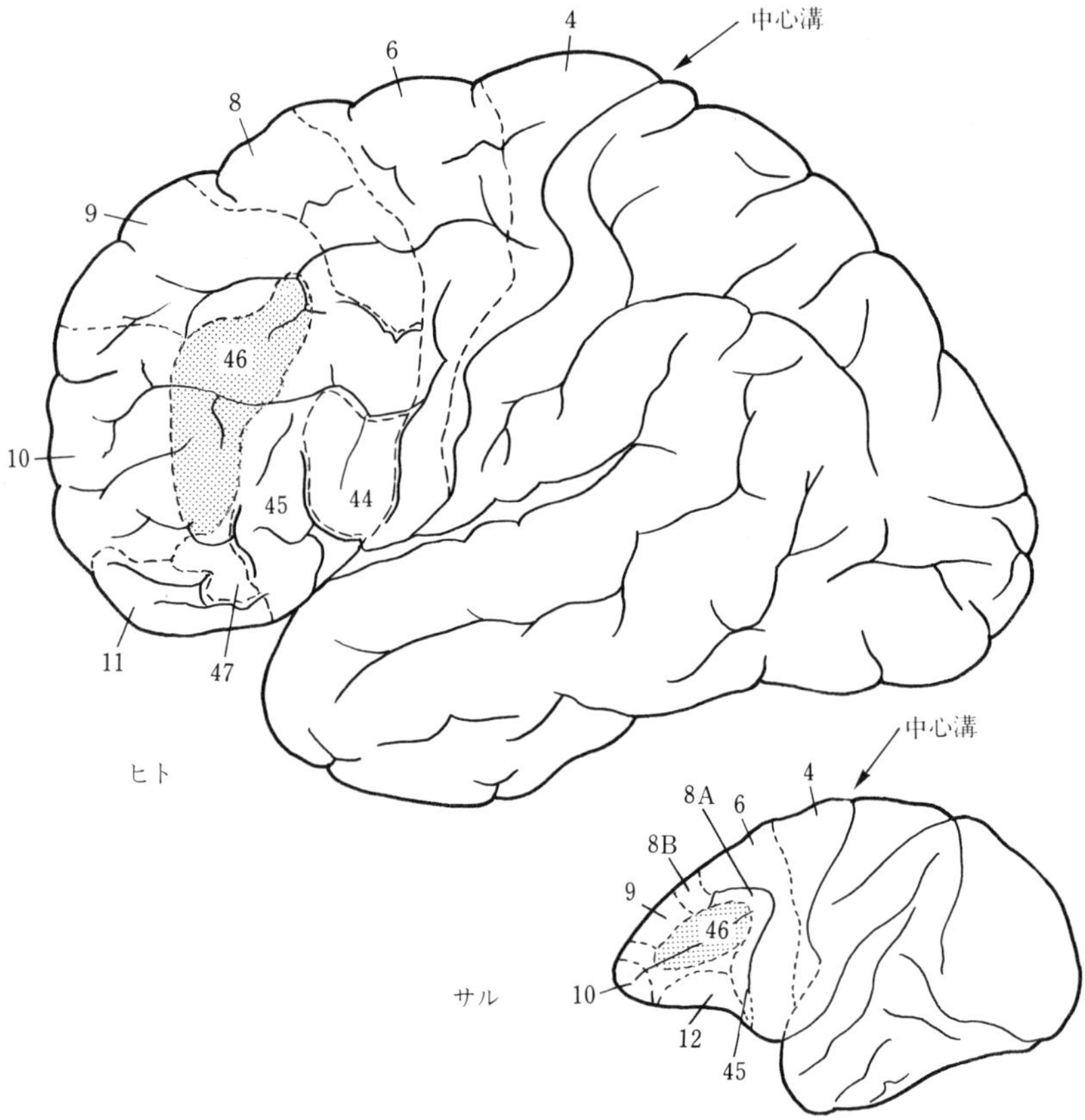


**図 13·10**　前頭前野の区分け

細胞構築を基準として，領野を分けたもの。ヒトではブロードマン，サルではウォーカーによる分類を示す。

互にする。いずれにしても前頭前野の外側部を切除すると、課題ができなくなる。

ヒトでも同様のテストが有用な場合がある。生後七ないし九カ月の乳児に対してピアジェ（Piaget）は遅延交代応答の変形（二回正答ごとの報酬位置の交代）を用い、その時期の乳児では誤りが多く、前に報酬が得られた側への応答に固執する傾向があることを示した。成人でも、前頭前野両側の損傷例で、遅延時間が長くなると、やはりこの課題の障害が見られるという。特に遅延期間中に別な刺激が加わると、誤りが多くなる。

遅延応答課題の障害が見られるのは、前頭前野の中でもその外側中央部で、サルでは主溝と呼ばれる溝の周辺が損傷されたときである。その部位は図13・10で示すように、46野に相当する。この課題遂行に際して重要なことは、〝餌がどちら側にあったか〟に関する情報を認知し、それをいったん脳内に保持しておいて、次に行うべき行動に役立てることである。その一連の過程の処理を主溝周辺部が行っていることになる。この例のように、ある活動に必要な情報を利用する目的で、一時的に、能動的に保持するようなタイプの記憶を作業記憶（ワーキングメモリー）という。[10] このように、前頭前野の損傷例では作業記憶を用いる課題が障害される。しかし、記憶機能そのものが脱失するということではない。企画した行動をプランどおり正しく遂行するためには、作業記憶を行動遂行の目的に合わせて適切に活用することが必要である。その意味合いで、行動発現に向けた短期記憶情報の組織化と利用が損傷によって障害されると解釈することができる。

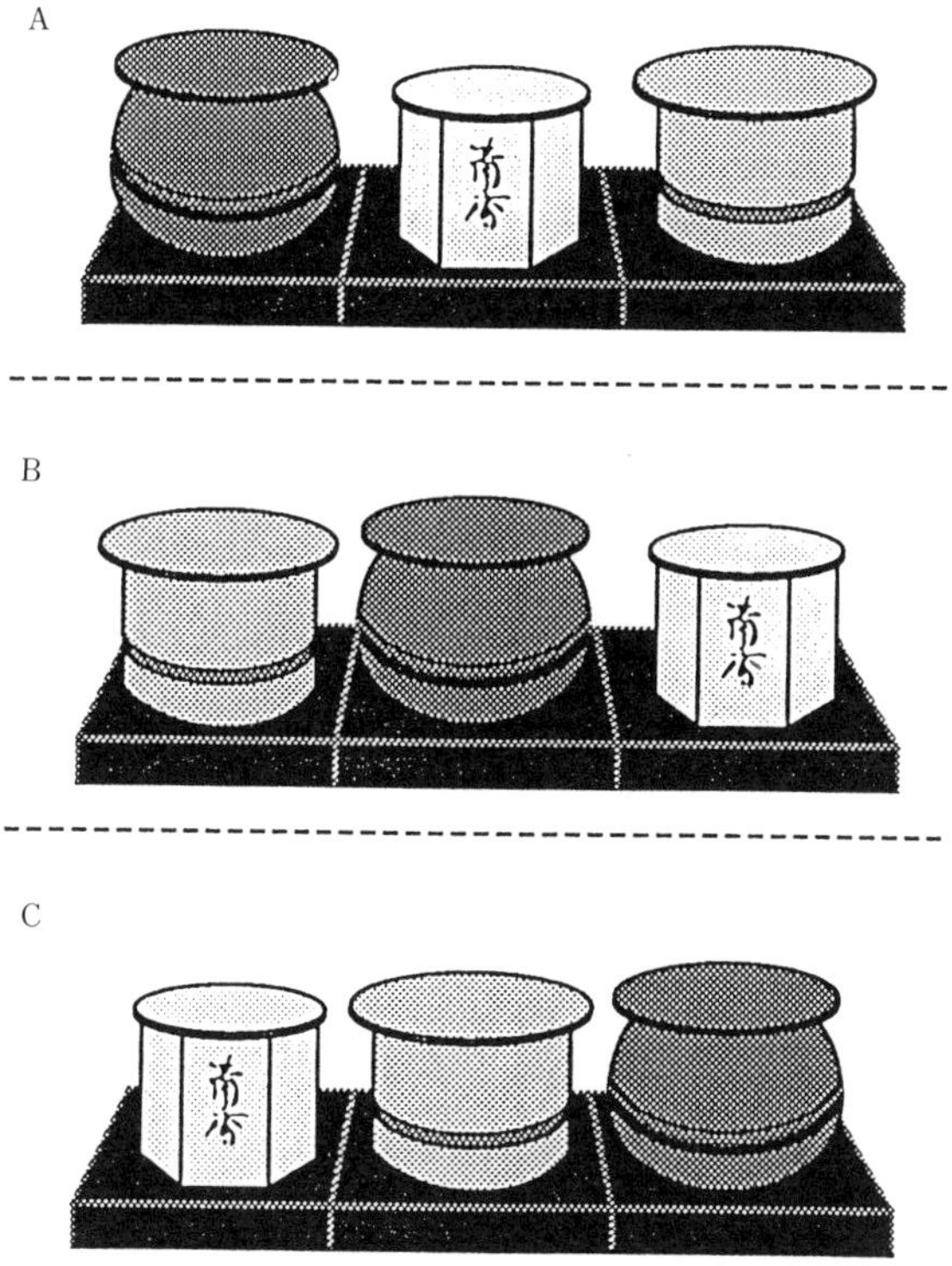


**図 13・11**　組織化された行動制御の能力を動物で試すテストに用いられた用具　（Petrides, 1995）より

ペトリデスは別の観点から前頭前野切除による効果を調べた[11]。図13・11に示したような、形の異なる三つの物体をサルの眼前に置き、それぞれの物体の直下に、外からは見えないように餌を置いておく（図のA）。まずサルはどれか一つの物体を取り除いて、その下の餌を取ることを許される。その作業が終わったら、不透明なスクリーンを下ろして三つの物体を隠し、その位置をBのように変えてしまう。そのとき、Aの作業で餌を取った物体の下には餌はなく、それ以外の物体の下には餌があるようにする。次にスクリーンを上げてサルに作業をさせ、一つだけ物体を取り除かせる。それが第一試行ですでに取ったものと同一の物体であれば餌はなく、それ以外であれば餌がもらえる。次に再びスクリーンを下げて見えなくした上で、Cのようにまた位置を変えてしまう。その後の第三試行では、第一、第二の試行で取った物体以外の物を一つ選んで取り除ければ、また餌がもらえることになる。このような課題は、前頭前野の背外側部（図13・10における9野と46野の上部）を切除すると行うことが困難となった。この事実は、外部事象のみならず、自分がどのような行動を行ったかという情報をモニターし、組織化して次の行動選択に役立てるといった行動制御の側面に関して、前頭前野の背外側部が働いていることを示すと解釈されよう。

他方、前頭前野の主溝周辺部よりさらに外側下方の12野周辺を損傷されたサルでは、ヒトのカード分類課題とルール的に類似した、弁別すべき次元が、大きさ→色→空間的位置と変化する移行学習において、弁別すべき次元が変わるたびに障害を示し、以前に適切だった次元に固執する傾向に陥ることが知られている。

細胞レベルの研究も進められており、どの領域の細胞が、行動制御のどの側面においてどのような活動特性を示すかに関する知見が得られつつある。たとえば前頭前野外側の細胞に関しては、行動制御のために与えられた弁別刺激ないしは指示信号に対する細胞の応答が、すでに感覚性信号の物理的性質を反映するというよりは、むしろ行動上の意味としての特性を伝えていることがわかっている[12]。具体的には、赤い丸という視覚信号を与えたときに、色や形自体を区別して応答する単純なタイプの細胞よりも、むしろその視覚信号が指示する行動の内容（たとえば上に提示された物体を選択するというような行動）を区別するタイプの細胞が顕著に観察される。[13] また、複数の感覚信号が与えられ、複数のルールによって運動選択を行う課題を要求されたときに、前頭前野外側部がどのように入力情報をふりわけて運動選択に結び付ける過程に至るかを示す細胞活動なども観察されるようになってきた。[13] そのような研究においては、抽象的なルール自体を表現する細胞活動や、ルールに従って感覚信号を動作信号に変換する過程を示す活動が見出されている。

最近の研究では、何を目標にして行動するかという意味において、行動のゴール達成に前頭前野が関与していることが実験的に実証された。すなわち、行動のゴールを生成する過程と、その途中経過を決める過程に、それぞれ関与する細胞活動が見つけられている。[14] 他方においては、動作のパターンを概念的なカテゴリーとして計画することに関与する細胞活動も発見されている。[15] これらの研究によって、概念レベルでの行動企図における前頭前野の役割が実体として理解されてきたといえる。

前頭前野に関する研究は最近ますます盛んに行われ、多くの新しい知見が得られている。それについては、優れた解説書が刊行されているので、（文献16を）読んで[16]いただきたい。

## 文献

(1) J. M. Fuster : The Prefrontal Cortex, Lippincott, New York (1997)

(2) 渡邊正孝：思考と脳、サイエンス社、東京（二〇〇五）

(3) J. Tanji and E. Hoshi: *Physiol. Rev.*, **88**, 37-57 (2008)

(4) B. Milner : *Philos. Trans. R. Soc. Lond. B. Biol. Sci.*, 298, 211-226 (1982)

(5) A.R. Luria : The Working Brain, Basic Books, New York (1973)

(6) B. Milner : Some effects of frontal lobectomy in man. *in* The Frontal Granular Cortexs and Behavior (eds. J.M. Waren and K. Akert), pp.313-334, McGraw-Hill, New York (1964)

(7) T. Shallice : *Philos. Trans. R. Soc. Lond. B. Biol. Sci.*, **298**, 199-209 (1982)

(8) M.Petrides and B. Milner : *Neuropsychologia,* **20,** 249-262 (1982)

(9) C.F. Jacobsen : *Comp. Psychol. Monog.*, **13**, 1-60 (1936)

(10) P.S. Goldman-Rakic: Circuitry of primate prefrontal cortex and regulation of behavior by representational memory. *in* Handbook of Physiology, Vol. V (ed. V.B. Mountcastle), pp.373-414, American Physiological Society, Bethesda, MD (1987)

(11) M. Petrides : *J. Neurosci.*, **15,** 359-375 (1995)

(12) M.Watanabe : *Brain Res.*, **382,** 1-14 (1986)

(13) E. Hoshi, K.Shima, J.Tanji : *J. Neurophysiol.*, **80**, 3392-3397 (1998)

(14) H. Mushiake, N. Saito, K.Sakamoto, Y. Itoyama, J. Tanji: *Neuron.*, **50**, 631-641 (2006)

(15) K.Shima, M. Isoda, H. Mushiake, J. Tanji : *Nature*, **445**, 315-318 (2007)

(16) R. Passingham and S.P. Wise : The Neurobiology of the Prefrontal Cortex, Oxford University Press, Oxford (2012)

# 第十四章　エピローグ

――操縦士はどこにいる?――

これまでの章では、脊髄に始まり、脳幹、視床、小脳、大脳基底核、大脳皮質の一次運動野、高次運動野、さらに前頭前野と論を進め、それぞれの部位がどのように運動の生成と制御に関わるかを解説してきた。ここまでを読まれた読者の中に、次のような疑問をもたれる人があるだろうか。結局のところ、脳の中のどこかに、宇宙船の操縦士のように個体をあやつっている働きをするものはあるのだろうか、あるとすればそれはどこか。そのような疑問をもたれた方は、どうかもう少し辛抱されて、この章を読み終えていただきたい。

## 一　運動のレベルと制御のレベル

脳のどこかに、すべての運動を取り仕切っているような中枢というものはあるだろうか。どうもそうではなさそうである。ヒトや動物は、眠っていない限りたえず運動している。その運動はきわめて多種多様であるが、いくつかのタイプに分けることができる。まず第一に、きわめて自動性の強い、定型的な運動がある。じっと立っているときに体が傾くと、それを補正する運動や、熱いものに触れて手を引っ込める運動などはその典型的な例であり、感覚入力と運動出力のパターンが決まっている。眼球運動にも同様のタイプの運動はあり、たとえば頭部が右に回転したときに眼球が自動的に反対側に回転する運動がそれである。

そのような運動は脊髄か脳幹の反射中枢を介する、反射によってまかなわれている。この種の運動では、ある感覚入力に対する運動出力が定型化されており、その中枢の作用はパターンジェネレーターと呼ばれている。そのようなパターン発生装置は、中枢神経系の中で、最も基本的ではあるが、最も低い階層を構成している（図14・1）。

運動のパターンは定型的であっても、その運動出力が複合的であり、まとまったかたちで、ある目的性を有する、第二のタイプがある。たとえば呼吸・発声や咀嚼、歩行などに見られる運動である。視野のある場所に何かが現れたときに、眼と頭部を同時に向ける対向運動などもその例である。そのような複合的な運動は自動的複合運動と分類されるが、感覚入力によってそれらを自動的に生ずる中枢は中脳と橋にあり、複合

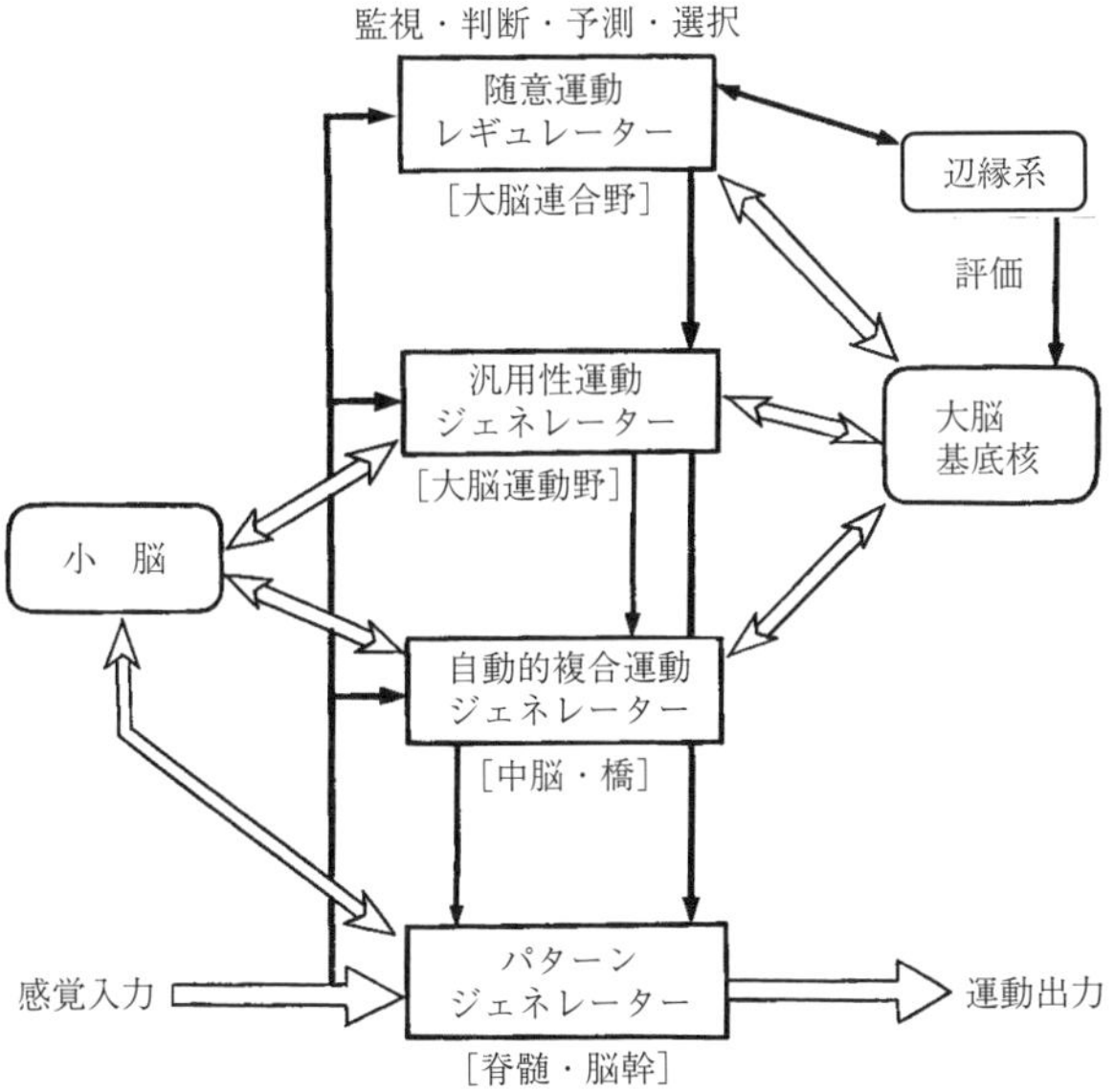


**図14·1**　運動性制御のレベルと脳の構造

運動ジェネレーターと呼ばれている。複合運動ジェネレーターは目的性をもっているとはいえ、運動パターンはニューロン回路網の特性によって決められており、それを大きく変更することはできないので、それだけで外界の環境変化に対応することはできない。

運動がこれらの第一、第二の階層でまかなわれているうちは、大脳皮質の機能を必要としないことになる。実際、日常の運動のかなりの部分は特に意識して調節する必要がないのはこのためといって良かろう。歩くことを続けていたり、音がしたほうへ振り向いたりするときに、いちいちそれらの運動に留意することがないのは、これらの層における調節系の自動性による。ただ、これらの調節系に不具合が生じた場合にそれを調節したり、都合の悪いときに動き出したりしないように、上位中枢のコントロールが働いている。

第三のタイプは、随意性の調節という性格が強い運動である。日常生活においてごく頻繁に使われる、行いなれた動作は、対象物に対してさまざまな目的のために行われるが、容易に、特に努力を要することも無しに行われる。そのときの手や足の動きは多様ではあるが、しかし、ある有限個のレパートリーをもっている。それらの動作時の運動パターンは、一次運動野からの出力が、脳幹や脊髄の神経細胞に対してどのように接続するかによって作られている。その接続は、初めから生得的に決まっていたのではなく、生後にくり返し行われつづけた運動学習の結果によって形成されたものである。この観点から、一次運動野は汎用性運動ジェネレーターとみなされる。

汎用性運動ジェネレーターが目的どおりに働くためには、動作の空間的な誘導や、時間的にいつ、どのような順序で行うかを決める必要がある。そのとき、運動前野や補足運動野といった高次運動野の働きが重要となってくる。また、あらかじめ行うべき運動の準備状態を形成して、運動を行いやすく、効率的にするのも高次運動野の働きによるところが大きい。

上記の三つのジェネレーターが正確に働くためには、いずれにおいても小脳による制御のメカニズムが深く関与している。小脳は、運動が正しく遂行されるように、運動の実行過程でオンライン的に出力調整を行っているし、他方、運動の習熟や技能向上にも役割を果たしている。また、運動が適切に行われるための調節機構として、大脳基底核の働きも欠かせない。基底核は外界の状況に応じて、適切な行動を選択したり、局面の展開とともに動作を切り替えたり、あるいは個々の場面にふさわしい動作の習慣を形成したりする際に、その働きが必要と思われる。

さらに、常に変容し、移り変わる外界の状況を監視した上で、将来の状態を予測し、行うべき行動の判断に基づいた、行動の選択・決定をし、それに適合した運動を選択するという、容易ならざる作業が必要である。そのためにはまず感覚系を総動員して情報を集め、次に大脳皮質にあるすべての連合野を使って処理された情報を統合し、大脳辺縁系における自己の状態と欲求の情報とともに集約して、行動決定を行うことになる。そのとき主役となるのは前頭前野である。

このように考えると、運動を行って目的を達するには、実に多くの脳の部位を、目的と状況に応じて、多様に、適正に連携させながら使っていることがわかる。

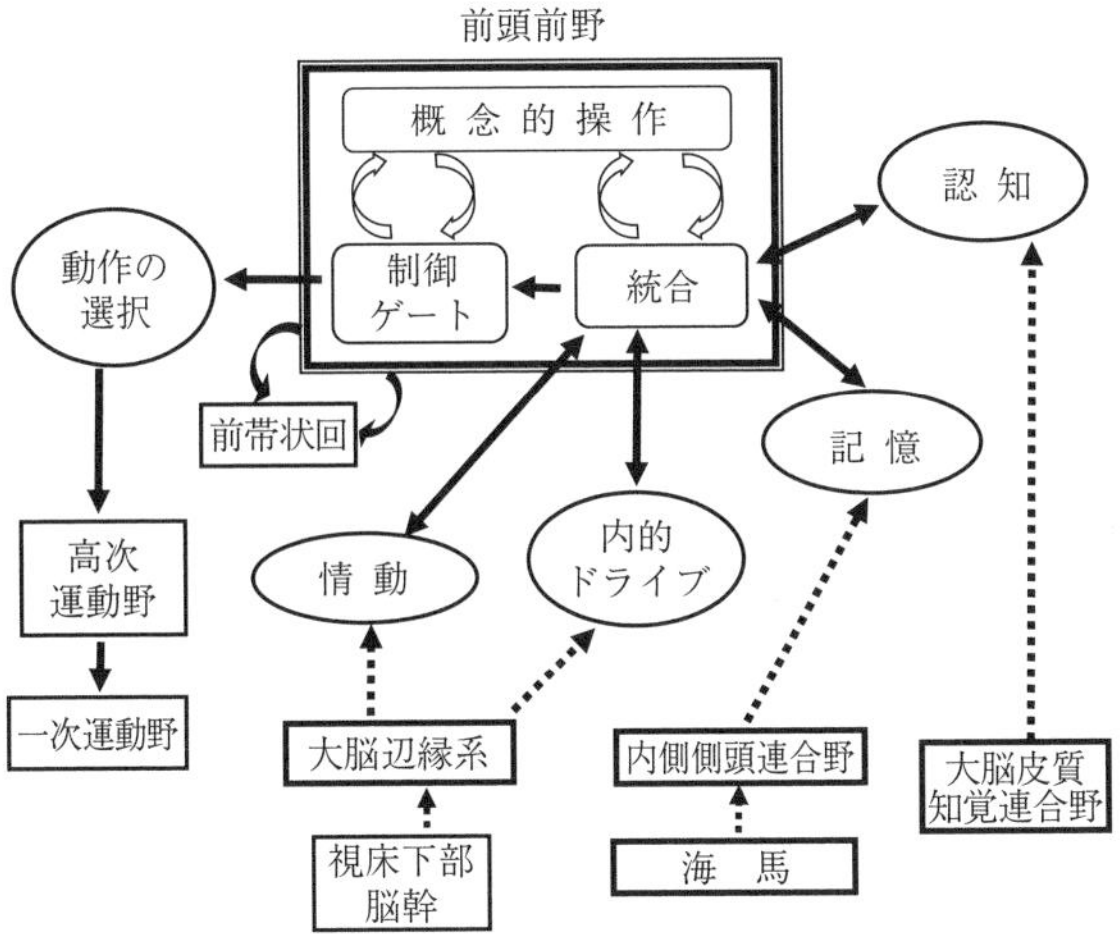


**図 14･2**　前頭前野の役割を総括的に表現した図

運動には、脳のすべてが必要であるといっても過言ではなかろう。

## 二　前頭前野は操縦士なのか

それでは、前頭前野が操縦士なのであろうか。大脳前頭葉の一番前にある前頭前野は、行動全般を総括的に制御できる位置にある。ここでもう一度、脳全体の中で果たされている前頭前野の役割を概観してみよう。図14・2に示されているように、前頭前野は脳の広範な部分から重要な情報を取捨選択しながら収集し、統合している。その情報の内容は知覚認知情報から記憶情報、さらに情動や内的ドライブ（衝動）に関するものまできわめて豊富で多様である。周囲の状況に促されて行動を開始する場合にも、内的な欲求に基づくドライブが原動力となる場合にも、前頭前野は統合と制御を存分に発揮して行動の目的性を確保し、周囲の状況との整合性を維持できるように働いている。そのような観点から、前頭前野はいわば行動の中央管理システムとして働いているということができる。

しかし、前頭前野には運動の出力そのものを制御する働きは乏しい。運動の具体的な要素（速度や方向、力の大きさなど）に関する情報を直接的に処理しているのでもない。他方、前頭前野が壊れても動作の実行は可能である。意識的な判断をさほど要しない動作を開始することは前頭前野の働きが無くてもできるし、周囲の状況変化にも反応できる。前頭前野は個体を動かす具体的な出力情報を発する操縦士とはいえないであろう。

次に行動の自発性という観点から考えてみよう。前頭前野は行動の発現レベルを制御することができる。やたらに無意味な行動を発しないように抑制したり、あるいは必要に応じて注意を促し、行動を喚起することはできる。しかし、行動意欲の発現の源となる内的ドライブ自体を発生するのは、大脳辺縁系である。本能的な根源的欲求が生まれてくるのは辺縁系であって、前頭前野はそれを調節するシステムである。

結局のところ、必要に応じて運動を発現し、目的と状況に合わせて企画・構成し、動作として実現し、最終的に行動としての目的を達するまでには、実に多くの脳部位の働きが必要であり、どこか一つの領域が全体を統御しているのではない。脳の各領域相互に情報が行き交い、連携と協調の保たれること、そして全体の働きのなかで情報の組織化が進行し、個体としての自律性が成立するということが脳機能の実態である。結論として、「操縦士は脳全体に分散している」という理解が妥当であろう。

――アクションを実現するのは、脳の全体のはたらきである――

座談会

# 脳による運動機能のメカニズム


大村　裕
テキサス大学客員教授・九州大学名誉教授・医博

丹治　順
東北大学名誉教授・玉川大学脳科学研究所所長・医博

中川八郎
㈱ビー・エム・エル総合研究所研究開発本部長・大阪大学名誉教授・医博

五十音順

**大村**　運動に関する脳の働きについて、複雑なシステムを理解しやすいように大変うまく書いて戴きどうもありがとうございます。特に運動を行うという意欲の発現から運動開始に至るプロセスを、運動前野、補足運動野、帯状皮質運動野、連合野などのシステムとの関連で書かれているところは、よくここまで研究が進んでいるのだなあと感じました。著者は特に、補足運動野を中心とした重要な運動機構、さらにまた新しい帯状皮質運動野の機能を次々に明らかにしているだけに、サルでのこの領域の仕事の発展に非常に興味深く感銘を受けました。

補足運動野の傷害では、ヒトでは、運動の開始が困難である。また、サルの補足運動野にムシモールを投与した例では、順序だてた動作が困難であるとなっています。この場合、ヒトと同じように動作の開始も困難になるのでしょうか。これらのことはパーキンソン病にも似ています。補足運動野と基底核などとの機能的関係はどうなっているのですか。

**丹治**　ご指摘のように、ヒトの補足運動野が損傷されますと、受傷直後には運動の自発性開始が大変困難となります。しかし、数週間もしますと、自発性の運動発現は回復してまいります。反面、順序制御や組み立ての必要な運動は、依然として行うことが困難で、機能回復がずっと遅れます。感覚信号で誘導すれば、それはできます。したがって、補足運動野の働きとしては、運動の自発性開始そのものというよりは、脳内に取り込んだ記憶情報をもとにして、運動の順序やタイミングを構成するという点において、最も重要ではないかと考えております。サルの補足運動野にムシモールを局所注入しても、単純な運動の開始は遅れることはありませんでした。このような実験の場合には、局所的機能脱失は補足運動野に限定されていますので、ヒトの受傷例のように周囲にも傷害部位が広がっているようなことはないことで、その徴候の違いを説明できると思われます。

パーキンソン病患者では、外部から感覚刺激を与えると動作できるのに、自発性には運動開始が困難であるという点で、補足運動野の損傷例と確かに似た点があります。基底核の、特に淡蒼球から出る出力は、視床を経由して大量に補足運動野に投射しますので、基底核と補足運動野には機能連関が強いと思われます。

**中川**　ヒトが随意運動をするときに、弱い筋収縮では小型の運動細胞がまず収縮し、強い収縮をするにつれて次第に大型の運動細胞が活動に参加してくるとのことですが、小型と大型細胞の間にどのような（たとえば、生化学的）相違があるのでしょうか？

**丹治**　運動細胞が、そのように小さいものから大きいものへ、順に活動に参加する現象は、〝サイズの法則〟と呼ばれています。なぜそうなるかという主な理由は、運動細胞へ入力する興奮性シナプスの空間的密度によります。質的な差につきましては、小型の細胞ほど入力抵抗が大きいということはございますが、サイズによって異なる生化学的な相違は見つかっていないようです。

**中川**　屈筋と伸筋との関係について伺います。屈筋の収縮は先に述べたアセチルコリンによると思いますが、伸筋の伸張はこの物質の分解によると考えてよいのでしょうか？

**丹治**　屈筋でも伸筋でも、運動神経の終末から遊離されたアセチルコリンがレセプターと結合し、筋細胞に脱分極が生ずることによって筋収縮が起こります。アセチルコリンはコリンエステラーゼによって速やかに分解されますので、運動神経に信号が来なくなるとアセチルコリンは無くなりますので、筋は弛緩し、外力によって伸長します。

**大村**　小脳系への二つの入力には、登上線維系と苔状線維系があります。これらの入力系のどちらかの傷害があった場合、行動上にはどのようなことが起こるでしょうか。

**丹治**　その大変興味深いご質問にお答えするには、登上線維系または苔状線維系のどちらかを選択的にブロックする実験が必要となります。残念ながら、そのようなことを正確に行った実験研究がいまだありませんので、その回答はまだ得られておりません。

**中川**　分子レベルで脳の機能を研究してきた人間は、入力、出力を神経伝達物質を中心に現象を分析的に考えようとする習慣が身に染みついているものですから、的が外れるかもしれませんが、その立場からお伺いします。

フィリップスの研究によりますと、一個の筋細胞を支配する一次運動野機能単位はかなり広い範囲に広がっているということです。筋細胞を収縮させる神経伝達物質はアセチルコリンですから、多種類の細胞がこの物質の遊離をコントロールするとしたら、脊髄の一個の運動細胞にシナプスを作るときそれぞれが異なった神経伝達物質なり、調節物質を放出するでしょうし、それぞれの受容体と結合してから送られるシグナルの間には当然クロストークが起こるはずです。このような相互関係は明らかになっているのでしょうか？

**丹治**　筋細胞を興奮させるのは、脊髄の運動細胞ですので、脳からの入力が直接・間接に収束するのは運動細胞です。運動細胞に対して、お尋ねのようにさまざまな入力が入ります。運動細胞を興奮させる入力のシナプス伝達物質はグルタミン酸ですし、抑制性入力のほうはグリシンが主な伝達物質です。一つの運動細胞に接続する興奮性と抑制性の入力のせめぎあいは、化学的というよりは、物理的に生じます。（脱分極性・過分極性起電力と細胞膜のコンダクタンス変化の相互作用によります）。それらのほかに、モノアミン系の物質（セロトニン・ノルエピネフリン・ドーパミンなど）などが中枢性に分泌されていて、興奮性・抑制性シナプス伝達のしかたを調節しています。その意味では、入力シグナルのクロストークがあることになります。

**大村**　大脳基底核のところで、ヒトで一番の問題はパーキンソン病でしょう。

㈠　黒質自身はどのような入力を受けているのでしょうか。

㈡　黒質が修飾系だけであるならば、パーキンソン病のような強い症状は起こらないのではと思いますが、いかがでしょうか。

㈢　パーキンソン病に対する治療の現状について知りたいと思います。また以前に振戦（ふるえ）の場合、視床中間腹側核の破壊が有効な場合がありました。いまでも用いられているのか、また再発はどうなのか、ドーパミン系の移植の治療法の現状はどうなのか、これに対して再発はどうか、手術の効果は長く持続するのか、いろいろ教えて下さい。

**丹治**　まず一番目のご質問についてですが、黒質緻密部への入力として重要なのは、線条体のストリオソーム（striosome：斑様部）からの入力と、脚橋被蓋核（pedunculopontine nucleus）からの入力が知られています。その機能的意味はまだわかっていませんが、辺縁系からの報酬に関係する意味をもった情報と、大脳皮質からの広汎な情報が集約される可能性は考えられております。

　二番目については、おっしゃるとおり、異質には他にまだ知られていない働きがあるかもしれませんが、基底核の直接系と間接系のバランスを大きく崩した結果は重大な効果をもたらすという説にも一理はあると思います。

　三番目については、治療につきましては専門外でございますので、他書に譲りますが、現在でもなお、治療の中心はL-dopa投与によるドーパミン補充療法によっており、ドーパミン受容体作動薬やドーパミン放出を促す薬との併用といった薬物療法で、発病初期のコントロールは良好にできる例が多いようです。しかしご承知のように、五年を過ぎますと薬効の減弱や副作用に悩まされ、何とか他の手段を探したいとの模索が続いております。

　その手段のうち有力なのは、ご指摘の外科的手術療法で、特に振戦が強い例に対して、脳外科の定位脳手術によって視床の中間腹側核（Vim核）の破壊が行われてきました。現在ではそれよりも、淡蒼球の後腹側を破壊する方法が注目を集めており、そこを破壊しますと、振戦だけではなく、身体が動きづらくなる固縮や寡動まで改善されてしまう例が発表されております。これは驚くべきことで、なぜそのような効果があるのか、説明がつきません。しかし、パーキンソン病だけではなく、他の疾患における不随意運動にも効果があるらしく、長年月の慢性病変で、基底核を中心とする神経回路がすっかり病的な状態に陥った場合には、いっそのこと思い切って破壊してしまったほうが良い結果をもたらすということのようです。最近では、破壊するのではなく、局所に埋め込んだ電極で、慢性的に電流を流して機能不全をねらう手法も取られています。そのほうが、手術効果の減弱が少ないという報告もあります。脳外科の先生によりますと、手術有効例ではその効果は数年以上続くとのことですが、いつまで永続するかは、これからの調査を待つ必要があるようです。

一方、神経移植によってパーキンソン病に対処しようとする療法は今から二〇年前に発表され、一大センセーションを巻き起こしました。この手法は、線条体の中にドーパミン産生細胞を移植することによってドーパミンを供給するばかりでなく、移植片からの神経栄養因子の分泌によってドーパミン神経系の活性化をねらって行われたことは、ご指摘のとおりです。最初は胎児黒質細胞の移植から始まりましたが、その後倫理的問題などが指摘され、副腎髄質細胞などのパラニューロン移植などに形を変えるなどして行われてまいりました。最近では、分子生物学的手法が導入され、チロシン水酸化酵素（ＴＨ）の遺伝子を直接線条体内に導入したり、ＴＨ遺伝子を導入した培養細胞を移植のドナーとして使用したり、神経栄養因子（ＢＤＮＦなど）の遺伝子をウイルスベクターによって導入するなどの遺伝子治療が動物実験で行われております。また、ドーパミン産生細胞や神経栄養因子産生細胞を、高分子の半透膜カプセルに封入して、線条体に移植する手法も動物実験では実現されていますので、将来ヒトへの応用が期待されます。

**中川**　ＰＥＴや機能的ＭＲＩを使うと、運動遂行時の一次運動野の活動を見ることが可能になってきたとあります。両者とも解像度は上げられると思いますが、リアルタイムで測定できないのが欠点です。一次運動野の細胞は光、音などに対する応答がきわめて短いにもかかわらず、応答のきわめて遅いこれらの機器を使って具体的に何を測定しようと目指しているのでしょうか？

**丹治**　ＰＥＴや機能的ＭＲＩの手法は、ヒトが行動したり認知活動を行ったときに、脳のどの部分が活動するかをマクロ的に調べるためには、良い方法といえます。しかし空間的解像度はＰＥＴで五ミリ、機能的ＭＲＩでも一ミリが精一杯というところです。ご指摘のように、時間的解像度のほうが良くないので、リアルタイムの解析ができません。この欠点を補うために、最近では、特定の事象にタイムマーカーをつけた機能的ＭＲＩ法ができるようになりました。ＰＥＴでは脳の局所の血流量やグルコースの代謝量が測定できます。また､同位元素でラベルしたリガンドを注入して、その代謝過程を見ることもできます。機能的ＭＲＩ法では酸化ヘモグロビンと還元ヘモグロビンが相対的にどのように変化するかをみることができます。したがってある刺激が加わったり、ある行動をとったりしたときに、脳活動が変化すると、脳局所の血流量が増加し、還元ヘモグロビンの割合が変化するので、それを検出することになります。ただ、ＭＲＩでは脳活動が変化してから数秒程度の時間遅れをもって検出されることになります。

**大村**　高次の運動系は記憶依存性の動作と深く関係しています。高次運動系は連合野と密接に関係しています。これら高次の運動機構はこれからの問題として発展させるべきでしょう。将来への展望はどうお考えでしょうか。

**丹治**　今後の研究の方向といたしましては、まず一次運動野や補足運動野などの働きを、もっと構造に密着して、より客観的に解析する研究が望まれます。伝達物質、レセプターや細胞内・外のメッセンジャーがどのように機能に絡んでいるのかも知りたいところです。

高次元の運動調節機構に関しましては、二つの研究方向に強い関心をもっております。一つは、いわゆる随意性ということを、運動にいかに実現するかという問題です。そのためには、自分自身が何をやりたいのかという情報を、いかにして運動発現系にもち込み、伝え、運動として具体化するかという疑問を解く必要があります。大脳辺縁系で処理された情報を、どのようにして運動系の情報に変換するかということを、その処理過程の連鎖に位置する神経系の活動として捉えたいと思っております。そのためには、帯状皮質運動野の活動様式を理解することが一つの重要な鍵になると思います。

もう一つの方向は、行動の統括的な司令系としての前頭前野の働きの実態を明らかにすることです。ある目的をもって行動をしようとするとき、多種多様な認知情報が、どのように集められ、処理されるのかをまず知りたく思います。次に、多くの情報の中から、行うべき行動を判定して選択する過程、さらには起こりうる事態を推測・推理して行動する過程が、前頭前野のどのような活動によって支えられるかも知りたいところです。また、ある行動の結果が思わしくないときに、他の行動を選択して目的をはたす、そういう意味での問題解決の過程を前頭前野の活動解析によって探りたいとも考えております。

**中川**　筋運動のみならず、他の行動、ホルモン分泌、代謝が始まる前に神経細胞の興奮が認められ、予知反応などと呼ばれていることはここでも紹介されています。一次運動野の細胞が、光、音、触信号の如何にかかわらず、それらの感覚刺激を受けた一定時間後に、筋肉細胞が興奮することに大変興味をもちましたが、感覚受容器から一次運動野までの距離が異なるのに、このような現象が起こるのは何か特別な意味があるのでしょうか？

**丹治**　ご指摘のように、感覚受容器で刺激を受けてから、脳の感覚系を経由して、一次運動野まで到達する時間は、感覚の種類によって違ってきます。光では一〇〇、音では八〇、体性感覚刺激では二五ミリ秒程度の時間遅れで、それぞれ一次運動野に活動変化が見られます。それとは対照的に、一次運動野の細胞が活動してから運動が開始されるまでの時間は、その運動がどのような種類の感覚信号によって誘発されても変わりはなく、八〇ミリ秒程度です。このことは、運動の契機となった信号の種類によらず、一次運動野が脳からの運動司令の共通な出力の出口となっていることを示しています。

**中川**　「運動前野症候群」をサルを使って実験を行った結果、運動前野は与えられた視覚情報をもとにして、次に行う動作の仕方を決めるプロセスを担っているとあります。視覚に傷害を与えないように運動前野だけをうまく切除できるのでしょうか？　生理学的手法に不案内なものですから気になります。

**丹治**　運動前野は前頭葉に位置しています。視覚情報の、脳への入り口は後頭葉ですので、かなり離れております。大脳の部分的切除法では、ミリメートル単位の誤差で切除できますので、視覚には障害を与えずに運動前野を切除することは充分可能です。抑制物質の局所投与法では、もっと精密に局所的な機能脱失をさせることも可能です。

**中川**　小脳も、大脳基底核も運動学習に関与しているとありますが、どのように役割分担しているのでしょうか？

**丹治**　実はそのご質問は、脳の研究者にとっては、痛いところをつかれております。そのお答えは、今まさに研究中で、細部まで正確にはお答えできない状況です。しかし、大まかなところはわかっております。一言で申しますと、運動を正しく行うという学習には小脳、運動を適切に行うという意味での学習には大脳基底核が主役を演ずるという表現が妥当とされています。新しい環境、たとえば新任地の新居で生活を始めるような状況では、一つ一つの動作を注意深く、おそるおそる行うことになります。最初は、ドアを開けるためには、押せば良いのか、引けば良いのかさえわからず、どのスイッチを押せば、どこの灯りがつくのかもわからずに、試行錯誤しますが、やがて慣れてきて、迷わずに動けるようになります。このように、条件や状況に適合した運動のハビット（習慣）が形成されるようになるまでには、大脳基底核が重要な働きをします。一方、ゴルフのクラブの振り方はわかっているつもりでも、同じコースで、同じクラブを振っても、なかなか上手にはいきません。それが練習を重ねるうちに、いつのまにかうまくなっていきます。このような運動の上達は、小脳の働きのおかげによるところが大きいといえます。

**大村**　第十章の帯状皮質運動野について私が行ったサルの性行動の実験から考えてみます。

雄ザルの視索前野にある性欲中枢に電極を挿入し、電気的に刺激します。雄ザルは目の前の雌ザルに手を伸ばして雌ザルをかかえて交尾行動に移ります。目の前に雌ザルがいないときは、刺激しているにもかかわらず手を出しません。この説明として、視索前野の電気的刺激による活動上昇が単シナプス性に接続している前頭前野の連合野に到達し、伝達される。連合野には、視覚、聴覚、嗅覚などの外部環境からの情報が全部入ってきている。連合野はこれらの情報を判断して視索前野に司令を下し、外部環境に適合した行動が発現する。この場合、性欲中枢からの情報が図10・6のように帯状回を介しても前頭前野に到達する。前頭前野からは帯状皮質運動野を介して、性欲中枢に司令がいく。視索前野の司令は雄ザルの場合、視床下部背内側核に到達する。背内側核の電気刺激は交尾行動そのものを発現させる部位です。ここから皮質運動野の下脚部に単シナプス性に接続しています。帯状皮質運動野からも、この部位に司令がいくのでしょう。このように考えてよろしいでしょうか。

**丹治**　性行動の際に、視床下部の視索前野が重要な働きをなし、その働きは前頭前野および帯状回を動員するという、大村先生ご自身のご研究は大変貴重で、きわめて示唆に富むものでございます。本書では性行動についてはは触れませんでしたが、読者の方々は、このシリーズの『脳の性差』をぜひお読みいただきたいと思います。

**大村**　帯状皮質運動野から視床下部あるいは辺縁系への単シナプス経路はあるでしょうか。

**丹治**　帯状皮質運動から帯状回への出力は顕著にあります。視床下部への単シナプス接続については、詳しい報告はありませんが、一部に存在する可能性はあると思います。

**中川**　帯状皮質運動野の機能に関して、現在行っている動作から別の操作に切り替えるときに特異的に活動する細胞の活動が、四つのタイプに分類されるという見事なデータをお示しいただき感服しました。しかし、GABAのアゴニストであるムシモールを注入して、帯状皮質運動野前方部を機能脱落させると、課題を正しく行えなくなったのは、四種のうちのどの細胞に働くから、そのような効果が現われたと、結論づけられるデータをおもちでしょうか？

**丹治**　ムシモールを注入しながら、同時に細胞活動の記録を取ってみますと、注入部位に接近したほとんどの細胞の発射活動が停止します。そのことから、四種のタイプのすべての活動が停止すると考えられます。

**中川**　前頭葉の損傷時に現われる症状は、子供の注意欠陥多動症（attention deficit syndrome）と似ているように思えます。米国では子供に甘いものを食べさせないのは、インスリン過剰分泌による低血糖、あるいは脳内のセロトニン合成の過剰が注意欠陥多動症の原因になると考えるからだろうと思うのですが、特にこの部分がブドウ糖の供給不足、あるいはセロトニンの過剰に対して感受性が高いということはあるのでしょうか？

**丹治**　ご指摘のように、幼小児が落ち着きのない行動を示す、注意欠陥・多動障害（ＡＤＨＤ）は、前頭前野の機能低下と関連することが知られています。その場合、関与するモノアミン系の脳内物質としては、セロトニンというよりは、ドーパミンが最も重視されています。ドーパミンのトランスポーターの作用が強すぎ、ドーパミンの作用が低下するといわれています。ドーパミンの機能低下によって、前頭前野と、尾状核のネットワークがうまく働かず、学習機能や反応抑制機能が傷害されているというのが通説になっています。それとは別に、セロトニンが脳内に不足しますと、せっかちに報酬を求めるようになり、長期的見通しによって計画的に行動することができなくなるといわれています。ですから、トリプトファンを豊富に含んだ、タンパク質の多い食品を欠かさないことが望まれます。

**中川** 脳や脊髄の中にある運動に関与する種々の部位が、お互いにどのようにかかわり合っているかといった、複雑ではあるが多くの人々の興味を引く問題を、ご自身の研究成果を踏まえて、生理学的な立場から見事に解析していただき、ありがとうございました。前頭前野はかってのように、知能の最高中枢ではないとする最近の情報などの提供も、少し脳をかじっている私どもにも、新鮮に感じました。しかし、運動の自発性となると、わかりやすく解説していただいているにもかかわらず、隔靴掻痒の感があります。この問題の解決を先生の手でして頂くことを期待して討論を終わりにしたいと思います。ありがとうございました。

なお、本シリーズ刊行の目的は生理学的のみならず、分子のレベルからも、脳に関する諸問題を解説しようとするところにあります。その意味では本書はほとんど分子レベルからの解説が見られないところが、他書と違っています。そこで生化学者としての立場から討論に加わってきました私としましては、いささか見当違いな質問を重ねてきたかもしれません。この点で随分とご迷惑をおかけしたことをお詫びいたしますとともに、今後のいっそうのご活躍をお祈りします。

## 著者紹介


**丹治　順**（たんじ　じゅん）

1966年　北海道大学医学部卒
専　攻　脳科学、運動と行動の生理学
現　在　東北大学脳科学センター顧問
　　　　東北大学医学部名誉教授、医学博士
著　書　認知科学4．運動（岩波書店、1966年刊）
　　　　脳の科学、（朝倉書店、1983年刊）
　　　　脳と計算論、（朝倉書店、1997年刊）
　　　　アクション、（医学書院、2011年刊）ほか



ブレインサイエンス・シリーズ⑰

**脳と運動**
**―アクションを実行させる脳**
**第2版**

1999年11月30日　初版1刷発行
2008年 5 月25日　初版8刷発行
2009年10月20日　第2版1刷発行
2022年 9 月25日　第2版8刷発行

検印廃止
NDC 491.367
ISBN 978-4-320-06165-1

著　者　丹治　順 © 1999，2009
発　行　**共立出版株式会社**／南條光章
　　　　東京都文京区小日向4丁目6番19号
　　　　電話　03-3947-2511（代表）
　　　　郵便番号 112-0006
　　　　振替口座 00110-2-57035番
　　　　URL　www.kyoritsu-pub.co.jp

印　刷　精興社
製　本　ブロケード

一般社団法人
自然科学書協会
会員

Printed in Japan